А. АМАНТОНІО

ЩЕПИТИСЬ
чи
НЕ ЩЕПИТИСЬ?

Міфи про вакцинацію

Житомир
ТОВ «505»
2021

УДК 614.47(02.062)
А61

Переклад: Юлія Горбенко
Редактор: Сергій Дунаєвський

Амантоніо А.
А61 Щепитись чи не щепитись? Міфи про вакцинацію / Антон Амантоніо. — Житомир: ТОВ «505», 2021. — 352 с.

ISBN

Останніми роками дедалі частіше й частіше нам доводиться чути про те, що щеплення безпечні та ефективні, противники вакцинації — люди темні й неосвічені, кількість алюмінію в одній дозі вакцини є меншою, ніж та, що дитина отримує з їжею, та аутизм жодним чином не пов'язаний з вакцинацією.

Давайте з'ясуємо, правда це, міфи чи брехня, за яку ви і ваші діти можете поплатитися здоров'ям, а іноді — й життям. Згідно з аналізом публікацій, проведеним автором цієї книги, немає жодного грамотно виконаного дослідження, що підтверджувало б безпечність вакцин; люди, які відмовляються від щеплень, зазвичай добре освічені й багаті; в одній лише вакцині проти гепатиту В, яку немовляті вводять у перший день життя, кількість алюмінію в п'ять разів більша, ніж та, яку це немовля може отримати за пів року грудного вигодовування, а що насиченіший у країні календар щеплень, то вища в тій країні дитяча смертність.

У цій книзі ви знайдете інформацію про наукові дослідження, що часто замовчуються ЗМІ та органами охорони здоров'я. Тут наведено лише наукові факти про вакцинацію, практично без коментарів автора.

Читайте, думайте, робіть висновки.

Книга не є підручником з медицини.

ISBN: 9798375015828

Зміст

Передмова

Останніми роками дедалі частіше ми чуємо в ЗМІ про те, що щеплення безпечні й ефективні. Це призводить до поширеного когнітивного упередження, яке має назву «каскад доступної інформації». Що частіше повторюється будь-яке твердження в суспільстві, то сильнішою стає колективна віра в нього. Тоді як інші голоси, які ставлять це твердження під сумнів і надають інформацію, що йому суперечить, не висвітлюють і намагаються заглушити. Соціальні мережі теж дедалі частіше блокують акаунти й хештеги, які надають інформацію, що змушує сумніватися в абсолютній доброчинності вакцинації. Те саме відбувається і в науковій спільноті. Науковців, які проводять дослідження, що доводять небезпечність вакцинації, позбавляють фінансування й піддають остракізму.

У цій книзі ви знайдете інформацію щодо наукових досліджень, про які мовчать ЗМІ й органи охорони здоров'я. Тут наведено лише наукові факти про вакцинацію, практично без коментарів автора.

Книга призначена насамперед для батьків, які хочуть самостійно розібратися, варто чи не варто щепити дітей або робити щеплення самим. Також вона стане у нагоді медичним працівникам, які бажають розширити свій світогляд з цієї теми.

Автор щиро вдячний Юлії Горбенко, Сергію Дунаєвському, Надії Іваночко, Атанайї Та, Ользі Гриньків, Валерію Глушкову та всім, хто брав участь у перекладі та підготовці українського видання.

Вступ

Вакцинація є основною причиною збігів.

Бретт Вілкокс

Колись давно, коли я ще замолоду любив читати газети, в одному п'ятничному номері опублікували довгу статтю про двох лесбіянок. Через задавненість не пам'ятаю точно, про що там ішлося, але начебто щось про те, що їм не дають узаконити стосунки.

З-поміж усього іншого в статті було написано, що в сина однієї з них через щеплення розвинувся аутизм. Про це було сказано одним рядком, після чого вони продовжили обговорювати лесбійські справи. Мене настільки вразив і цей рядок, і те, що вони обговорюють таку дурницю замість того, щоб обговорювати головне — що у дитини розвинувся аутизм, та ще й внаслідок щеплення, що я потім довго зберігав цю статтю як нагадування про те, що з темою щеплень потрібно якось ґрунтовно розібратися.

За останні три роки, після того, як я став батьком, я витратив тисячі годин на дослідження теми щеплень. Я повністю прочитав понад дві тисячі наукових досліджень і зараз можу з цілковитою відповідальністю заявити: якщо ви цілеспрямовано не розбиралися з цією темою, то практично все, що вам відомо про щеплення, — це брехня. Від початку до кінця.

Практично все, що пишуть на цю тему в ЗМІ, — це пропаганда, фальшиві новини, і все це не має жодного стосунку ні до науки, ні до реальності.

Мені зовсім не хочеться займатися зворотною пропагандою, бо це дуже невдячна справа. Але, по-перше, я просто не можу про це не писати, оскільки йдеться про життя і смерть, а по-друге, можливо, надмірне витрачання мого часу на дослідження теми щеплень зможе допомогти й іншим батькам прийняти правильне рішення. Якщо ви абсолютно впевнені, що щеплення важливі, безпечні та ефективні, і хочете залишатися при своїй думці, ця книга не для вас. Навіть хоч трохи розібравшись із темою, ви вже ніяк не зможете зберегти цю впевненість.

Нещодавно я розмовляв із родичем, який розповів, що, коли у нього народилася перша дитина, він присвятив досить багато часу тому, щоб вибрати візочок, ліжечко, дитяче крісло для автомобіля тощо. Але він не витратив ані хвилини на те, щоб розібратися, які щеплення варто чи не варто робити. Практично всі батьки делегують право на це рішення іншим. Вони вважають, що інші люди — науковці, лікарі чи медсестри — вже розібралися із цією темою і дійшли оптимального рішення.

Батьки приймають величезну кількість рішень щодо своїх дітей. Чим харчуватися під час вагітності, де народжувати, як і чим годувати дитину, чи давати їй соску тощо. Батьки приймають сотні рішень щодо всіх аспектів життя свого чада з метою виховати здорову і щасливу дитину. Але я абсолютно переконаний, що найважливішим батьківським рішенням є робити чи не робити щеплення дитині. І це найважливіше рішення майже всі батьки комусь делегують. Адже найголовніше для будь-якого батька чи матері — це здоров'я дитини. І немає практично нічого іншого, що впливало б на її здоров'я більше, ніж рішення робити чи не робити щеплення.

Деякі батьки, з якими я спілкувався, настільки впевнені у важливості щеплень, що навіть знаючи, що дехто вважає щеплення небезпечними, не просто не хочуть у цьому розбиратися, а й агресивно обстоюють свою думку, не прочитавши при цьому жодної наукової статті. Вони не хочуть чути ні слова про те, що деякі щеплення, можливо, не дуже ефективні або навіть не надто безпечні, і це доведено багатьма науковими дослідженнями. З такими людьми можна спокійно обговорювати будь-яку іншу тему, але щойно мова заходить про щеплення, їх немов підміняють. Вони не хочуть слухати жодних аргументів і мало не кричать про те, як це важливо — вакцинувати дітей і яке це благо для людства, що медицина подарувала нам щеплення.

Спочатку я ніяк не міг цього збагнути. Як таке може бути, що ці дуже розумні й освічені люди стають настільки фанатичними й неадекватними, щойно мова торкається цієї суто наукової теми? А потім я, здається, зрозумів. Вони всі вже вакцинували своїх дітей і, як і більшість батьків, зняли з себе відповідальність за це рішення та делегували його іншим. Підсвідомо вони відчувають, що якщо щеплення виявляться не зовсім нешкідливими, то вийде, що вони наразили на небезпеку здоров'я та, можливо, навіть життя своїх дітей. Усвідомити таке важко.

Набагато легше жити з думкою, що дитина вже народилася такою. З алергією, із затримкою розвитку, з постійними отитами, з будь-яким аутоімунним захворюванням або навіть із букетом хвороб.

Дуже складно жити зі знанням того, що цю хворобу ти подарував їй сам. Делегуючи повноваження і знявши з себе відповідальність за це рішення, ревно захищаючи щеплення, навіть нічого про них не знаючи, ці батьки захищають себе від потужного когнітивного дисонансу. Тому, якщо ви вже повністю зробили щеплення своїм дітям, нових щеплень робити не збираєтесь, а до онуків ще далеко, напевно, вам не варто цікавитися цією темою. Хоча, з іншого боку, деякі наслідки щеплень можна вилікувати, якщо усвідомити, що вони набуті, а не вроджені.

Тема щеплень досить розлога. У ній неможливо розібратися за кілька годин і навіть за кілька днів. За той час, що я присвятив темі щеплень, я міг би вивчити кілька іноземних мов або навчитися віртуозно грати на гітарі. Однак, озираючись назад, я можу заявити, що вакцинація — це найважливіша тема, якою я дотепер цікавився в житті. Висновки, які з неї випливають, виходять далеко за межі теми щеплень і навіть за межі медицини. Дослідження теми щеплень змінило мій світогляд, як ніщо інше.

Багато батьків вважає, що вони в принципі не зможуть розібратися зі щепленнями, і висувають два аргументи.

Перший аргумент: «Для заглиблення в цю тему необхідна біологічна або медична освіта». Це не так. Щеплення — це не вища математика, і будь-яка розсудлива людина здатна в них розібратися.

У мене навіть близько немає біомедичної освіти, хоча моя дружина лікар, що, звичайно, дуже допомогло мені розбиратися з цією темою. Є чимало біологічних понять і термінів, у яких бажано розібратися, і коли є хтось, хто може їх відразу пояснити, це економить чимало часу. З іншого боку, Вікіпедія теж непогано все це пояснює. Власне кажучи, розуміння всіх цих біологічних процесів зовсім не обов'язкове, щоб з'ясувати — безпечні щеплення чи ні.

Дружина також допомогла мені розвинути набагато важливішу навичку — вміння критично читати медичні дослідження. Виявилося, що читання медичних досліджень дуже відрізняється від читання досліджень з точних наук, які я на той момент читати вже вмів.

> *Існує чимало способів проєктувати дослідження, вибирати контрольну групу і плацебо та «гратися» даними так, щоб можна було довести все, що завгодно.*

Другий аргумент: «Ніхто не може розумітися на цій темі краще за науковців із FDA (Управління з санітарного нагляду за якістю харчових продуктів і медикаментів у США) або CDC (Центр із контролю та профілактики захворювань США). І якщо ці науковці стверджують, що щеплення цілковито безпечні й ефективні, то будь-яка інша думка — це, за визначенням, думка некомпетентної людини».

По-перше, це «звернення до авторитету», що вже є логічною помилкою. По-друге, питання, яке постає перед науковцями з

CDC, дуже відрізняється від питання, яке постає перед батьками. CDC, можливо, відповідає на запитання: «Як знизити кількість інфекційних захворювань населення з мінімальним ризиком, мінімальною ціною і з максимальною ефективністю?» Питання, яке постає перед батьками: «Як виростити максимально здорову дитину?» Це абсолютно різні питання, і відповіді на них відповідно можуть виявитися геть різними. Потретє, представники CDC не ризикують «власною шкурою».

Здоров'я ваших дітей цікавить лише вас. Воно не цікавить ані лікарів, ані медсестер, а фармацевтичні компанії або науковців із CDC і поготів. Якщо з вашою дитиною щось трапиться через щеплення, ніхто з них за це не відповідатиме.

Тема щеплень надзвичайно емоційна. Багатьом людям чомусь дуже важко раціонально досліджувати цю тему і навіть просто щось на цю тему читати. Але, щоб у ній розібратися, необхідно залишити емоції осторонь. Потрібно припустити, що, можливо, аргументи проти щеплень (або якась їх частина) істинні, і тверезо оцінити аргументи «за» і «проти».

Неправильно ставити перед собою питання — хороші щеплення загалом чи ні. Деякі «фахівці» починають доводити, що щеплення проти віспи або жовтої лихоманки врятували мільйони життів. Навіть якщо це так — це абсолютно не важливо. Батькам не потрібно приймати рішення про щеплення проти віспи або проти жовтої лихоманки. Їм потрібно прийняти рішення зовсім про інші щеплення.

Кожне щеплення унікальне. Безпечність та ефективність у кожного з них абсолютно різні. Є щеплення досить ефективні, є майже безрезультатні, а є такі, що мають «негативну ефективність». Є щеплення більш безпечні, а є такі, що не доведи Господи. Із кожним щепленням потрібно розбиратись окремо. Біологічно вони працюють зовсім по-різному, і це важливо. Вакцина проти кору дуже відрізняється від вакцини проти кашлюку, і обидві дуже відрізняються від вакцини проти пневмокока.

У більшості розвинених країн роблять щеплення проти одних і тих самих хвороб, але кількість щеплень і календар щеплень у різних країнах дуже відрізняються. Календар більшості країн містить зазвичай частину або всі з наступних 17 щеплень: гепатит В, дифтерія, правець, кашлюк, поліомієліт, гемофільна паличка В, кір, свинка, краснуха, вітряна віспа, гепатит А, ротавірус, пневмокок, папілома, грип, туберкульоз і менінгокок. Слід приймати окреме рішення стосовно кожного щеплення. Всі ці хвороби різні, є більш і менш небезпечні. Всі щеплення також різні. Є також велика різниця між вакцинами різних виробників, їхньою ефективністю та побічною дією. Є різниця між вакцинами проти тієї самої хвороби в різних країнах. Наприклад, етилртуть, вакцинний консервант, який вже 25 років не використовують у дитячих вакцинах у західних країнах, досі використовують у Росії.

Крім щеплень, необхідно розібратися також із хворобами, від яких вони захищають. Потрібно зрозуміти, чи справді дитячі хвороби настільки небезпечні, якими їх змальовують. Слід розібратися, на скільки років щеплення дає імунітет[1] і на скільки років його дає перенесена хвороба. Потрібно розібратися, чи хвороба лише шкодить, чи, можливо, перенесення захворювання має й переваги.

Рішення робити чи не робити кожне щеплення має бути не емоційним, а суто раціональним. Якщо ймовірність зустрітися з хворобою і отримати від неї ускладнення вища за ймовірність ускладнення від щеплення, то варто робити щеплення. А якщо нижча, то не варто. Це спрощення, звичайно, бо ускладнення можуть бути більш чи менш тяжкими.

Слід пам'ятати і те, що крім активної речовини, вакцини містять безліч добавок: ад'юванти, консерванти та стабілізатори, антибіотики, фрагменти клітинних культур, фрагменти

[1] **Імунітет** – нечутливість організму до збудників різноманітних захворювань, здатність нормально функціонувати під впливом зовнішніх чинників – *прим. ред.*

людських і тваринних ДНК і безліч інших. Необхідно переконатися, чи справді концентрація всіх цих інгредієнтів достатньо безпечна, щоб гатити їх у здорове новонароджене немовля.

Дивно, що навіть ті люди, які читають вкладки до ліків, не читають вкладок до вакцин і взагалі практично не цікавляться їхньою побічною дією, притому що ці щеплення вони роблять своїм здоровим новонародженим дітям. Ба більше, на відміну від ліків, які вживають перорально і які фільтрує печінка та кишківник, усі складники внутрішньом'язових щеплень повністю потрапляють у кровоносну, лімфатичну або нервову системи.

Існують тисячі досліджень, опублікованих у рецензованих наукових журналах, які доводять і небезпечність, і неефективність щеплень. Але, може, антивакцинатори займаються вибірковим цитуванням? Опираються у своїх рішеннях на тисячі досліджень про шкоду щеплень та ігнорують тисячу інших досліджень, які доводять їхню безпечність? Можливо. Тому необхідно також читати дослідження, які доводять, що щеплення безпечні, щоб переконатися, що насправді вони цього зазвичай не доводять, і розібратися, хто ж насправді займається вибірковим цитуванням.

Дуже важливо читати ці дослідження повністю, а не лише анотації, оскільки занадто часто їхні результати говорять про одне, а висновки — про щось зовсім протилежне. Дуже часто буває, що в ролі плацебо використовують зовсім не плацебо, а якийсь нейротоксин або іншу вакцину. Буває, що з даними «граються» так, щоб вони перестали бути статистично значущими. Буває, що період спостереження становить лише кілька днів, а висновки роблять щодо хронічних наслідків.

Парадоксальним чином дослідження, які намагаються довести безпечність щеплень, доводять їхню небезпечність навіть більше, ніж дослідження, що підтверджують їхню шкоду.

Можливість самостійно розібратися з темою щеплень з'явилася лише кілька років тому завдяки казахській студентці Олександрі Елбакян, яка у 2011 році заснувала сайт Sci-Hub. До того майже всі наукові дослідження були недоступними для широкого загалу, і за прочитання більшості статей потрібно було платити по кілька десятків доларів. Науку було приховано від невтаємничених за сімома замками. Тепер, завдяки її сайту існує можливість безкоштовно знайти будь-яке дослідження за кілька секунд і побачити на власні очі, як деякі науковці перекручують факти та проєктують дослідження, які дадуть вигідний їм результат. Олександра Елбакян, безумовно, зробила для популяризації науки більше, ніж усі науковці та журналісти разом узяті.

Щоб довести, що щеплення безпечні й ефективні, достатньо лише провести рандомізоване плацебо-контрольоване дослідження. Частину дітей щепити усіма вакцинами, а іншу частину не щепити зовсім. Таких досліджень не існує, бо наразі не щепити дітей вважають неетичним. Тому практично всі наявні дослідження – це обсерваційні дослідження, описи клінічних випадків, гіпотези, експертні думки, дослідження на тваринах тощо. Не існує досліджень, які перевіряють весь календар щеплень. Та що там весь календар, не існує навіть адекватних досліджень, які перевіряють безпечність бодай одного щеплення! Тому коли говорять «щеплення безпечні й ефективні», то це апріорі недоведене твердження. Доки таке рандомізоване дослідження не буде проведено, рішення щепити чи не щепити – це, фактично, вибір в умовах невизначеності.

Вважають, що серйозні побічні прояви щеплень виникають украй рідко. Один на 100 тисяч або навіть один на мільйон.

Це брехня. Оскільки адекватних досліджень щеплень ніхто не проводив, важко оцінити реальну кількість побічних проявів, але навіть за найоптимістичніших оцінок серйозні наслідки бувають частіше, ніж у одного з 50 (див. розділ «Безпечність»). Відповідно до опублікованого у 2011 році дослідження, половина (!) дітей у США має щонайменше одне хронічне захворювання, і їхнє число постійно зростає [1, 2]. Звісно, далеко не всі захворювання пов'язані зі щепленнями, але хто знає, скільки все-таки пов'язано, якщо ніхто цього не досліджує?

Особисто я припускаю, що наслідки щеплень бувають практично в усіх. Просто у більшості вони неявні і відтерміновані. Та навіть якщо вони явні, мало хто їх пов'язує зі щепленням. Наприклад, відомо, що ушкодження мозку — це одне з рідкісних, але можливих наслідків вакцинації. Проте у скількох дітей пошкодження мозку буде не дуже значне, внаслідок чого вони втратять лише 10 пунктів IQ або отримають невеликі проблеми з пам'яттю, з концентрацією або з соціальною взаємодією? Чи може бути, що спад ефекту Флінна (поступове зниження після 2000 року середнього коефіцієнта інтелекту, який протягом XX століття поступово підвищувався) — це наслідок різкого збільшення кількості щеплень за останні кілька десятиліть? Ніхто цього не перевіряв. А це ж цілком логічне припущення.

Якщо взяти новонароджену дитину, у якої ще не цілком сформований гематоенцефалічний бар'єр (фізіологічний бар'єр, що захищає мозок від проникнення шкідливих речовин із крові), і вколоти їй вакцину, що містить ртуть або алюміній, які є нейротоксинами, частина яких неодмінно потрапляє в мозок, хіба не логічно очікувати, що той чи інший ефект буде в кожної дитини? А якщо повторювати цю процедуру кілька десятків разів упродовж перших років життя, хіба не логічно припустити, що це ще більше посилить ефект?

Коли ви ознайомитеся навіть із невеликою частиною наукових досліджень, наведених у цій книзі, у вас не залишиться й тіні сумніву в тому, що щеплення набагато

небезпечніші за хвороби, від яких вони нібито повинні захищати, що рішення не щепити дітей є набагато більш науково обґрунтованим, ніж рішення щепити, і що вакцинація в її теперішньому вигляді — це один із найжахливіших медичних винаходів. Ґрунтовно розібравшись у темі, ви більше ніколи добровільно не зробите своїй дитині жодного щеплення.

Джерела

1. Bethell C.D. et al. A national and state profile of leading health problems and health care quality for US children: key insurance disparities and across-state variations. *Acad. Pediatr.* 2011;11(3):S22-33
2. AAP. Percentage of US children who have chronic health conditions on the rise. *ScienceDaily*. 2016 Apr 30

Розділ 1. **Антивакцинатори**

Меншість може мати рацію,
більшість завжди помиляється.
Генрік Ібсен

Науковцям зазвичай виділяють дуже мало грантів на дослідження безпечності щеплень і складників вакцин. Однак коштів на дослідження причин, через які люди не роблять щеплень, і винайдення способів змусити їх колоти своїх дітей, більш ніж достатньо.

Тому існує чимало досліджень, що характеризують батьків-антивакцинаторів.

Побутує думка, що противники щеплень — це зазвичай неосвічені, релігійні та антинауково налаштовані люди. Проте наукові дані свідчать про протилежне. Більшість антивакцинаторів добре освічені та багаті. У деяких приватних школах Лос-Анджелеса менше 20 % дітей щеплені [1]. Як може бути, що ці багаті й освічені люди не щеплять своїх дітей? Невже вони не знають, що щеплення абсолютно безпечні і що вони рятують від страшних хвороб? Чи, можливо, вони знають про щеплення щось, чого не знають інші? Ось що виявили дослідження.

Згідно з дослідженням CDC, нещеплені діти у США здебільшого білі. Їхні матері віком від 30 років, вони заміжні, мають академічні ступені, і їхні сім'ї заробляють понад $ 75 000 на рік [2]. Що нижчий рівень освіти матері і що вона бідніша, тим вищий шанс, що вона повністю вакцинує дітей [3]. Батьки, які не вакцинують своїх дітей у США, цінують наукові знання, знають, де шукати і як аналізувати інформацію про щеплення, і водночас не дуже довіряють медицині [4].

У Нідерландах батьки з вищою освітою втричі частіше негативно ставляться до вакцинації. Медичні працівники в 4 рази частіше негативно ставляться до вакцинації, а атеїсти — у 2,6 раза частіше [5].

Число відмовників від щеплень не за медичними показами в Каліфорнії зросло в 4 рази між 2001 і 2014 роками. У приватних школах було удвічі більше відмовників, ніж у державних. Відсоток відмовників був вищим серед білих, багатших та освіченіших [6]. В інших штатах помічено те саме: відсоток відмовників від щеплень у приватних школах значно вищий, ніж у державних [7].

В Ізраїлі матері з академічною освітою вдвічі частіше відмовляються від щеплень. Іудеї в 4 рази частіше ніж мусульмани відмовляються від щеплень. Що старшими є матері, то рідше вони вакцинують своїх дітей [8]. У Великій Британії матері, які не щеплять своїх дітей, є старшими та освіченішими, ніж ті, що щеплять [9].

У Канаді більш освічені батьки частіше відмовлялися від щеплення проти вірусу папіломи людини (ВПЛ) для своїх доньок [10]. Згідно із систематичним оглядом 28 досліджень, що вищий рівень освіти батьків, то частіше вони відмовлялися від вакцини ВПЛ [11].

Що вищий рівень освіти, вік і дохід, то частіше британські батьки відмовлялися від вакцини КПК (кір-паротит-краснуха) і вибирали некомбіновані щеплення проти кору [12]. У Каліфорнії батьки з вищою освітою рідше дозволяли своїм донькам зробити щеплення проти ВПЛ [13]. У Колорадо більш освічені матері та матері з вищим доходом частіше відмовлялися щепити свою новонароджену дитину проти гепатиту В [14].

У проведеному в 2016 році опитуванні в 67 країнах з'ясувалося, що жителі європейських країн, а також країн з кращим рівнем освіти й медицини найбільше сумніваються в безпечності та необхідності вакцин [15].

Після того як у Австралії прийняли закон, згідно з яким однією з умов отримання допомоги на дитину є проведення щеплення, батьки, які проживають в багатих районах Мельбурна, почали своїх дітей щепити ще менше. Освіченіші батьки, багато хто — з науковою освітою, сумніваються в безпечності та необхідності щеплень.

Лише 20 % тих батьків, які не робили щеплення дітям до прийняття цього закону, через нього стали їх робити. 10 % австралійських батьків вважають, що щеплення пов'язані з аутизмом [16, 17].

Більшість подібних досліджень доводять: батьки, які не вакцинують своїх дітей, старші, освіченіші та заможніші [18, 19].

На відміну від того, як їх зазвичай представляють у ЗМІ, противники щеплень аж ніяк не ідіоти.

Наведу в цьому розділі також результати декількох інших важливих досліджень, на які знайшлися гроші платників податків.

Згідно з американським дослідженням 2017 року, якщо лікар стверджує: «Сьогодні ми зробимо щеплення проти грипу», то 72 % батьків погоджуються. А якщо лікар запитує: «Ми сьогодні будемо робити щеплення проти грипу?» — то погоджуються тільки 17 %. Якщо лікар рекомендує зробити щеплення проти грипу разом з якимось іншим щепленням, то 83 % батьків погоджуються. А якщо лікар окремо пропонує щеплення проти грипу, то лише 33 % погоджуються його зробити. Це лікарям на замітку [20].

Автори іншого дослідження проаналізували інформацію, пов'язану зі щепленнями, на таких ресурсах як Ютуб, Гугл, Вікіпедія та ПабМед, і дійшли висновку: що більше свободи слова на ресурсі, то частіше на ньому пов'язують щеплення з аутизмом. Найбільше свободи слова на Ютубі, в Гуглі її менше, а у Вікіпедії та ПабМеді її дуже мало. Це призводить до того, що на Ютубі 75 % роликів пов'язують щеплення з аутизмом, в Гуглі — 41 % посилань, у Вікіпедії — 14 % статей, а в ПабМеді 17 % статей пов'язують щеплення з аутизмом. Але найжахливіше те, як зазначають автори дослідження, що антивакцинні активісти використовують наукові докази, лікарів, відомих людей і особисті історії, щоби викликати довіру! Проблема в тому, пишуть вони, що Ютуб, на відміну від Гугла, не надає при пошуку роликів пріоритету науковим авторитетам. Лікарі брали участь в 36 % антивакцинних роликів і лише у 28 % провакцинних. Автори дослідження пропонують модерувати Інтернет, а також закликають медичні установи проявляти там більше активності [21].

Автори опублікованого у 2016 році дослідження проаналізували коментарі до посту Марка Цукерберга на Фейсбуці, в якому він писав про щеплення для своєї доньки. Вони зробили висновок, що антивакцинні коментарі краще логічно структуровані й мають більшу тенденцію висловлювати ідеї, що стосуються здоров'я, біології, досліджень і науки, тоді як у провакцинних коментарях більше емоцій і страху [22].

Згідно з дослідженням 2002 року, для 43 % запитів на тему щеплень пошуковики видавали антивакцинні сайти в першій десятці. У Гуглі 100 % сайтів у першій десятці були проти щеплень. Більше половини сайтів цитували лікарів, які висловлюються проти вакцинації, 75 % цитували наукові джерела. Автори зробили висновок, що існує висока ймовірність того, що батьки натраплять в Інтернеті на антивакцинні матеріали [23]. (На 2019 рік ситуація вже протилежна. Гугл, а також Фейсбук та інші соцмережі практично не видають антивакцинні сайти і групи в результатах пошуку.)

У дослідженні 2014 року з'ясувалося, що, коли батькам описують, як дитина ледь не померла від кору, це тільки підсилює їхню віру в те, що вакцина КПК призводить до серйозних побічних ефектів. Коли батькам показують фотографії хворих на кір дітей, це тільки посилює їхню віру в те, що вакцини спричиняють аутизм. Коли батькам описують жахи хвороб, це ніяк не впливає на їхні наміри не робити щеплення дітям. Коли батькам повідомляють, що КПК не пов'язана з аутизмом, вони погоджуються, але їхні наміри щепити своїх дітей тільки зменшуються [24].

Коли людям повідомляють, що вакцина проти грипу не може призвести до грипу, вони цьому вірять, але їхній намір вакцинуватися тільки зменшується [25]. Коли батькам повідомляють, що кашлюк небезпечніший, ніж щеплення проти нього, вони цьому вірять, але їхній намір вакцинувати своїх дітей тільки зменшується [26].

Автори опублікованого у 2017 році дослідження з'ясували, що батьки, які знають когось, чия дитина постраждала від вакцинації, рідше роблять щеплення своїм дітям і частіше відкладають вакцинацію на пізніший термін [27].

У ході британського дослідження з'ясувалося, що багато батьків сумніваються у рекомендаціях лікарів, тому що вони знають, що лікарі повинні досягти певного охоплення вакцинацією і мають фінансову заінтересованість у щепленнях [28].

Подібних досліджень, що характеризують противників щеплень і аналізують способи переконання, які вони використовують, досить багато, і на всі ці дослідження автори знаходять гранти. А ось на адекватні дослідження безпечності вакцин, такі, щоб тривали довше, ніж кілька днів або тижнів, і використовували б інертне плацебо — на таке грошей немає. Але ви там тримайтеся, всього вам доброго і гарного настрою!

Джерела

1. Shapiro N. With fewer vaccinations, is your child's school safe? LA *Times*. 2013 Aug 10
2. Smith P.J. et al. Children who have received no vaccines: who are they and where do they live? *Pediatrics*. 2004;114(1):187-95
3. Kim S.S. et al. Effects of maternal and provider characteristics on up-to-date immunization status of children aged 19 to 35 months. *Am. J. Public. Health*. 2007;97(2):259-66
4. Gullion J.S. et al. Deciding to opt out of childhood vaccination mandates. *Public. Health Nurs*. 2008;25(5):401-8
5. Hak E. et al. Negative attitude of highly educated parents and health care workers towards future vaccinations in the Dutch childhood vaccination program. *Vaccine*. 2005;23(24):3103-7
6. Yang Y.T. et al. Sociodemographic predictors of vaccination exemptions on the basis of personal belief in California. *Am. J. Public. Health*. 2016;106(1):172-7
7. Shaw J. et al. United States private schools have higher rates of exemptions to school immunization requirements than public schools. *J. Pediatr*. 2014;165(1):129-33

8. Even D. More Israeli Parents Refusing to Vaccinate Their Babies According to State Regulations. *Haaretz*. 2013 Jun 4
9. Samad L. et al. Differences in risk factors for partial and no immunisation in the first year of life: prospective cohort study. *BMJ*. 2006;332(7553):1312-3
10. Ogilvie G. et al. A population-based evaluation of a publicly funded, school-based HPV vaccine program in British Columbia, Canada: parental factors associated with HPV vaccine receipt. *PLoS medicine*. 2010;7(5):e1000270
11. Brewer N.T. et al. Predictors of HPV vaccine acceptability: a theory-informed, systematic review. *Prev. Med.* 2007;45(2-3):107-14
12. Pearce A. et al. Factors associated with uptake of measles, mumps, and rubella vaccine (MMR) and use of single antigen vaccines in a contemporary UK cohort: prospective cohort study. *BMJ*. 2008;336(7647):754-7
13. Constantine N.A. et al. Acceptance of human papillomavirus vaccination among Californian parents of daughters: a representative statewide analysis. *J. Adolesc. Health*. 2007;40(2):108-15
14. O'Leary S.T. et al. Maternal characteristics and hospital policies as risk factors for nonreceipt of hepatitis B vaccine in the newborn nursery. *Pediatr. Infect. Dis. J.* 2012;31(1):1-4
15. Larson H.J. et al. The state of vaccine confidence 2016: Global insights through a 67-country survey. EBioMedicine. 2016;12:295-3019 *News Melbourne*. 2017 Jun 14
16. Fielding J.E. et al. Immunisation coverage and socioeconomic status - questioning inequity in the 'No Jab, No Pay' policy. Aust. N Z J *Public. Health*. 2017;41(5):455-7
17. Anello P. et al. Socioeconomic factors influencing childhood vaccination in two northern Italian regions. *Vaccine*. 2017;35(36):4673-80
18. Feiring B. et al. Do parental education and income matter? A nationwide register-based study on HPV vaccine uptake in the school-based immunisation programme in Norway. *BMJ open*. 2015;5(5):e006422
19. Hofstetter A.M. et al. Clinician-parent discussions about influenza vaccination of children and their association with vaccine acceptance. *Vaccine*. 2017;35(20):2709-15
20. Venkatraman A. et al. Greater freedom of speech on Web 2.0 correlates with dominance of views linking vaccines to autism. *Vaccine*. 2015;33(12):1422-5
21. Faasse K. et al. A comparison of language use in pro- and anti-vaccination comments in response to a high profile Facebook post. *Vaccine*. 2016;34(47):5808-14
22. Davies P. et al. Antivaccination activists on the world wide web. *Arch Dis Child*. 2002;87(1):22-5
23. Nyhan B. et al. Effective messages in vaccine promotion: a randomized trial. *Pediatrics*. 2014;133(4):e835-42
24. Nyhan B. et al. Does correcting myths about the flu vaccine work? An experimental evaluation of the effects of corrective information. *Vaccine*. 2015;33(3):459-64
25. Meszaros J.R. et al. Cognitive processes and the decisions of some parents to forego pertussis vaccination for their children. *J. Clin. Epidemiol*. 1996;49(6):697-703
26. Chung Y. et al. Influences on immunization decision-making among US parents of young children. *Matern. Child. Health* J. 2017;21(12):2178-87
27. Evans M. et al. Parents' perspectives on the MMR immunisation: a focus group study. *Br. J. Gen. Pract*. 2001;51(472):904-10

Розділ 2. **Лікарі**

Лікарями називають тих, хто призначає ліки, про які вони знають мало, щоб лікувати від хвороб, про які вони знають ще менше, тих людей, про яких вони не знають нічого взагалі.

Вольтер

Аргумент № 1: «Якби існувала якась проблема, пов'язана зі щепленнями, якби вони були небезпечними або неефективними, то лікарі про це б знали. Але на даний момент існує практично цілковитий медичний консенсус — щеплення безпечні та ефективні. Адже впродовж тривалих років свого навчання лікарі напевно вивчали про щеплення набагато більше, ніж ти почитав про них у Інтернеті».

Моя дружина також вважала, що щеплення є безпечними та ефективними. Так їх вчили. Я запитав у неї, скільки годин за весь час її навчання було присвячено щепленням. Виявилось, що лише кілька годин. І з них дві години вони вивчали про календар щеплень, а ще дві години тривала лекція на тему «Як відповідати на аргументи антивакцинаторів». До речі, після цієї лекції майже всі студенти заявили, що аргументи лекторки їх не переконали і що аргументи антивакцинаторів — переконливіші. Вони, звісно ж, не подумали, що антивакцинатори в чомусь мають рацію. Вони вирішили, що лекторка просто погано підготувалась.

У деяких країнах лікарі мають фінансову заінтересованість у щепленнях. Що більше вакцин вони реалізовують, то вищу отримують премію. У США, наприклад, страхова компанія Blue Cross Blue Shield платить лікарям по $400 за кожну повністю щеплену дитину.

Але тільки за умови, що відсоток щеплених у їхній практиці перевищує 63 [1]. Це і є головною причиною того, що педіатри у США відмовляються лікувати нещеплених дітей [2]. В Індії лікарі, які замовляють багато вакцин, отримують від фармацевтичних компаній подарунки [3].

Аргумент № 2: «Але я розмовляв із кількома лікарями, і всі вони стверджують, що щеплення є безпечними. До того ж лікарі не вакцинували б своїх дітей, якби вважали щеплення небезпечними».

Більшість людей помилково думає, що лікар може лікувати так, як вважає за доцільне. Це зовсім не так. Якщо, наприклад, лікар прочитав кілька наукових статей і дійшов висновку, що певну хворобу краще лікувати у якийсь інший спосіб, він не має права цього робити. Лікар зобов'язаний дотримуватись дозволених протоколів лікування, в іншому разі його позбавлять ліцензії або звільнять. Якщо лікар порадить пацієнту будь-які незатверджені ліки, наприклад, лікувати кашлюк за допомогою вітаміну С, а не антибіотика, і з пацієнтом щось трапиться, то лікаря притягнуть до суду. Якщо ж лікар випише антибіотики (не надто дієві у разі кашлюку [4]) і з пацієнтом щось трапиться, лікар не понесе жодної відповідальності. Який же сенс лікареві радити пацієнту щось, що не затверджено в протоколі? Так само лікар не має права радити пацієнту не вакцинуватися. Його дуже швидко можуть позбавити ліцензії (особливо у США), і, навіть якщо ліцензії не позбавлять, його кар'єра не матиме особливого розвитку.

В Австралії, наприклад, лікарів, які допомагають своїм пацієнтам відмовлятися від щеплень, або медсестер, які залишають негативні відгуки про щеплення у соцмережах, переслідують за законом [5, 6]. У Канаді мануального терапевта зобов'язали сплатити штраф у розмірі $100 000 за висловлювання проти щеплень у соцмережах [7]. В Іспанії лікарку, яка стверджувала, що щеплення можуть призвести до аутизму, позбавили ліцензії [8]. Таке ж сталося і в Польщі [9]. Проте є чимало лікарів, які відкрито висловлюються проти щеплень. Звісно ж, це зазвичай лікарі, які мають свою приватну практику. Ось кілька досліджень.

Незважаючи на те, що 93 % ізраїльських лікарів знають, що Міністерство охорони здоров'я радить щепити вагітних жінок проти грипу і кашлюку, лише 70 % дослухаються до цих рекомендацій. Третина лікарів дотримується думки, що обидва щеплення становлять небезпеку або що їх безпечність є сумнівною. 40 % лікарів з-поміж тих, хто вважає, що ці щеплення небезпечні, все одно рекомендують їх своїм пацієнткам [10].

У Швейцарії 5 % лікарів-непедіатрів не вакцинують своїх дітей проти кору-паротиту-краснухи. Вони вважають, що комбіновані вакцини — небезпечні, що краще перехворіти на хворобу, ніж вакцинуватися, або що гомеопатичне лікування добре себе зарекомендувало при цих захворюваннях. 10 % лікарів відкладуть на пізніший термін щеплення АКДП, 15 % відтермінують щеплення КПК. Третина лікарів не щепили своїх дітей проти гепатиту В і проти гемофільної палички. Лише 12 % щепили проти грипу, і лише 3 % — проти вітрянки. 34 % педіатрів не робили щеплення своїм дітям згідно з графіком. В опитуванні брали участь тільки підписники розсилки про вакцинацію, тобто лікарі, активно заінтересовані у щепленнях. З чого випливає, що реальна кількість лікарів, які не вакцинують своїх дітей, імовірно, є набагато більшою [11].

У США 21 % педіатрів вузької спеціалізації і 10 % педіатрів загальної практики відмовляться хоча б від одного щеплення своїй дитині. 19 % педіатрів-спеціалістів і 5 % педіатрів загальної практики відтермінують щеплення КПК до 1,5-річного віку. 12 % педіатрів-спеціалістів не зроблять своїй дитині щеплення проти ротавірусу, 6 % не зроблять щеплення проти гепатиту А [12].

У дослідженні, проведеному CDC у 2008 році, було з'ясовано, що 11% лікарів у США не радили своїм пацієнтам щепити дітей всіма вакцинами. Сімейні лікарі не радили щепити втричі частіше, ніж педіатри (вони на щепленнях заробляють менше). Крім того, виявилось, що лікарі довіряють медичним журналам більше, ніж CDC і FDA, а фармацевтичним компаніям — менше, ніж Інтернету [13].

В Італії лише 10 % лікарів були схвальної думки про всі вакцини. 60 % лікарів хотіли б знати про вакцини більше. Лише 25 % лікарів робили своїм пацієнтам необов'язкові щеплення [14].

Згідно з французьким дослідженням 2013 року, 27 % сімейних лікарів у Франції не були щепленими проти гепатиту B, 36 % не були щепленими проти кашлюку, 23 % — проти грипу [15]. 13 % лікарів не вважають кір небезпечним захворюванням, 12 % преконані, що від другої дози КПК немає жодної користі, і 33 % лікарів не вважають, що щеплення КПК повинно бути обов'язковим для дітей віком до 2 років [16].

Після того як ізраїльських медсестер протягом 3 місяців умовляли вакцинуватися проти кашлюку, лише 2 % погодились це зробити. Причому йдеться про медсестер, які працюють у центрах матері й дитини, тобто тих, чиє основне завдання — це щепити дітей. Більшість медсестер не довіряють органам охорони здоров'я і відчайдушно опираються обов'язковій вакцинації. Медсестри побоюються побічної дії, вважаючи ризик захворіти на грип і кашлюк нижчим, ніж ризик наслідків вакцинації. Вони переконані, що у батьків має бути вибір — вакцинувати чи не вакцинувати дитину, і вимагають поваги до своїх прав. Медсестри відокремлюють роботу від особистого життя: їхня робота вакцинувати дітей — це одне, а чи вакцинуються вони самі — це їхня особиста справа. І вони не вважають за доцільне повідомляти батьків про свою думку щодо щеплень і про те, чи вакцинуються вони самі. Автори дослідження дійшли висновку, що медсестри, які проводять щеплення, є, по суті, антивацинаторками [17]. Це, мабуть, найважливіше дослідження з усіх тут наведених. Практично в усіх інших дослідженнях дані збирали опитуванням лікарів. Лікарі чудово розуміють, що їм не слід негативно відгукуватися про щеплення, тому логічним є припущення, що реальна кількість лікарів, які не вакцинують своїх дітей, є набагато більшою. Тоді як дані цього останнього дослідження — реальні, вони не ґрунтуються на опитуваннях. **98 % медсестер, основною роботою яких є проведення вакцинації дітям, самі вакцинуватися відмовляються.**

Щеплення проти грипу

Оскільки більшість щеплень роблять у дитинстві, і лікарям, які на даний момент працюють, вакцинуватись зазвичай не потрібно, практично не існує досліджень, які аналізують, наскільки охоче лікарі вакцинуються. Єдиний виняток — це щеплення проти грипу, яке рекомендують робити щороку. Як лікарі та медсестри реагують на кампанії вакцинації проти грипу?

Згідно з дослідженням 2015 року, співробітники системи охорони здоров'я в Італії чинять опір щепленням проти грипу, незважаючи на 10 років зусиль, спрямованих на підвищення рівня вакцинації. Лише 30 % лікарів, 11 % медсестер і 9 % клінічного персоналу вакцинувались проти грипу [17].

41 % співробітників системи охорони здоров'я в Лондоні відмовились вакцинуватися проти свинячого грипу під час «пандемії» 2009 року. Вони вважали, що вакцина неефективна, у неї є побічні дії, і взагалі ця інфекція зазвичай легко минає. 57 % співробітників системи охорони здоров'я відмовились вакцинуватися проти звичайного грипу [19].

У Китаї лише 13 % лікарів і 21 % медсестер вакцинуються проти грипу. 35 % співробітників органів охорони здоров'я вважають, що щеплення проти грипу може призвести до захворювання на грип [20].

Більше ніж половина співробітників органів охорони здоров'я у Мадриді відмовились вакцинуватися проти грипу, і тільки 16 % вакцинувались проти свинячого грипу під час «пандемії» 2009 року. Вони мали сумніви щодо ефективності щеплення і побоювалися побічних дій [21].

Понад 20 років співробітників німецької системи охорони здоров'я вмовляють вакцинуватися проти грипу, але тільки 39 % лікарів і 17 % медсестер вакцинуються. Вони остерігаються побічних ефектів, вважають, що щеплення може призвести до хвороби, і не вірять у його ефективність [22]. Згідно з дослідженням 2009 року, в США 41 % медсестер не вакцинувались проти грипу. Вони остерігались побічних дій, були переконані, що ризик заразитись є низьким, і взагалі не оцінювали це щеплення як ефективне [23].

Медсестри у Швейцарії скептично ставляться до інфекційних захворювань і до вакцини проти грипу. Вони зауважують, що спалахи захворювань, які щоразу виявляються не настільки небезпечними, як повідомляють органи громадського здоров'я та ЗМІ, знижують довіру громадськості до достовірності експертних джерел інформації.

Довіру громадськості підриває також конфлікт інтересів між громадськими організаціями і приватними корпораціями [24]. Така ж історія повторюється і в інших країнах: лікарі та медсестри відмовляються вакцинуватись проти грипу [25-27].

Згідно з американським дослідженням 2013 року, нещодавні випускники медичних факультетів менше, ніж їхні старші колеги вірять у те, що вакцини — це найбезпечніші медичні препарати, і в те, що вакцини стають кращими та безпечнішими. Вони чинять більший опір обов'язковій вакцинації та частіше впевнені у тому, що вона завдає більше шкоди, ніж користі [28].

Скільки не запевняють лікарів і медсестер, що всі щеплення безпечні й ефективні, далеко не всі вони в це вірять. Наукові дані свідчать про те, що медичний консенсус про безпечність та ефективність щеплень — це міф.

Джерела

1. Blue Cross Blue Shield 2016 Performance Recognition Program
2. Haelle T. As more parents refuse vaccines, more doctors dismiss them — with AAP's blessing. *Forbes*. 2016 Aug 29
3. Iyer M. Pharma firms lure doctors with gold coins to push its vaccines. *The Economic Times*. 2017 Jan 21
4. Altunaiji S. et al. Antibiotics for whooping cough (pertussis). *Cochrane Database Syst. Rev.* 2005(1):CD004404
5. Percy K. et al. Melbourne doctors investigated for allegedly helping parents avoid vaccinating children. *abc.net.au*. 2017 Aug 24
6. Davey M. Australian nurses who spread anti-vaccination messages face prosecution. *The Gardian*. 2016 Oct 20
7. Gorman M. Former chiropractor ordered to pay $100K related to anti-vaccine posts. CBC *News*. 2019 Jul 4
8. Güell O. Spanish doctor suspended for claiming vaccines cause autism. *El Pais*. 2019 Jun 21
9. Doctor who criticised vaccines banned from practising medicine for a year. NotesFromPoland. 2019 Nov 1
10. Gesser-Edelsburg A. et al. Despite awareness of recommendations, why do health care workers not immunize pregnant women? *Am. J. Infect. Control*. 2017;45(4):436-439
11. Posfay-Barbe K.M. et al. How do physicians immunize their own children? Differences among pediatricians and nonpediatricians. *Pediatrics*. 2005;116(5):e623-33
12. Martin M. Vaccination practices among physicians and their children. *OJPed*. 2012;2:228-35
13. Gust D. et al. Physicians who do and do not recommend children get all vaccinations. *J. Health Commun*. 2008;13(6):573-82
14. Anastasi D. et al. Paediatricians knowledge, attitudes, and practices regarding immunizations for infants in Italy. *BMC Public. Health*. 2009;9:463
15. Pulcini C. et al. Factors associated with vaccination for hepatitis B, pertussis, seasonal and pandemic influenza among French general practitioners: a 2010 survey. *Vaccine*. 2013;31(37):3943-9
16. Pulcini C. et al. Knowledge, attitudes, beliefs and practices of general practitioners towards measles and MMR vaccination in southeastern France in 2012. *Clin. Microbiol. Infect*. 2014;20(1):38-43
17. Baron-Epel O. et al. What lies behind the low rates of vaccinations among nurses who treat infants? *Vaccine*. 2012;30(21):3151-4
18. Alicino C. et al. Influenza vaccination among healthcare workers in Italy. *Hum VacCIN Immunother*. 2015;11(1):95-100
19. Head S. et al. Vaccinating health care workers during an influenza pandemic. *Occup Med Lond*. 2012;62(8):651-4
20. Seale H. et al. Influenza vaccination amongst hospital health care workers in Beijing. *Occup Med Lond*. 2010;60(5):335-9
21. Vírseda S. et al. Seasonal and Pandemic A (H1N1) 2009 influenza vaccination coverage and attitudes among health-care workers in a Spanish University Hospital. *Vaccine*. 2010;28(30):4751-7

22. Wicker S. et al. Influenza vaccination compliance among health care workers in a German university hospital. *Infection*. 2009;37(3):197-202
23. Clark S.J. et al. Influenza vaccination attitudes and practices among US registered nurses. *Am. J. Infect. Control*. 2009;37(7):551-6
24. Maridor M. et al. Skepticism toward Emerging Infectious Diseases and Influenza Vaccination Intentions in Nurses. *J. Health Commun*. 2017;22(5):386-394
25. Hollmeyer H.G. et al. Influenza vaccination of health care workers in hospitals – a review of studies on attitudes and predictors. *Vaccine*. 2009;27(30):3935-44
25. Hofmann F. et al. Influenza vaccination of healthcare workers: a literature review of attitudes and beliefs. *Infection*. 2006;34(3):142-7
27. Hulo S et al. Knowledge and attitudes towards influenza vaccination of health care workers in emergency services. Vaccine. 2017;35(2):205-7
28. Mergler M.J. et al. Are Recent Medical Graduates More Skeptical of Vaccines? *Vaccines*. 2013;1(2):154-66

Розділ 3. **Плацебо**

Той, хто готовий відмовитись від дещиці свободи заради тимчасової безпеки, не заслуговує ні на свободу, ні на безпеку.

Бенджамін Франклін

Як належить перевіряти безпечність щеплень? Потрібно провести *рандомізоване подвійне сліпе плацебо-контрольоване дослідження*, подивитися, які побічні прояви виникають у тих, хто отримав вакцину, і порівняти їх із побічними проявами у контрольної групи. Однак клінічні випробування дуже дорогі, вони коштують десятки мільйонів доларів. Розробка препаратів коштує сотні мільйонів. Але все це дрібниці для фармацевтичних компаній. Ліцензована FDA вакцина дуже швидко входить у календар щеплень більшості країн і приносить щороку мільярдні прибутки. Наприклад, дохід від продажу однієї з останніх ліцензованих вакцин Гардасил (проти ВПЛ) становить понад три мільярди доларів на рік [1].

Фармацевтичні компанії, звісно, хочуть знизити ймовірність неуспішних клінічних випробувань. Але чи є у них така законна можливість? Виявляється, є, і вона дуже проста. Потрібно просто замість справжнього плацебо використовувати щось досить токсичне, що призводить до таких самих побічних проявів, як і тестована вакцина. Одним із найтоксичніших складників вакцин є алюміній (докладніше див. у розділі 6), який використовують як ад'ювант (речовина, що підсилює імунну реакцію) в більшості вакцин. Якщо в плацебо додати алюміній, то можна підвищити кількість побічних проявів у контрольній групі, і тоді їх можна буде порівняти з кількістю побічних проявів у групі, яка отримала вакцину. Звідси можна буде зробити висновок, що у нової вакцини побічних дій не більше, ніж у плацебо, і вона абсолютно безпечна. Також у плацебо можна додати інші отруйні речовини, наприклад, етилртуть[2], або просто використовувати як плацебо іншу вакцину. На підставі цих даних FDA і CDC у США теж дійдуть висновку, що вакцина безпечна, а за ними — в усіх інших країнах. Чи законно це? Абсолютно.

Але, власне кажучи, навіть морочитися із вибором плацебо немає потреби. Використовувати плацебо в рандомізованих клінічних дослідженнях вакцин зовсім не обов'язково. Та й дослідження не повинні бути ні рандомізованими, ні сліпими. Можна просто зробити всім щеплення і подивитися, які будуть побічні реакції. Якщо більшість піддослідних залишаться живими, значить, вакцина абсолютно безпечна.

В опублікованому в 2010 році дослідженні повідомляють, що не існує інертних субстанцій і не існує жодних нормативів щодо того, яким повинен бути склад плацебо. Певна річ, це впливає на результати досліджень. Автори клінічних досліджень не зобов'язані розголошувати, яким був склад використовуваного плацебо, і медичні журнали не вимагають цієї інформації. Автори проаналізували 167 клінічних досліджень, опублікованих у чотирьох найпрестижніших медичних журналах. Більшість клінічних досліджень не розголошували складу плацебо. Лише дослідження 8 % таблеток і 26 % ін'єкцій повідомляли, що ж було використано як плацебо. Наприклад, у дослідженні ліків від пов'язаної з раком анорексії виявилося, що ліки гарно впливають на шлунково-кишковий тракт. Проте як плацебо використовувалася лактоза. Онкологічні хворі, які проходять хіміо- та радіотерапію, зазвичай потерпають від непереносимості лактози, тому ліки, які не містять лактозу, вигідно відрізнялися від «плацебо» [2].

У статті, опублікованій у 2009 році в журналі *Vaccine*, повідомляють, що в 1930 році двоє лікарів з німецького міста

---

[2] Інші назви: тіомерсал, тімерозал, мертіолят, merторган, мерзонін. Органічна сполука, що містить ртуть — *прим. ред.*

Любек вирішили масово щепити дітей проти туберкульозу вакциною БЦЖ, яка хоч і була доступна з 1921 року, але використовували її не часто. За 12 місяців цієї кампанії 208 дітей захворіли на туберкульоз через щеплення і 77 померли. Лікарів заарештували й засудили за вбивство. Це викликало дискусію про використання людей у медичних експериментах. У 2008 році США відмовилися від Гельсінської декларації (перелік етичних принципів, що стосується досліджень і експериментів на людях). Замість неї використовують стандарт GCP, який не настільки обмежує фармацевтичні компанії, як Гельсінська декларація. Автори пишуть, що хоча в дослідженнях вакцин можна використовувати ізотонічний розчин, дослідники часто вибирають інші препарати. У статті наведено чотири приклади. У дослідженні вакцини проти пневмокока як плацебо було використано іншу вакцину (АКДП — **Hib**). В іншому дослідженні вакцини проти пневмокока як плацебо було використано вакцини проти гепатиту А та В. У дослідженні вакцини проти холери як плацебо було використано вакцину проти кишкової палички. У четвертому дослідженні як плацебо було використано алюміній гідроксид, змішаний із тіомерсалом (ртутний консервант) [3].

Проте, на відміну від клінічних випробувань ліків, багато виробників вакцин зазвичай не приховують, яке плацебо вони використовували, досить почитати вкладки до вакцин. Ось лише кілька прикладів.

Даптасел (вакцина проти дифтерії, правця та кашлюку). Як плацебо було використано три інші вакцини: АКДП, АДП та експериментальну вакцину проти кашлюку. Саме так. Як плацебо використали експериментальну вакцину. Вдумайтесь у це [4].

Інфанрикс (інша вакцина проти дифтерії, правця та кашлюку). Як плацебо було використано вакцину Педіарикс. Навіть більше, обидві групи отримували ці вакцини разом зі щепленнями проти гепатиту В, пневмокока, вітрянки, поліомієліту, гемофільної палички, кору, паротиту та краснухи [5].

Педіарикс (вакцина проти дифтерії, правця, кашлюку, гепатиту В та поліомієліту). Цю вакцину тестували разом із вакциною проти гемофільної палички. Контрольна група одержувала вакцину Інфанрикс, а також вакцину проти поліомієліту і гемофільної палички [6].

Тобто, простими словами, у випробуваннях Інфанрикс як плацебо використовували Педіарикс, а в випробуваннях Педіарикс — Інфанрикс. Для «смаку» в усе це додали суміш зі ще кількох вакцин, щоб звести нанівець можливість розрізнити будь-які побічні дії тестованої вакцини.

Перші вакцини проти дифтерії, правця та кашлюку з'явилися задовго до того, як хтось почав заморочуватися клінічними випробуваннями, та ще й із використанням плацебо. Тому тут можна заперечити, що застосовувати плацебо для їх тестування, тобто не вакцинувати частину дітей — це неетично. Але навіть у клінічних випробуваннях нових вакцин проти нових хвороб як плацебо використовували інші вакцини.

Хаврикс (вакцина проти гепатиту А). У клінічному дослідженні брало участь три групи. Перша отримала Хаврикс. Друга отримала Хаврикс + КПК (щеплення проти кору / паротиту / краснухи). Третя отримала КПК + вакцину проти вітрянки, а також Хаврикс через 42 дні [7].

Превенар (вакцина проти пневмокока). Як плацебо використовували експериментальну (!) вакцину проти менінгокока З [8]. У наступній версії цієї вакцини (Превенар-13) як плацебо використовували вже Превенар [9].

Церварикс (вакцина проти ВПЛ). Як плацебо використовували вакцину проти гепатиту А, а також алюміній гідроксид [10].

Енджерикс В (вакцина проти гепатиту В). Контрольної групи не було [11].

Рекомбівакс НВ (вакцина проти гепатиту В). Контрольної групи не було [12].

Щоб ліцензувати нову вакцину, для FDA цілком достатньо, що вона не небезпечніша, ніж будь-яка інша вакцина, або експериментальна вакцина, або алюміній гідроксид, або будь-яка інша речовина, назву якої фармацевтична компанія навіть нс зобов'язана розголошувати.

У клінічних дослідженнях вакцин практично ніколи не використовують сучасне, інертне плацебо.

Тому наступного разу, коли хтось стверджуватиме, що вакцини абсолютно безпечні, запитайте його, порівняно з чим вони абсолютно безпечні. Вакцини абсолютно безпечні тільки порівняно з іншими вакцинами або порівняно з дуже токсичними речовинами.

Джерела

1. Keytruda and Gardasil will likely continue to drive Merck's earnings growth. *Forbes*. 2018 Oct 30
2. Golomb B.A. et al. What's in placebos: who knows? Analysis of randomized, controlled trials. *Ann. Intern. Med.* 2010;153(8):532-5
3. Jacobson R.M. et al. Testing vaccines in pediatric research subjects. *Vaccine*. 2009;27(25-26):3291-4
4. Daptacel vaccine package insert
5. Infanrix vaccine package insert
6. Pediarix vaccine package insert
7. Havrix vaccine package insert
8. Prevenar vaccine package insert
9. Prevenar-13 vaccine package insert
10. Cervarix vaccine package insert
11. Engerix-B vaccine package insert
12. Recombivax-HB vaccine package insert

Розділ 4. **Безпечність**

Перше правило етики таке: якщо ви бачите шахрая і не говорите про шахрайство, то ви самі є шахраєм.

Нассім Талеб

Те, що безпечність вакцин перевіряють без справжнього плацебо, а тільки порівняно з іншою вакциною або порівняно з якоюсь токсичною речовиною, ми вже з'ясували. Але це ще далеко не все.

З дослідженнями безпечності щеплень є ще кілька проблем.

По-перше, практично всі випробування проводять винятково на здорових дітях. Що не заважає потім лікарям і FDA рекомендувати щеплення і не дуже здоровим дітям, і недоношеним, і навіть дітям молодшого віку, і не лише дітям.

По-друге, практично всі клінічні випробування безпечності спостерігають лише ефекти протягом короткого часу. Зазвичай вони тривають від кількох днів до кількох тижнів, рідко — кілька місяців. Усі побічні прояви, які трапляються після цього терміну, зазвичай зі щепленням ніяк пов'язані бути не можуть.

По-третє, навіть коли серйозні негативні реакції, включно зі смертю, трапляються під час випробування, дослідники можуть просто вирішити, що вони ніяк не пов'язані зі щепленням, просто викреслити їх і не враховувати.

По-четверте, дослідження, переважно, проводять на порівняно невеликих групах дітей. Вакцину проти гепатиту B, наприклад, тестували на 147 немовлятах [1]. Часто вакцини тестують на дітях у країнах третього світу, що вдвічі знижує витрати на клінічні випробування [2].

Як приклад наведу вимоги для участі у клінічному випробуванні вакцини Даптасел. Немовля має бути абсолютно здоровим, народитися після 37-го тижня, не бути чутливим до будь-якого зі складників вакцини або до латексу, не мати жодних затримок розвитку, сім'я не повинна мати історії імунних захворювань тощо. До того ж, дитина повинна отримати вакцину проти гепатиту В хоча б за місяць до початку дослідження і залишитися абсолютно здоровою. Що означає, що чутливі до алюмінію діти брати участь у дослідженні не будуть [3]. Подібні вимоги висувають у всіх клінічних випробуваннях вакцин.

Тобто, на відміну від ліків, які зазвичай випробовують на хворих і потім дають хворим, вакцини випробовують винятково на ідеально здорових дітях, а вводять потім і здоровим, і не дуже здоровим, і навіть дуже хворим.

У статті, яка наводить результати вищезгаданого випробування, автори повідомляють, що безпечність перевіряли від 30 до 60 днів після кожної дози. У 5,2 % дітей з тестованої групи, а також у 5,2 % дітей з контрольної групи (які отримали 3 інші щеплення) було зафіксовано серйозні негативні наслідки. Дослідники вирішили, що усі ці серйозні негативні наслідки абсолютно не пов'язані зі щепленнями. Автори не уточнюють, що це були за негативні наслідки і на підставі чого вони зробили такі висновки [4].

Ось іще кілька прикладів:

1. У клінічному випробуванні вакцини Рекомбівакс (проти гепатиту В) безпечність перевіряли впродовж 14 днів. Негативні випадки були у 77 % дітей. Серйозні негативні випадки були у 28 дітей (1,6 %). Одна дитина померла з діагнозом СРДС (синдром раптової дитячої смерті). Автори повідомляють, що, напевно, її смерть не пов'язана зі щепленням [5].

2. У клінічному випробуванні вакцини Комвакс, проти гемофільної палички і гепатиту B, безпечність досліджували впродовж 14 днів. Серйозні негативні випадки були у 17 немовлят (1,9 %). 3 дитини померло з діагнозом СРДС. Дослідники зробили висновок, що всі серйозні негативні випадки, враховуючи смерті, ніяк не були пов'язані зі щепленнями [6].
3. У клінічному випробуванні вакцини Інфанрикс Гекса безпечність перевіряли впродовж 30 днів. Серйозні негативні випадки були у 79 немовлят (2,7 %). Майже всі ніяк зі щепленням не пов'язані. Одна дитина померла з діагнозом СРДС. Зі щепленням це ніяк не пов'язано [7].
4. У клінічному випробуванні п'ятивалентної вакцини безпечність перевіряли протягом 30 днів. Серйозні негативні випадки спостерігалися у 8,5 % немовлят. Майже всі жодним чином зі щепленням не пов'язані [8].
5. У клінічному випробуванні шестивалентної вакцини безпечність перевіряли протягом 6 місяців. Серйозні негативні випадки були у 84 немовлят (5,9 %). Двоє померло. Зв'язку зі щепленням не виявлено [9].

Приблизно так виглядає більшість випробувань безпечності. Вони рідко тривають більше кількох днів або тижнів, майже завжди за цей нетривалий термін у немалої кількості абсолютно здорових дітей трапляються серйозні негативні випадки, які майже ніколи не пов'язують зі щепленнями. Так відбувається тому, що в контрольній групі, яка отримує іншу вакцину або ту саму вакцину без антигену[3], реєструють зазвичай такі самі випадки.

У таких коротких клінічних випробуваннях неможливо виявити ні аутоімунні, ні онкологічні, ні неврологічні захворювання, а також багато інших захворювань,

---

[3] **Антиген** (англ. *antigen* від **anti**body-**gen**erator — «виробник антитіл») — будь-яка речовина, яку організм сприймає як чужорідну або потенційно небезпечну — *прим. ред.*

які, вірогідно, можуть бути результатом щеплень, але які неможливо діагностувати раніше, ніж через кілька місяців або навіть через кілька років після вакцинації. Також у вкладках до всіх вакцин повідомляють, що не проводилося жодних досліджень онкогенності, мутагенності препарату і його можливого впливу на репродуктивну систему.

У систематичному огляді, опублікованому в 2005 році, підсумовано, як у клінічних дослідженнях повідомляють про негативні наслідки вакцинації. 45 % досліджень взагалі не згадували про негативні наслідки, а 56 % не згадували про серйозні негативні наслідки. Лише у 24 % статей було проаналізовано локальні та системні негативні наслідки. У 28 % статей не згадувалось, скільки часу після вакцинації тривало спостереження побічних ефектів. У 36 % досліджень період спостереження становив 2 дні або менше. Невідповідність між розділом «методи» і розділом «результати» виявлено у 24 % статей. Автори зробили висновок, що інформацію про побічні ефекти в дослідженнях подають некоректно. Не існує методичних рекомендацій щодо того, як повинні проводитися збір, аналіз і публікація негативних наслідків. Через це дуже складно і навіть неможливо порівнювати різні вакцини з точки зору безпечності [10].

Джерела

1. Recombivax-HB vaccine package insert
2. Puliyel J.M. et al. Global access to vaccines: Poor nations are being lured into a debt trap. BMJ. 2008;336(7651):974-5
3. Study of the safety, immunogenicity and lot comparability of Daptacel when administered with other recommended vaccine. *https://clinicaltrials.gov/ct2/show/NCT00662870*
4. Guerra F.A. et al. Safety and immunogenicity of a pentavalent vaccine compared with separate administration of licensed equivalent vaccines in US infants and toddlers and persistence of antibodies before a preschool booster dose: a randomized, clinical trial. *Pediatrics*. 2009;123(1):301-12

5. Vesikari T. et al. Safety and immunogenicity of a modified process hepatitis B vaccine in healthy infants. *Pediatr. Infect. Dis. J.* 2011;30(7):e109-13
6. West D.J. et al. Safety and immunogenicity of a bivalent Haemophilus influenzae type b/ hepatitis B vaccine in healthy infants. Hib-HB Vaccine Study Group. *Pediatr Infect Dis J.* 1997;16(6):593-9
7. Zepp F. et al. Safety, reactogenicity and immunogenicity of a combined hexavalent tetanus, diphtheria, acellular pertussis, hepatitis B, inactivated poliovirus vaccine and Haemophilus influenzae type b conjugate vaccine, for primary immunization of infants. *Vaccine.* 2004;22(17-18):2226-33
8. Vesikari T. et al. Randomized, controlled, multicenter study of the immunogenicity and safety of a fully liquid combination diphtheria-tetanus toxoid-five-component acellular pertussis (DTaP5), inactivated poliovirus (IPV), and haemophilus influenzae type b (Hib) vaccine compared with a DTaP3-IPV/Hib vaccine administered at 3, 5, and 12 months of age. *Clin. Vaccine Immunol.* 2013;20(10):1647-53
9. Marshall G.S. et al. Immunogenicity, safety, and tolerability of a hexavalent vaccine in infants. Pediatrics. 2015;136(2):e323-32
10. Bonhoeffer J. et al. Reporting of vaccine safety data in publications: systematic review. *Pharmacoepidemiol Drug Saf.* 2005;14(2):101-6

Розділ 5. **Нещеплені**

Ніколи не сумнівайтеся, що невелика група небайдужих відданих громадян здатна змінити світ; насправді тільки вони його й змінювали.

Маргарет Мід

Ні CDC, ні FDA, ні, тим паче, фармацевтичні компанії не проводять досліджень, які порівнюють щеплених і нещеплених дітей. Директорка з CDC після того, як її «приперли до стінки», визнала цей факт на слуханнях у Конгресі США [1]. Проте деякі дослідження, які порівнюють щеплених і нещеплених, усе-таки є. Ці дослідження невеликі, всі вони мають недоліки, але нічого кращого наразі не існує. Тільки дослідження, які порівнюють щеплених і нещеплених, можуть дати адекватну картину дійсної користі та шкоди щеплень, і тому, попри всі їхні недоліки, це найважливіші дослідження з усіх наявних.

В опублікованому в 2017 році дослідженні порівняли 600 дітей на домашньому навчанні в чотирьох штатах США. Щеплені в 4 рази рідше хворіли на вітрянку, в 3 рази рідше на кашлюк і в 10 разів рідше на краснуху. З іншого боку, щеплені в 4 рази частіше хворіли на отит і в 6 разів частіше — на пневмонію. Алергічний риніт у щеплених траплявся у 30 разів частіше, алергії й аутизм — у 4 рази частіше, екземи — в 3 рази частіше, нездатність до навчання — в 5 разів частіше, неврологічні розлади та синдром дефіциту уваги й гіперактивності — в 4 рази частіше, і в них у 2,5 рази частіше було якесь хронічне захворювання. Щеплені в 21 раз частіше використовували ліки від алергії, в 4,5 рази частіше жарознижувальні, у 8 разів частіше вушні дренажні трубки, у 3 рази частіше ходили до лікарів через хворобу і в 1,8 раза частіше були госпіталізовані [2]. Вакцинація недоношеної дитини була пов'язана з 14-кратним збільшенням ризику неврологічних розладів [3].

Через те, що в Гвінеї-Бісау дітей вакцинували раз на 3 місяці, відбувся натуральний експеримент. Деякі діти в 3–5 місяців уже були щеплені, а деякі ні. Ризик смерті в дітей, щеплених АКДП, був у 10 разів вищим, ніж у нещеплених. Діти, щеплені також живою вакциною проти поліомієліту, вмирали тільки в 5 разів частіше за нещеплених. Після того, як почалася вакцинація, смертність дітей віком від 3-х місяців зросла вдвічі. Автори дослідження зробили висновок, що вакцина АКДП вбиває більше дітей, ніж рятує [4].

Авторів важко запідозрити в антивакцинаторських поглядах. Peter Aaby, провідний автор дослідження, був піонером вакцинації на африканському континенті.

Згідно з новозеландським дослідженням 1997 року, з-поміж щеплених у 23 % була астма, 22 % консультувалися щодо астми й у 30 % була алергія. З-поміж нещеплених не було ані жодного випадку астми, ані консультацій щодо астми, ані алергій [5]. Також у Новій Зеландії опитали батьків щеплених і нещеплених дітей. У щеплених у 5 разів частіше було виявлено астму, в 10 разів частіше ангіну, у 2 рази частіше екзему, в 4 рази частіше апное, в 4 рази частіше гіперактивність, у 4 рази частіше отит, і їм у 8 разів частіше вставляли вушну дренажну трубку. У 5 % щеплених видаляли мигдалики. Серед нещеплених не було видалення мигдаликів. У 1,7 % щеплених була епілепсія. Серед нещеплених випадків епілепсії не було [6].

У дослідженні 2013 року порівняли щеплених і напівщеплених у США. Напівщеплені — це діти, які не отримали бодай одного щеплення або отримали принаймні одне щеплення навіть на один день пізніше за встановлений термін. Напівщеплені (за вибором батьків) користувалися невідкладною допомогою на 9 % рідше, відвідували лікарів на 5 % рідше, а також хворіли на фарингіт і ГРВІ на 11 % рідше [7].

Макакам зробили дитячі щеплення згідно з календарем щеплень США 1999 року й порівняли з нещепленими макаками [8]. У щеплених макак спостерігався набагато більший об'єм мозку — особливість, яку виявляють у людей з аутизмом [9]. Мигдалина (ділянка мозку, відповідальна за емоції) у щеплених була значно більшою, ніж у нещеплених, що теж спостерігають у людей з аутизмом [10].

У дослідженні 2011 року порівняли дитячу смертність у 30 країнах і кількість щеплень у них до 12-місячного віку. Між ними вийшла лінійна кореляція[4]. Що насиченіший у країні календар щеплень, то вищий у ній рівень смертності немовлят [11].

Що насиченіший у країні календар щеплень, то вищий у ній рівень смертності немовлят.

У США щеплені проти правця або вакциною АКДП хворіли на астму вдвічі частіше, на алергію — на 63 % частіше, а на синусит — на 81 % частіше, ніж нещеплені [12]. В Японії з-поміж щеплених вакциною АКДП 56 % хворіли на астму, хронічний нежить або дерматит. З-поміж нещеплених хворіли тільки 9 % [13].

Згідно дослідженню 2020 року, вакцинація у віці молодше 24 місяців була пов'язана з втричи більшим ризиком затримки розвитку, вдвічи більшим ризиком інфекцій вуха та в 6 разів більшим ризиком захворювання на астму [14].

У дослідженні серед 30 000 дітей Великої Британії виявилося, що щеплені проти дифтерії-правця-кашлюку-поліомієліту в 14 разів частіше хворіли на астму і в 9 разів частіше на екзему. Щеплені проти кору-паротиту-краснухи в 3,5 раза частіше хворіли на астму і в 4,5 раза частіше — на екзему. Начебто цифри говорять самі за себе, чи не так? Але авторам дослідження не підходять такі цифри, їм потрібно виправдати щеплення. Тому вони роблять два виверти.

---

[4] **Кореляція** (від лат. *correlatio* — співвідношення, взаємозв'язок) — статистичний взаємозв'язок двох або більше випадкових величин — *прим. ред.*

Спочатку вони встановили, що нещеплені ходять до лікарів рідше. Це, на їхню думку, означає не те, що нещеплені менше хворіють, а те, що їхній шанс діагностуватися нижчий ніж у щеплених. Тому вони роблять корекцію, але цього виявляється недостатньо. Вони йдуть далі й ділять усіх дітей на 4 групи за кількістю візитів до лікаря, а потім аналізують кожну групу окремо, після чого статистична значущість серед тих, хто звертається до лікарів часто, зникає. Хоча з-поміж тих, хто звертався до лікаря менше 3–6 разів, щеплені все одно хворіли на астму та екзему в 10–15 разів більше за нещеплених. Автори з чистим сумлінням роблять висновок, що щеплення жодним чином не підвищують ризик астми й екземи. Лікарі, які читали лише анотацію дослідження (тобто приблизно всі, адже мало хто читає наукові статті повністю), дізнаються лише про висновок і зі спокійним серцем ідуть вакцинувати дітей і далі. Подібні виверти дуже часто трапляються в дослідженнях, які нібито доводять безпечність щеплень [15].

Комбінування щеплень

Згідно з дослідженням 2012 року, що більше щеплень роблять одночасно, то вища ймовірність госпіталізації та смерті. Смертність серед тих, хто отримав 5–8 вакцин, була в 1,5 раза вища, ніж серед тих, хто отримав 1–4 вакцини [16].

Діти із Гвінеї-Бісау, яким зробили щеплення АКДП разом із вакциною проти кору, вмирали вдвічі частіше, ніж ті, яким зробили тільки щеплення проти кору. Такі самі результати було отримано в дослідженнях у Гамбії, Малаві, Конго, Гані та Сенегалі [17]. В іншому дослідженні в Гвінеї-Бісау діти, яким зробили щеплення п'ятивалентною вакциною на додачу до щеплень проти кору та жовтої лихоманки, вмирали в 7,7 раза частіше, ніж діти, яким не зробили щеплення п'ятивалентною вакциною [18].

У США ризик госпіталізації серед тих, хто останньою отримав живу вакцину, був удвічі нижчим порівняно з тими, хто отримав інактивовану вакцину [19]. Немовлятам, щепленим комбінованою вакциною (АаКДП + поліомієліт + гепатит В) на додачу до вакцин проти пневмокока та гемофільної палички, викликали «швидку допомогу» вдвічі частіше протягом 3 днів після вакцинації порівняно з немовлятами, щепленими окремими вакцинами. Їм у 7 разів частіше робили тести на сепсис, у 10 разів частіше — люмбальну пункцію, і вони в 3 рази частіше отримували антибіотики [20]. В Ізраїлі після початку вакцинації проти гепатиту В кількість новонароджених із непоясненою лихоманкою зросла вдвічі [21].

У данському дослідженні 2016 року одночасне введення КПК із п'ятивалентною вакциною було пов'язане з підвищенням ризику госпіталізації через інфекції нижніх дихальних шляхів на 27 % порівняно із введенням тільки КПК [22]. В Ізраїлі побічні прояви вакцинації було зафіксовано у 57 % тих, хто отримав КПК і п'ятивалентну вакцину водночас, і лише у 40 % тих, хто отримав тільки КПК. Автори зробили висновок, що, можливо, політику вакцинації щодо одночасних ін'єкцій слід переглянути [23].

У 2011 році Індія почала переходити з тривалентних вакцин (АКДП) на п'ятивалентні, завдяки чому з'явилася можливість порівняти смертність після них. Автори опублікованої у 2018 році статті проаналізували дані щодо 45 мільйонів немовлят. Смертність упродовж 72 годин після п'ятивалентної вакцини була вдвічі вищою, ніж після тривалентної [24].

CDC та інші органи охорони здоров'я рекомендують використання комбінованих вакцин і введення декількох вакцин за один візит. Проте наведені вище наукові дослідження доводять, що така практика підвищує ризик ускладнень.

Джерела

1. Posey Questions CDC on Autism Research. youtu.be/uNWTOmEi_6A
2. Mawson A. Pilot comparative study on the health of vaccinated and unvaccinated 6- to 12- year old U.S. children. JTS. 2017;3(3):1-12
3. Mawson A. Preterm birth, vaccination and neurodevelopmental disorders: a cross-sectional study of 6- to 12-year-old vaccinated and unvaccinated children. JTS. 2017;3:1-8
4. Mogensen S.W. et al. The introduction of diphtheria-tetanus-pertussis and oral polio vaccine among young infants in an urban african community: A natural experiment. EBioMedicine. 2017;17:192-8
5. Kemp T. et al. Is infant immunization a risk factor for childhood asthma or allergy? Epidemiology. 1997;8(6):678-80
6. Claridge S. Unvaccinated children are healthier. 2005
7. Glanz J.M. et al. A population-based cohort study of undervaccination in 8 managed care organizations across the United States. JAMA Pediatr. 2013;167(3):274-81
8. Hewitson L. et al. Influence of pediatric vaccines on amygdala growth and opioid ligand binding in rhesus macaque infants: A pilot study. Acta Neurobiol. Exp. Wars. 2010;70(2):147-64
9. Hazlett H.C. et al. Early brain development in infants at high risk for autism spectrum disorder. Nature. 2017;542(7641):348-51
10. Schumann CM et al. The amygdala is enlarged in children but not adolescents with autism; the hippocampus is enlarged at all ages. J. Neurosci. 2004;24(28):6392-401
11. Miller N.Z. et al. Infant mortality rates regressed against number of vaccine doses routinely given: is there a biochemical or synergistic toxicity? Hum Exp. Toxicol. 2011;30(9):1420-8
12. McKeever T.M. et al. Vaccination and allergic disease: a birth cohort study. Am J Public Health. 2004;94(6):985-9
13. Hurwitz E.L. et al. Effects of diphtheria-tetanus-pertussis or tetanus vaccination on allergies and allergy-related respiratory symptoms among children and adolescents in the United States. J. Manipulative Physiol. Ther. 2000;23(2):81-90
14. Hooker B et al. Analysis of health outcomes in vaccinated and unvaccinated children: developmental delays, asthma, ear infections and gastrointestinal disorders. SAGE Open Med. 2020;8: 2050312120925344
15. Yoneyama H. et al. The effect of DPT and BCG vaccinations on atopic disorders. Arerugi. 2000;49(7):585-92
16. Goldman G.S. et al. Relative trends in hospitalizations and mortality among infants by the number of vaccine doses and age, based on the Vaccine Adverse Event Reporting System (VAERS), 1990-2010. Hum. Exp. Toxicol. 2012;31(10):1012-21
17. Aaby P. et al. DTP with or after measles vaccination is associated with increased in-hospital mortality in Guinea-Bissau. Vaccine. 2007;25(7):1265-9
18. Fisker A.B. et al. Co-administration of live measles and yellow fever vaccines and inactivated pentavalent vaccines is associated with increased mortality compared with measles and yellow fever vaccines only. An observational study from Guinea-Bissau. Vaccine. 2014;32(5):598-605

19. Bardenheier B.H. et al. Risk of nontargeted infectious disease hospitalizations among us children following inactivated and live vaccines, 2005-2014. Clin. Infect. Dis. 2017;65(5):729-37

20. Thompson L. et al. The impact of DTaP-IPV-HB vaccine on use of health services for young infants. Pediatr Infect Dis J. 2006;25(9):826-31

21. Linder N. et al. Unexplained fever in neonates may be associated with hepatitis B vaccine. Arch. Dis. Child. Fetal. Neonatal. Ed. 1999;81(3):F206-7

22. Sørup S. et al. Simultaneous vaccination with MMR and DTaP-IPV-Hib and rate of hospital admissions with any infections: A nationwide register based cohort study. Vaccine. 2016;34(50):6172-80

23. Shneyer E. et al. Reduced rate of side effects associated with separate administration of MMR and DTaP-Hib-IPV vaccinations. Isr. Med. Assoc. J. 2009;11(12):735-8

24. Puliyel J. et al. Deaths reported after pentavalent vaccine compared with death reported after diphtheria-tetanus-pertussis vaccine: an exploratory analysis. Med. J. DY. Patil. Vidyapeeth. 2018;11(2):99-105

Розділ 6. **Алюміній**

Сліпа віра в авторитети — найголовніший ворог істини.

Альберт Ейнштейн

Більшість людей вважає, що вакцина — це просто ослаблений або мертвий вірус чи бактерія. Імунна система виробляє на введений мертвий вірус антитіла[5], і згодом, якщо людина інфікується, її імунна система вже впізнає цей вірус і швидко на нього реагує. Ця картина настільки спрощена, що можна говорити про її цілковиту невідповідність дійсності. Якби все було так просто, то щеплення давало б довічний імунітет, який зазвичай дає перенесена хвороба. Однак цього не відбувається. Імунітет від щеплення триває зазвичай кілька років. Найефективніші щеплення дають імунітет років на 10–20.

Наша імунна система зовсім не дурна. Вона розуміє, що фрагмент мертвого вірусу чи бактерії жодної небезпеки не становить, і погано виробляє проти нього антитіла [1]. Як цю проблему вирішують розробники вакцин? Вони додають у вакцину **ад'ювант**. Ад'ювант — це речовина, яку імунна система розпізнає як дуже токсичну і активно на неї реагує. На додачу вона реагує й на вірус, і, що найнеприємніше, також на всі інші інгредієнти вакцини, і не тільки на них. Це своєю чергою може призвести до алергій і до різних аутоімунних захворювань.

Тому імунологи називають алюміній «маленьким брудним секретом імунолога».

---

[5] **Антитіла** (імуноглобуліни, ІГ, Ig) — вид білків плазми крові, що синтезуються у відповідь на потрапляння в організм чужорідних або потенційно небезпечних речовин — молекул з бактерій або вірусів, білкових токсинів тощо — *прим. ред.*

Друга, можливо, навіть важливіша причина використання ад'ювантів — суто економічна. Вирощувати віруси — це складно, довго й дорого. Можливо, якщо впорснути дуже багато вірусу, то імунна система зволить на нього відреагувати й виробити антитіла. Але це буде вже дорожча вакцина. Набагато дешевше взяти невелику кількість вірусу, додати трохи ад'юванта й отримати дуже сильну імунну реакцію. Для рішення FDA щодо дозволу ефективність вакцини набагато важливіша за її безпечність. Дані про безпечність, як ми бачили, досить легко підробити. Дані про ефективність підробити значно складніше.

Двома найпоширенішими ад'ювантами є **алюміній гідроксид** та **алюміній фосфат**. Досить розібратися лише з ними, щоб виключити більшість щеплень. Тему алюмінію варто вивчити і безвідносно до щеплень, просто щоб зрозуміти, наскільки корумповані наука, ВООЗ, CDC та уряди різних країн. Існують сотні досліджень, які доводять, що алюміній, навіть у мінімальних концентраціях, дуже токсичний. Я наведу лише кілька.

Автори опублікованої у 2011 році статті пишуть, що, попри 90 років використання алюмінієвих ад'ювантів у вакцинах, досі невідомо, чому і як саме алюміній викликає таку сильну імунну реакцію. Про високу токсичність і небезпечність алюмінію, який потрапляє в організм людини через рот, було відомо вже в 1911 році, після публікації результатів семирічних досліджень про алюміній у пекарському порошку, консервантах і барвниках (його досі додають у пекарський порошок і харчові консерванти). Алюміній впливає на пам'ять, на концентрацію і на поведінку. Недоношені діти, яких годували сумішами з алюмінієм, розвивалися гірше, ніж діти на сумішах без алюмінію. Алюміній, який використовують у діалізі нирок, призводить до конвульсій, психозу і деменції. Алюміній пов'язаний також із хворобою Альцгеймера, хворобою Паркінсона, розсіяним склерозом, аутизмом та епілепсією. Кількість алюмінію у вакцинах у десятки разів перевищує норму, встановлену FDA [2].

У статті 2018 року автори повідомляють, що дозволений рівень алюмінію у вакцинах визначили, ґрунтуючись на ефективності, ігноруючи масу тіла для встановлення безпечності. Висновок про безпечність вакцинних доз алюмінію опирався виключно на дослідження його впливу на дорослих мишей і щурів при потраплянні в їхній організм із кормом. У перший день життя немовлята отримують у 17 разів більше алюмінію, ніж встановлений максимальний рівень, якщо дозу скоригувати на вагу тіла [3].

Згідно з дослідженням 2011 року, що більше в країні роблять щеплень з алюмінієм, то більше в ній людей з аутизмом. У США збільшення кількості людей з аутизмом корелює зі збільшенням використання алюмінієвих ад'ювантів. Автори використовують критерії причинності Хілла (9 принципів для встановлення причинності в епідеміологічних дослідженнях) і роблять висновок, що зв'язок між алюмінієм у вакцинах і аутизмом, імовірно, причинно-наслідковий [4].

Мишам вкололи алюміній гідроксид в дозах, еквівалентних людським вакцинним. У них спостерігалися підвищене відмирання рухових нейронів, знижена рухова активність, погана просторова пам'ять та інші ефекти, що бувають при деменції, хворобі Альцгеймера і «синдромі війни в Перській затоці» (розлад здоров'я, вперше виявлений у американських солдатів — учасників операції «Буря в пустелі» в 1990–1991 роках, що супроводжується болями в м'язах і кістках, постійним відчуттям утоми, порушеннями пам'яті, алергічними проявами і збоями в роботі шлунково-кишкового тракту) [5].

Коли вагітним самицям щурів під шкіру ввели радіоактивний алюміній, уже за кілька днів він потрапив у мозок зародків. Після народження цей алюміній продовжував накопичуватися в мозку щурят, передаючись уже через материнське молоко [6]. Високий рівень алюмінію у волоссі матері пов'язаний із вродженими дефектами серця в дитини [7]. У 95 % породіль алюміній було виявлено в плаценті, у 81 % — у плацентарній мембрані й у 46 % — у пуповині [8].

У деяких пацієнтів алюмінієві ад'юванти після щеплення не розсмоктуються, а залишаються в місці ін'єкції й формують алюмінієву гранульому. Цей діагноз отримав назву макрофагічний міофасцит (MMF). Зазвичай його супроводжують болі в м'язах, хронічна втома, когнітивні порушення, а також різні аутоімунні хвороби [9].

У дослідженні 2011 року повідомлялося, що алюміній не має жодної корисної біологічної функції. Хоча алюміній є одним із найпоширеніших металів на Землі, у природі він трапляється лише у сполуках із кремнієм та киснем. Людина навчилася виділяти чистий алюміній і створювати з нього солі лише наприкінці XIX століття. Алюміній є сильним нейротоксином, який пригнічує понад 200 біологічних процесів. З-поміж усього іншого, алюміній зв'язується з молекулами АТФ (від чого з'являється хронічна втома), змінює ДНК, вбиває нервові клітини, руйнує гомеостаз мікроелементів, таких як магній, кальцій і залізо, мімікруючи під них [10].

Що ближче артерії розташовані до мозку, то вища в них концентрація алюмінію у хворих на хворобу Альцгеймера [11]. У хворих на сімейну форму хвороби Альцгеймера виявлений неймовірно високий рівень алюмінію в мозку [12]. У статті 2017 стверджується, що, хоча точна причина хвороби Альцгеймера ще невідома, алюміній відіграє в ній головну роль [13].

Алюміній накопичується у спермі, і що його більше, то гірша її якість [14]. Алюміній порушує також функцію яєчників у щурів [15].

У дослідженні 2013 року автори повідомляють, що алюміній, введений у м'яз разом із вакциною, потрапляє в мозок, селезінку, печінку й залишається там роками. Переносити його по організму допомагають макрофаги. Макрофаги — це клітини, які пожирають бактерії та інші токсичні речовини. Макрофаги захоплюють алюміній, але не вміють його утилізувати і розносять по всьому тілу через лімфатичну систему [16].

Куди зникає алюміній

Хоча алюмінієві ад'юванти використовують із 1926 року, науці невідомо, що саме відбувається з ними після того, як їх уводять у м'яз. Автори дослідження 1997 року взяли чотирьох кроликів, вкололи двом із них радіоактивний алюміній гідроксид, а двом іншим — радіоактивний алюміній фосфат. Через 28 днів кроликів умертвили, і на цей момент 94 % алюміній гідроксиду та 78 % алюміній фосфату все ще залишалося в їхніх організмах. Науковці перевірили кілька внутрішніх органів і зробили висновок, що в них накопичилося мало алюмінію. Проте, як вони визначили, що його «мало», залишилося незрозумілим, оскільки контрольних кроликів, яким не кололи алюміній, в експерименті не було. Автори не досліджували кістки кроликів (бо вони їх зіпсували), хоча відомо, що алюміній акумулюється в кістках. Вони не досліджували м'язи, в які було вколото алюміній. Дослідження тривало лише 28 днів, хоча відомо, що алюміній залишається в тілі роками. Автори зробили висновок, що алюміній успішно виводиться з організму, хоча більша частина цієї речовини залишилася в тілі, і зовсім незрозуміло, в яких саме органах [17].

У 2013 році 15 недоношеним дітям зробили кілька щеплень із 1,2 мг алюмінію. Цього алюмінію не знайшли ні в крові, ні в сечі. Куди він подівся — невідомо. Автори також виявили у щеплених немовлят зниження рівня заліза, цинку, селену і марганцю [18].

В оглядовій статті 2017 року було проаналізовано всі опубліковані дослідження безпечності алюмінієвих ад'ювантів. Автори пишуть, що попереднє дослідження на кроликах — це наразі єдине наявне фармакокінетичне дослідження алюмінієвих ад'ювантів. Ба більше, ад'юванти, які в ньому тестувалися, відрізнялися від ад'ювантів, що використовують у вакцинах. FDA стверджує, що алюміній у вакцинах безпечний, на підставі двох теоретичних статей. «Безпечну дозу» алюмінію для немовлят екстраполювали з досліджень на мишах, які отримували алюміній перорально. Автори роблять висновок, що порівнювати токсичність іонів алюмінію, ужитих перорально, з токсичністю солей алюмінію, отриманих внутрішньом'язово, — це дурість [19].

В іншому дослідженні, опублікованому в 2017 році, трьом групам мишей вкололи різні дози алюміній гідроксиду. Виявилося, що в мишей, які отримали високі дози, алюміній утворив гранульоми в м'язах. А в мишей, які отримали низьку дозу, гранульоми не утворилися, але він потрапив у мозок і спричинив психофізіологічні порушення. Концентрація алюмінію в мозку у мишей, які отримали низьку дозу, була в 50 разів вищою, ніж у контрольної групи. Автори роблять висновок, що спрощена токсикологічна модель, згідно з якою ступінь токсичності залежить від дози, у разі алюміній гідроксиду не працює [20].

У дослідженні 2018 року овець поділили на три групи. Перша група отримала 19 щеплень з алюмінієм протягом 15 місяців, друга отримала ін'єкції лише алюмінієвого ад'юванта, а третя група була контрольна й отримала фізрозчин. У 100 % щеплених і в 92 % тих, що отримали ад'ювант, утворилися гранульоми в місцях ін'єкцій, і у щеплених було значно більше гранульом. Частинки алюмінію в гранульомах у щеплених були значно довші, ніж у групі тих, які отримали ад'ювант. Те, що в присутності антигену частки алюмінію можуть збільшуватись у розмірах, відомо і з інших досліджень. **Концентрація алюмінію в лімфовузлах у щеплених була в 32 рази вищою, ніж у тих, що одержали лише ад'ювант, і у 86 разів вищою, ніж у контрольної групи.** Автори зробили висновок, що алюміній потрапляє в лімфовузли за допомогою макрофагів. У макрофагах обох груп спостерігалися дегенеративні зміни [21].

У 0,83 % дітей, щеплених вакциною Інфанрикс, утворилися алюмінієві гранульоми на місці ін'єкції. З них у 85 % почалася алергія на алюміній. Дві вакцини з алюмінієм подвоюють ризик утворення гранульоми. Сверблячі гранульоми утворилися через 0,5–13 місяців після щеплення, і в 57 % дітей минули в середньому через 22 місяці. В іншому дослідженні в 1 % щеплених дітей утворилися гранульоми, і в 95 % із них з'явилася алергія на алюміній. Вакцина КПК, яка не містить алюмінію, може стати тригером для утворення гранульоми [22].

Стаття 2004 року аналізує різні типи ад'ювантів. Одним із ад'ювантів, що використовувались у вакцинах, є кальцій фосфат. Він має властивості, подібні до властивостей алюмінієвих ад'ювантів, але, оскільки є природною для організму сполукою, не спричиняє неврологічних і алергічних реакцій. Попри те, що він є безпечнішим, ніхто не поспішає заміняти ним алюміній. Автор робить висновок, що, якби алюміній не використовували у вакцинах усі ці роки, його, найімовірніше, не дозволили б сьогодні до використання з міркувань безпеки [23].

У статті 2015 року йдеться про те, що алюмінієві солі індукують відмирання клітин і запалення, що може пояснити, чому на місці ін'єкції можуть розвиватися гранульоми. У кішок, собак і тхорів алюмінієві ад'юванти спричиняють гранульоми, які можуть прогресувати до злоякісних фібросарком. Невідомо, чому подібні пухлини не трапляються у людей. Невідомо, який внесок роблять кумулятивні дози ад'ювантів алюмінію в розвиток хронічних захворювань, таких як хвороба Альцгеймера або хронічні хвороби кісток. Алюмінієві та інші ад'юванти зумовлюють серйозні побічні прояви у тварин. Хоча їхня релевантність для людини невідома, ці дані ігнорують при визначенні безпечності ад'ювантів для нових вакцин. Наприклад, уже багато років відомо, що сквален (ад'ювант, який використовують у деяких вакцинах проти грипу) може призвести до аутоімунних станів у чутливих до нього тварин. Отже, споживач може запитати, чому ці дані не свідчать про можливість аутоімунних захворювань у чутливих до нього людей. Наразі немає зрозумілої відповіді на це запитання. Автор робить висновок, що ми дуже мало знаємо про токсичність ад'ювантів [24].

Постін'єкційну саркому кішок було вперше описано на початку 1990-х. Незважаючи на численні дослідження, причину цих пухлин остаточно не з'ясовано. Їх поява була пов'язана передусім з вакцинацією, і науковці підозрюють, що хронічна запальна реакція в місці ін'єкції запускає подальшу злоякісну трансформацію. Через це щеплення почали робити не в плечову зону, а в задню лапу або в бік, щоб пухлину було легше видалити. У Швейцарії захворюваність на фібросаркому у кішок різко зросла з 1986 року, після введення вакцини проти вірусу лейкозу котячих, яка містила алюміній. У 2007 році, після введення вакцини без алюмінію, захворюваність на фібросаркому почала стрімко знижуватися. Автори роблять висновок, що вакцини без ад'ювантів, імовірно, безпечніші для кішок, ніж вакцини з ад'ювантами [25]. У дослідженні 2021 року було проаналізовано вміст алюмінію в 13 видах вакцин для немовлят. У 6 з них він виявився значно вищим від задекларованого. Для деяких вакцин вміст алюмінію в різних ампулах відрізнявся у кілька разів. Автори зробили висновок, що кількість алюмінію, яку отримує немовля, — це лотерея [26].

Питання безпечності алюмінієвих солей є одним із ключових питань безпечності щеплень, і тому захисники щеплень часто змушені на нього відповідати. Як приклад наведу статтю Пола Оффіта, найвідомішого в світі апологета щеплень, у якій він пояснює батькам, що алюмінію у вакцинах не слід побоюватися. Його аргументи:

1) алюмінієві ад'юванти безпечні, тому що їх використовують у щепленнях понад 70 років;
2) алюміній є й у грудному молоці, й у дитячих сумішах, і взагалі це один із найпоширеніших металів;
3) було проведено досліди на мишах, яких годували алюміній лактатом, і нічого з ними не сталося [27].

Перший аргумент настільки безглуздий і антинауковий, що на нього навіть важко відповісти. Сімдесят років тому половина дітей не мала хронічних захворювань. А з огляду на велику кількість наукових досліджень про шкоду алюмінію цей аргумент просто брехливий. Другий аргумент також дуже легко спростувати. По-перше, тільки в одній вакцині проти гепатиту В, яку немовля отримує в перший день життя, алюмінію в 5 разів більше, ніж воно отримає за 6 місяців харчування грудним молоком. По-друге, порівнювати внутрішньом'язовий алюміній з алюмінієм у їжі (лише 0,25 % якого засвоюється) неможливо. По-третє, неможливо порівнювати алюміній і алюмінієвий ад'ювант, який з'єднаний з антигеном і який організму набагато складніше вивести [28]. На третій аргумент відповідає вищезгадана стаття [2]. Оффіт забуває згадати, що рухова активність 20 % мишей із цих експериментів була значно порушена. Не кажучи вже про те, що неможливо порівнювати алюміній лактат з алюміній гідроксидом. У різних солей алюмінію різна токсичність. Окрім того, згубний вплив алюмінію на мишей було доведено в інших дослідженнях [5].

Якщо є так багато свідчень токсичності алюмінію, як FDA може виправдати його безпечність у вакцинах? Дуже просто. За основу науковці з FDA взяли той рівень алюмінію в організмі, який вони вважають безпечним. Як було згадано вище, «безпечний» рівень встановили на підставі експерименту на дорослих мишах, які отримували алюміній перорально [3]. Вони порівняли цей «безпечний» рівень з теоретичним рівнем алюмінію, який залишається в організмі немовлят після внутрішньом'язової вакцинації з алюміній гідроксидом чи алюміній фосфатом. **Для підрахунку цього рівня, в своїй теоретичній моделі, автори з FDA спираються на вищезгадане дослідження двох кроликів, а також дослідження одного (!) дорослого (!) добровольця, який отримав алюміній цитрат (!) внутрішньовенно (!).** До того ж автори беруть до уваги лише 17 % алюмінію, що потрапили в кров кроликів, та ігнорують решту алюмінію, який залишається в різних органах [29]. Попри те що відомо, що більшість внутрішньовенного алюмінію швидко виводять нирки, тоді як внутрішньом'язовий алюміній залишається в організмі роками.

Іншу спробу виправдати наявність алюмінію у вакцині АКДП було зроблено в систематичному огляді та метааналізі 2004 року. Автори виявили 8 досліджень алюмінієвих ад'ювантів. Дослідження безпечності тривали від 24 годин до 6 тижнів. Побічними проявами, які в них шукали, були тільки плач, крик, біль, температура, конвульсії та почервоніння. Автори дійшли висновку, що хоча всі ці дослідження були дуже сумнівної якості, алюміній у вакцинах нічим замінити. І навіть якщо заміну йому знайдуть, то доведеться знову перевіряти й патентувати всі вакцини, і це поставить під загрозу програми вакцинації в усьому світі. Далі йде остаточний шокуючий висновок: «Попри відсутність якісних доказів, ми не рекомендуємо проводити будь-які подальші дослідження з цієї теми» [30]. Це, наголошую, був систематичний огляд усієї наявної літератури про безпечність алюмінію у вакцинах АКДП. Ні, не зовсім так. Це був не звичайний систематичний огляд. Це був систематичний огляд Кокрейн, найбільш шанованої в медицині наукової організації, чиї систематичні огляди визнають найякіснішими у світі. Можете собі уявити, якими є звичайні, менш якісні систематичні огляди.

Невакцинний алюміній

Алюміній гідроксид використовують для стимулювання алергій у мишей [31], а внутрішньомозкові ін'єкції алюміній гідроксиду спричиняють епілепсію у мавп [32]. Алюміній гідроксид і алюміній фосфат використовують також як антациди (ліки від печії та деяких інших хвороб шлунково-кишкового тракту, багато з яких продають без рецепта). Що своєю чергою призводить до алергій [33]. 38 % споживаного перорально алюмінію акумулюється в слизовій оболонці кишківника. Хоча лише невелику кількість алюмінію абсорбує кишківник, 2 % алюмінію, що надходить у кров, залишається всередині організму й накопичується з віком. Найбільше алюмінію в організм дорослої людини надходить із гарячих напоїв (крім кави) й овочів (крім картоплі), дітей — також із макаронів і кондитерських виробів, а немовлят — із дитячих сумішей, які містять у сотні разів більше алюмінію, ніж коров'яче молоко. Інші джерела алюмінію — це посуд, упаковки, антациди й анальгетики [34].

Алюміній у величезних кількостях міститься в сонцезахисних кремах. Оскільки алюміній є оксидантом, цілком можливо, що він сприяє розвитку меланоми [35]. Алюміній використовують у системах очищення питної води, і певна його кількість залишається у воді [36].

Алюмінію багато в заморожених піцах, ковбасах, сирі, панкейках, пекарському порошку і пекарських сумішах [37]. Алюмінію чимало також у напоях, які продають у алюмінієвих банках [38]. У щурів, яких поїли напоями з алюмінієвих банок, вміст алюмінію в кістках був підвищений на 69 % [39]. Алюмінію дуже багато в зубних пастах, а також у чаї [40]. 60 % ринку всіх зубних паст — це пасти з алюмінієм [41]. Зубна паста з алюмінієм може підсилити дерматит (спричинений щепленнями) і сприяти розвитку карієсу [42, 43].

Тема антиперспірантів — дезодорантів, що містять алюміній, — досить спірна, як і будь-яка інша тема, де обертаються дуже великі гроші. Хоч і не існує поки абсолютного доказу того, що антиперспіранти призводять до раку грудей, є достатньо підстав припустити, що зв'язок між антиперспірантами і раком грудей більш ніж імовірний. Алюміній зі шкіри проникає в кров уже після одного використання дезодоранту. Алюміній генотоксичний, він може вносити зміни в ДНК, а також має епігенетичний ефект. Причина 90 % випадків раку грудей — екологічна, а не генетична. Солі алюмінію в антиперспіранті блокують потові залози, в результаті чого піт не виділяється, що й робить ці дезодоранти дуже ефективними. У 1926 році лише 31 % ракових пухлин припадало на верхню зовнішню частину грудей. У 1994 році на цю область припадало уже 61 % пухлин. Ця пропорція лінійно зростає з року в рік. Серед хворих на рак грудей ті, хто використовував антиперспіранти частіше, отримували діагноз у молодшому віці [44]. У статті 2016 року автори повідомляють, що крізь пошкоджену шкіру засвоюється в 6 разів більше алюмінію, і оскільки жінки часто наносять антиперспірант після гоління, це збільшує засвоюваність алюмінію. Концентрація алюмінію в зовнішній частині грудей значно вища, ніж у внутрішній. Концентрація алюмінію в пухлинах вища, ніж у навколишній тканині. Концентрація алюмінію в грудях і в грудному молоці вища, ніж у крові. Кіста грудей також частіше трапляється на зовнішній стороні грудей, і концентрація алюмінію в ній вища, ніж у крові. У деяких жінок кіста зникає сама після припинення користуванням антиперспірантами [45]. Згідно з дослідженням 2017 року, ризик раку грудей у жінок, які використовують пахвовий дезодорант кілька разів на день, підвищений майже в 4 рази. Концентрація алюмінію в тканинах грудей у хворих на рак жінок була значно вищою, ніж у здорових [46].

Мінеральна вода, багата на ортосилікатну кислоту H_4SiO_4, виводить алюміній з організму. 12 тижнів вживання цієї води призвело до когнітивних покращень у деяких хворих на хворобу Альцгеймера [47]. Судячи з експериментів на щурах, куркумін, можливо, захищає від запальних ефектів алюмінію, а також цей ефект мають омега-3, моринга, мелатонін, оливкова олія, фолієва кислота, прополіс, лецитин, селен, таурин, вітамін Е та кверцетин [48-57].

Джерела

1. Gayed P.M. Toward a modern synthesis of immunity: Charles A. Janeway Jr. and the immunologist's dirty little secret. *Yale J Biol Med.* 2011;84(2):131-8
2. Tomljenovic L. et al. Aluminum vaccine adjuvants: are they safe? *Curr. Med. Chem.* 2011;18(17):2630-37
3. Lyons-Weiler J. et al. Reconsideration of the immunotherapeutic pediatric safe dose levels of aluminum. *J. Trace. Elem. Med. Biol.* 2018;48:67-73
4. Tomljenovic L. et al. Do aluminum vaccine adjuvants contribute to the rising prevalence of autism? *J. Inorg. Biochem.* 2011;105(11):1489-99
5. Shaw C.A. et al. Aluminum hydroxide injections lead to motor deficits and motor neuron degeneration. *J. Inorg. Biochem.* 2009;103(11):1555-62
6. Yumoto S. et al. Aluminium incorporation into the brain of rat fetuses and sucklings. *Brain Res. Bull.* 2001;55(2):229-34
7. Liu Z. et al. Association between maternal aluminum exposure and the risk of congenital heart defects in offspring. *Birth Defects Res. A. Clin. Mol. Teratol.* 2016;106(2):95-103

8. Kruger P.C. et al. A study of the distribution of aluminium in human placental tissues based on alkaline solubilization with determination by electrothermal atomic absorption spectrometry. *Metallomics*. 2010;2(9):621-7
9. Gherardi R.K. et al. Macrophagic myofasciitis: characterization and pathophysiology. *Lupus*. 2012;21(2):184-9
10. Kawahara M. et al. Link between aluminum and the pathogenesis of Alzheimer's disease: The integration of the aluminum and amyloid cascade hypotheses. *Int. J. Alzheimers Dis.* 2011;2011:276393
11. Bhattacharjee S. et al. Selective accumulation of aluminum in cerebral arteries in Alzheimer's disease (AD). *J. Inorg. Biochem*. 2013;126:35-7
12. Mirza A. et al. Aluminium in brain tissue in familial Alzheimer's disease. *J. Trace. Elem. Med. Biol*. 2017;40:30-6
13. Exley C. Aluminum Should Now Be Considered a Primary Etiological Factor in Alzheimer's Disease. *JAD reports*. 2017;1(1):23-5
14. Klein J.P. et al. Aluminum content of human semen: implications for semen quality. *Reprod Toxicol*. 2014;50:43-8
15. Fu Y. et al. Effects of sub-chronic aluminum chloride exposure on rat ovaries. *Life Sci*. 2014;100(1):61-6
16. Khan Z. et al. Slow CCL2-dependent translocation of biopersistent particles from muscle to brain. *BMC Med*. 2013;11:99
17. Flarend R.E. et al. In vivo absorption of aluminium-containing vaccine adjuvants using 26Al. *Vaccine*. 1997;15(12-13):1314-8
18. Movsas T.Z. et al. Effect of routine vaccination on aluminum and essential element levels in preterm infants. *JAMA Pediatr*. 2013;167(9):870-2
19. Masson J.D. et al. Critical analysis of reference studies on the toxicokinetics of aluminum-based adjuvants. *J Inorg Biochem*. 2018;181:87-95
20. Crépeaux G. et al. Non-linear dose-response of aluminium hydroxide adjuvant particles: Selective low dose neurotoxicity. *Toxicology*. 2017;375:48-57
21. Asín J. et al. Granulomas following subcutaneous injection with aluminum adjuvant-containing products in sheep. *Vet Pathol*. 2019;56(3):418-28
22. Bergfors E. et al. How common are long-lasting, intensely itching vaccination granulomas and contact allergy to aluminium induced by currently used pediatric vaccines? A prospective cohort study. *Eur J Pediatr*. 2014;173(10):1297-307
23. Petrovsky N. et al. Vaccine adjuvants: current state and future trends. *Immunol Cell Biol*. 2004;82(5):488-96
24. Petrovsky N. Comparative safety of vaccine adjuvants: a summary of current evidence and future needs. *Drug Saf*. 2015;38(11):1059-74
25. Graf R. et al. Feline Injection Site Sarcomas: Data from Switzerland 2009-2014. *J. Comp. Pathol*. 2018;163:1-5
26. Shardlow E et al. The measurement and full statistical analysis including Bayesian methods of the aluminium content of infant vaccines. J Trace Elem Med Biol. 2021;66:126762
27. Offit P.A. et al. Addressing parents' concerns: do vaccines contain harmful preservatives, adjuvants, additives, or residuals? *Pediatrics*. 2003;112(6 Pt 1):1394-7
28. Dórea J.G. et al. Infants' exposure to aluminum from vaccines and breast milk during the first 6 months. *J. Expo Sci. Environ Epidemiol*. 2010;20(7):598-601
29. Mitkus R.J. et al. Updated aluminum pharmacokinetics following infant exposures through diet and vaccination. *Vaccine*. 2011;29(51):9538-43
30. Jefferson T. et al. Adverse events after immunisation with aluminium-containing DTP vaccines: systematic review of the evidence. *Lancet Infect Dis*. 2004;4(2):84-90
31. Nials A.T. et al. Mouse models of allergic asthma: acute and chronic allergen challenge. *Dis Model Mech*. 2008;1(4-5):213-20
32. Chusid J.G. et al. Experimental epilepsy in the monkey following multiple intracerebral injections of alumina cream. *Bull N Y Acad. Med*. 1953;29(11):898-904

33. Pali-Schöll I et al. Antacids and dietary supplements with an influence on the gastric pH increase the risk for food sensitization. *Clin. Exp. Allergy*. 2010;40(7):1091-8
34. Vignal C. et al. An underestimated target organ for Aluminum. *Morphologie*. 2016;100(329):75-84
35. Nicholson S. et al. Aluminum: a potential pro-oxidant in sunscreens/sunblocks? *Free Radic Biol Med*. 2007;43(8):1216-7
36. Srinivasan P. et al. Aluminium in drinking water: An overview. *Water* SA. 1999;25:47-55
37. Saiyed S.M. et al. Aluminium content of some foods and food products in the USA, with aluminium food additives. *Food Addit Contam*. 2005;22(3):234-44
38. Duggan J.M. et al. Aluminium beverage cans as a dietary source of aluminium. *Med J Aust*. 1992;156(9):604-5
39. Kandiah J. et al. Aluminum concentrations in tissues of rats: effect of soft drink packaging. *Biometals*. 1994;7(1):57-60
40. Rajwanshi P. et al. Studies on aluminium leaching from cookware in tea and coffee and estimation of aluminium content in toothpaste, baking powder and paan masala. *Sci Total Environ*. 1997;193(3):243-9
41. Verbeeck R.M. et al. Aluminium in tooth pastes and Alzheimer's disease. *Acta Stomatol Belg*. 1990;87(2):141-4
42. Veien N.K. et al. Systemically aggravated contact dermatitis caused by aluminium in toothpaste. *Contact dermatitis*. 1993;28(3):199-200
43. Heidmann J. et al. Comparative three-year caries protection from an aluminum-containing and a fluoride-containing toothpaste. *Caries Res*. 1997;31(2):85-90
44. Darbre P.D. Aluminium, antiperspirants and breast cancer. *J.Inorg Biochem*. 2005;99(9):1912-9
45. Darbre P.D. Aluminium and the human breast. *Morphologie*. 2016;100(329):65-74
46. Linhart C et al. Use of underarm cosmetic products in relation to risk of breast cancer: a case-control study. *EBioMedicine*. 2017;21:79-85
47. Davenward S. et al. Silicon-rich mineral water as a non-invasive test of the 'aluminum hypothesis' in Alzheimer's disease. *J. Alzheimers Dis*. 2013;33(2):423-30
48. Oda SS. The Influence of omega3 fatty acids supplementation against aluminum-induced toxicity in male albino rats. Environ Sci Pollut Res Int. 2016;23(14):14354-61
49. Ekong MB et al. Neuroprotective effect of Moringa Oleifera leaf extract on aluminium-induced temporal cortical degeneration. Metab Brain Dis. 2017;32(5):1437-47
50. Allagui MS et al. Pleiotropic protective roles of melatonin against aluminium-induced toxicity in rats. Gen Physiol Biophys. 2015;34(4):415-24
51. Yassa HA at al. Folic acid improve developmental toxicity induced by aluminum sulphates. Environ Toxicol Pharmacol. 2017;50:32-36
52. Yousef MI at al. Propolis protection from reproductive toxicity caused by aluminium chloride in male rats. Food Chem Toxicol. 2009;47(6):1168-75.
53. Khafaga AF. Exogenous phosphatidylcholine supplementation retrieve aluminum-induced toxicity in male albino rats. Environ Sci Pollut Res Int. 2017;24(18):15589-98
54. Wenting L et al. Therapeutic effect of taurine against aluminum-induced impairment on learning, memory and brain neurotransmitters in rats. Neurol Sci. 2014;35(10):1579-84
55. Nedzvetsky VS et al. Effects of vitamin E against aluminum neurotoxicity in rats. Biochemistry (Mosc). 2006;71(3):239-44
56. Sharma DR et al. Quercetin protects against chronic aluminum-induced oxidative stress and ensuing biochemical, cholinergic, and neurobehavioral impairments in rats. Neurotox Res. 2013;23(4):336-57
57. Viezeliene D et al. Selective induction of IL-6 by aluminum-induced oxidative stress can be prevented by selenium. J Trace Elem Med Biol. 2013;27(3):226-9

Розділ 7. **Вірус папіломи людини**

Світ буде зруйновано не тими, хто творить зло, а тими, хто дивитиметься на це і нічого не робитиме.

Альберт Ейнштейн

Вірус папіломи людини (ВПЛ) передається переважно статевим шляхом, але також через тілесний контакт від батьків і від друзів [1]. Більшість людей інфікується ним протягом життя, але в 90 % випадків організм позбувається вірусу самостійно, без будь-яких симптомів, і тільки мізерний відсоток випадків зараження закінчується раком шийки матки (РШМ). Існує понад 170 штамів папіломавірусу. 17 із них — потенційно онкогенні, деякі призводять лише до бородавок.

Сьогодні доступні три вакцини проти ВПЛ. Гардасил — це чотиривалентна вакцина (від типів 6, 11, 16, 18), а Церварикс — двовалентна (від типів 16 і 18). Типи 16 і 18 — онкогенні й «відповідальні» за 70 % випадків раку шийки матки, а типи 6 і 11 можуть лише призвести до бородавок. З 2014 року існує також нова дев'ятивалентна вакцина Гардасил-9.

Щеплення роблять зазвичай дітям від 9 років, і дівчаткам, і хлопчикам, і його роблять у три етапи. У 2016 році CDC рекомендувало знизити кількість доз до двох [2]. У 2018-му почали обговорювати зниження кількості доз до однієї [3].

Вакцини містять рекомбінантні (генетично модифіковані) вірусоподібні частинки. Вірус ВПЛ для Цервариксу вирощують у клітинах гусені, а вірус для Гардасилу — у дріжджах. Дріжджі — це відомий тригер аутоімунних реакцій [4].

Чи спричиняє ВПЛ рак шийки матки?

Як зазвичай встановлюють, що певний вірус (або інший патоген) є причиною певної хвороби? Теоретично для цього здебільшого використовують постулати Коха[6].

Однак причинно-наслідковий зв'язок між ВПЛ і РШМ не задовольняє постулати Коха. Практично це мало що означає, бо навіть сам Кох розумів обмеженість своїх постулатів. Фактично сьогодні в медицині не існує загальноприйнятих критеріїв встановлення причинно-наслідкового зв'язку. Зазвичай використовують статистичні методи, але статистикою можна довести все, що завгодно.

У 1996 році було запропоновано нові постулати Коха, які підходять для XXI століття [5]. Проте автори заявляють, що ці нові постулати доволі спірні, бо згідно з ними ВПЛ не є причиною РШМ, хоча всі знають, що є.

Так що є ВПЛ причиною раку шийки матки чи ні, достеменно ще невідомо.

---

[6] **Постулати Ко́ха**, **постулати Коха-Пастера**, постулати Коха-Генле — твердження, які можна зробити щодо мікроорганізму, які доводять, що він є збудником якоїсь хвороби: 1) мікроорганізм постійно знаходять в організмі хворих людей (або тварин) і не знаходять у здорових; 2) мікроорганізм повинен бути ізольований від хворої людини (або тварини), і його штам має бути вирощено в чистій культурі; 3) при зараженні чистою культурою мікроорганізму здорова людина (або тварина) захворює; 4) мікроорганізм повинен бути повторно виділений від експериментально зараженої людини (або тварини). Перші три постулати відомі також під назвою **тріади Коха**. Слід зауважити, що Кох повністю вилучив другу частину **першого постулату**, виявивши безсимптомних носіїв холери (Koch, 1893) і, пізніше, тифу. **Другий постулат** не завжди вдається реалізувати для доказу патогенної природи мікроорганізму, оскільки всі віруси й деякі бактерії (наприклад, збудники прокази) неможливо отримати в чистій культурі на штучному поживному середовищі. **Третій постулат** не завжди має місце, як це виявив сам Кох для туберкульозу і для холери (Koch, 1884). Нерідко у частини індивідів виду, який піддався інфекційному захворюванню, існує вроджена чи набута несприйнятливість, пов'язана з імунним статусом або особливостями генотипу. Наприклад, люди з делецією частини гена CCR5 (гомозиготи по алелі CCR5 Δ32) не заражаються ВІЛ-інфекцією, натуральною віспою і чумою. Однак постулати Коха до цього дня не втратили своєї значущості й залишаються основними постулатами мікробіології й інфектології, відповідність яким є необхідною умовою обґрунтування гіпотези інфекційної етіології будь-якого захворювання. Матеріал із Вікіпедії — вільної енциклопедії: https://uk.wikipedia.org/wiki/Постулати_Коха — *прим. ред.*

В опублікованій у 2000 році статті йдеться про те, що, хоча ВПЛ-16 і 18 відіграють головну роль у розвитку раку шийки матки, зараження ВПЛ не є ані обов'язковим, ані достатнім фактором виникнення раку шийки матки. ВПЛ знаходять лише в 90 % пухлин, і тому причинно-наслідковий зв'язок між ними не задовольняє перший постулат Коха. У 1970-х науковці вважали вірус герпесу (ВПГ-2) відповідальним за цю хворобу. Ті, у кого виявляють ВПЛ, хворіють РШМ у 4 рази частіше, ніж ті, у кого його немає. Але ті, у кого наявні обидва віруси (ВПЛ і герпес), хворіють у 9 разів частіше. В інших дослідженнях знайшли ВПЛ тільки у 60–77 % випадків РШМ [6, 7].

Куріння та вагінальне спринцювання значно підвищують ризик РШМ. У комерційних засобах для спринцювання використовують дьоготь. Ризик раку шийки матки у тих, хто користується комерційними засобами, у 2,4 раза вищий. У тих, хто використовує для спринцювання оцет і воду, ризик не збільшується. Дьоготь є й у цигарках, це відомий канцероген. В афроамериканок рак шийки матки трапляється вдвічі частіше. Вони також удвічі частіше роблять спринцювання. Протизаплідні таблетки підвищують ризик раку шийки матки у 3 рази, а внутрішньоматкова спіраль — у 1,6 раза. Автори роблять висновок, що причиною раку шийки матки є взаємодія між вірусами (особливо ВПЛ і ВПГ-2) і дьогтем (куріння і спринцювання) [7].

ВПЛ і рак шийки матки можна порівняти з алюмінієм і хворобою Альцгеймера. Незважаючи на те, що багатьом науковцям зрозуміло, що алюміній відіграє головну роль у виникненні хвороби, нікому не вигідно це визнавати.

Це невигідно ні алюмінієвій промисловості, ні косметичній, ні фармацевтичній, які втратять сотні мільярдів прибутку і яким доведеться виплачувати величезні компенсації. Невигідно урядам, економіка країн яких через це постраждає, ні навіть науковцям, у яких відберуть і без того мізерні гранти і які не хочуть стати черговим Вейкфілдом. Це невигідно навіть асоціації Альцгеймера, яка залишиться без фінансування, щойно причину хвороби буде знайдено.

А ось визнання ВПЛ єдиним чинником РШМ вигідне усім: і фармацевтичній промисловості, й уряду, і навіть науковцям.

Вакцина проти ВПЛ створила новий мультимільярдний ринок, якого досі не існувало.

Ефективність

Рак шийки матки розвивається дуже повільно, це процес, який триває протягом 20–40 років (хоча іноді можливий і стрімкий розвиток) [8, 9]. Йому передує дисплазія шийки матки. Дисплазія шийки матки — це наявність атипових клітин на шийці матки. Розрізняють три типи дисплазії: CIN 1 (дисплазія слабкого ступеня), CIN 2 (дисплазія помірного ступеня), CIN 3 (дисплазія тяжкого ступеня).

Наявність дисплазії зовсім не означає, що РШМ неминучий. CIN 1 лише в 1 % випадків переходить у рак. CIN 2 лише в 5 % випадків переходить у рак. CIN 3 лише в 12–32 % випадків переходить у рак [10].

В опублікованій у 2013 році статті, яка аналізує клінічні дослідження щеплень проти ВПЛ, автори повідомляють, що в розвинених країнах, де широко використовують Пап-тест (який визначає наявність дисплазії), ризик смерті від РШМ дуже низький (1,4/100 000 жінок). Ще більше зниження випадків смерті від раку шийки матки завдяки вакцинації в розвинених країнах дуже малоймовірне. 90 % смертності від РШМ реєструють в країнах третього світу. Ризик захворювання теж дуже низький: 7/100 000 жінок. Ба більше, смертність від РШМ продовжує швидко спадати, так, за 90-ті роки без вакцинації вона знизилась удвічі.

Оскільки розвиток раку шийки матки займає десятки років і фармацевтична компанія не хоче чекати стільки часу, то в клінічних дослідженнях вакцин замість раку використовують «сурогатні маркери», тобто дисплазії CIN 1-3, які розвиваються швидше. Але через те, що переважна більшість цих дисплазій минають самі собою, вони є досить поганим маркером для

РШМ. Сам тест на дисплазію, особливо на CIN 2, дуже неточний, що також робить його поганим маркером. Тому ефективність вакцини, визначена на підставі дисплазії, не є свідченням ефективності щеплення проти РШМ.

За аналізами клінічних досліджень ефективність Гардасилу у запобіганні CIN 2-3, пов'язаної з будь-яким штамом ВПЛ, становила лише 14–17 %. (Це і є справжня ефективність вакцини. Але навіть вона завищена, тому що далеко не всі ці дисплазії перейдуть у рак.) Ефективність вакцини для тих, хто вже був заражений ВПЛ, була негативною (від –33 до –44 %). Тобто у вже заражених щеплення підвищує ризик дисплазії. Ці результати не було згадано в опублікованому виробником звіті про клінічне дослідження. Проте FDA не вимагає перевіряти перед щепленням, чи було вже зараження. Запобігання CIN 1-3 штамам 16 і 18 було 100 %, але статистична значущість цих результатів досить сумнівна. По-перше, довірчий інтервал дуже широкий. Щеплення запобігло 3 випадкам CIN 1-3 в одній групі та 7 випадкам в іншій. По-друге, CIN 1 лише в 1% випадків переходить у рак. Але оскільки кількість випадків CIN 1 набагато вища порівняно з CIN 2-3, додавання CIN 1 до CIN 2-3 абсолютно перекручує статистику.

Схожі результати було отримано у клінічних випробуваннях вакцини Церварикс. Через 7 років після вакцинації ефективність Цервариксу в запобіганні CIN 2 становила 40 %, при цьому статистична значущість була відсутня. Далі в тій же статті аналізують дослідження безпечності вакцини. Із 2006 до 2012 року у США було зареєстровано понад 20 000 випадків побічних проявів цієї вакцини, з них 8 % серйозних. 73 людини померли, 581 стали інвалідами. Оскільки *система реєстрації побічних ефектів щеплень* (VAERS — Vaccine Adverse Event Reporting System) пасивна, за різними оцінками вона реєструє лише від 1 до 10 % всіх випадків. Тому реальна кількість побічних ефектів у 10–100 разів більша. З усіх побічних проявів щеплень у жінок у віковій групі 6–29 років 65 % всіх серйозних побічних проявів припадають на щеплення проти ВПЛ. 82 % випадків інвалідності у жінок до 30 років пов'язані зі щепленнями проти ВПЛ. В Австралії кількість серйозних побічних проявів зросла на 85% через щеплення проти ВПЛ. Те саме відбувається і в інших країнах.

У випробуванні Цервариксу, що охоплювало 9000 жінок, було зафіксовано: серйозні побічні ефекти — у 8%, значні побічні ефекти — у 32%, у 9% — спонтанний аборт, у 3% почалася нова хронічна хвороба. Такі самі побічні прояви були й у контрольній групі (яка отримувала ту саму вакцину, але без антигену). У Великій Британії побічні ефекти від Церварикcу фіксували у 8 разів частіше, ніж від вакцини КПК [8]. Негативну ефективність для вже заражених ВПЛ і низьку ефективність Гардасилу було виявлено і в інших дослідженнях [11].

У статті 2012 року йдеться про те, що хоча вакцину проти ВПЛ позиціонують як щеплення проти РШМ, станом на сьогодні вона не допомогла запобігти жодному випадку раку. Користь від цього щеплення в довгостроковому плані ґрунтується на теоретичних припущеннях, а не на дослідженнях.

Автори також відзначають, що у випробуваннях, які спонсорували виробники вакцин, оцінка частоти побічних ефектів часто була обмежена дослідженнями, учасники яких не отримали три повні дози проти ВПЛ, що звісно зменшує ймовірність виявлення побічних реакцій [12].

У переліку побічних проявів щеплень: конвульсії, параліч, синдром Гієна-Барре, поперечний мієліт, неврит лицьового нерва, анафілактичний шок, тромбоз глибоких вен, синдром хронічної втоми, рак шийки матки та смерть. У розвинених країнах більше людей потерпають від серйозних побічних проявів щеплення, ніж помирають від РШМ. Хоча це порівняння не зовсім коректне, слід пам'ятати, що ці щеплення роблять дітям, і тому, навіть якби вакцина була дуже ефективною й запобігала б усім 70% випадків раку від ВПЛ типу 16 і 18, цей рак з'явився б лише через кілька десятків років [13]. Чи варто міняти теоретичний ризик раку шийки матки в 50 років на практичний ризик довічного паралічу, аутоімунної хвороби або смерті в 9 років?

Безпечність

В опублікованому в 2017 році дослідженні автори вкололи мишам Гардасил у дозі, еквівалентній людській, і порівняли з контрольними мишами. У щеплених мишей спостерігалися ознаки депресії, а також запалення нервових тканин мозку й аутоімунні реакції [14].

У дослідженні 2015 року автори проаналізували серйозні побічні ефекти Гардасилу у США. Щеплення пов'язане зі збільшенням ризику гастроентериту в 4 рази, артриту — в 2,5 раза, системного вовчака — в 5 разів, васкуліту — в 4 рази, облисіння — у 8 разів, захворювань нервової системи — в 1,8 раза. Васкуліт (запалення кровоносних судин) починався в середньому через 6 днів після щеплення, вовчак — через 19 днів, артрит — через 55 днів [15]. Гардасил спричиняє в 2,6 раза більше знепритомнень і у 8 разів більше епілептичних нападів, ніж інші вакцини [16]. Згідно з аналізом VAERS, у щеплених Гардасилом ризик гастроентериту був підвищений у 4,6 раза, ревматоїдного артриту — в 5 разів, тромбоцитопенії — у 2 рази, системного червоного вовчака — в 7,6 раза, васкуліту — в 3,4 раза, алопеції — в 9 разів, знепритомнення — в 5 разів, пошкодження яєчників — у 15 разів, синдрому подразненої товстої кишки — в 10 разів [17].

Із 195 тисяч канадських дівчаток, які отримали Гардасил, 10 % звернулося до «швидкої допомоги» протягом 42 днів після щеплення. 958 було госпіталізовано. Проте автори зробили висновок, що щеплення безпечне. 10 % звернень до «швидкої допомоги» серед 10-річних дівчаток — це, певна річ, цілком нормально й зі щепленням ніяк не пов'язано [18].

Святе місце порожнім не буде. Запобігаючи зараженню двома або чотирма штамами ВПЛ, вакцинація призводить до того, що їх замінюють інші штами. В опублікованому в 2016 році дослідженні виявилося, що є зниження поширеності 4 штамів ВПЛ у молодих дівчат, але це в жодному разі не впливає на поширеність ВПЛ, якщо враховувати всі штами вірусу [19]. Онкогенні штами ВПЛ 16 і 18 замінилися іншими онкогенними штамами [20]. Схожі результати було отримано в дослідженнях в Італії, Нідерландах і США [21–23].

Після того, як *Європейське агентство лікарських засобів* (ЄАЛС) опублікувало звіт про те, що щеплення проти ВПЛ абсолютно безпечне, скандинавський відділ Кокрейн подав скаргу в ЄАЛС. У 19-сторінковому листі Кокрейн наводить докази того, що звіт було написано людьми з конфліктами інтересів, про які вони забули згадати, і що вони абсолютно проігнорували свідчення, експертні висновки та докази небезпечності цього щеплення [24].

Ортостатична гіпотензія — це зниження тиску при вставанні з положення сидячи або лежачи. В опублікованому в 2015 році дослідженні данські лікарі проаналізували симптоми 35 дівчат. У всіх почалася ортостатична гіпотензія в середньому через 9 днів після щеплення, але діагноз було поставлено в середньому через 2 роки. Більшість потерпали також від сильного головного болю, нудоти, когнітивних порушень, слабкості, тремору, проблем зі сном, висипань на шкірі, невралгій тощо. 5 дівчаток не могли пересуватися без інвалідного візка. У всіх, хто не приймав протизаплідні таблетки, почалися нерегулярні місячні. Всі, крім однієї, не могли нормально функціонувати, і 21 з них була змушена покинути навчання або роботу. **До щеплення всі вони професійно займалися спортом, половина з них — на національному або міжнародному рівні.** Те, що заняття спортом призводять до посиленої реакції на щеплення, було встановлено і в інших дослідженнях [25].

В іншому дослідженні ті самі автори проаналізували симптоми 53 дівчат. Загальні симптоми були такими: головні болі, ортостатична гіпотензія, знепритомнення, слабкість, когнітивні порушення, безсоння, нерегулярні місячні, тремор, посмикування, труднощі при ходьбі, біль у животі, у грудях, невралгії тощо. Симптоми почалися в середньому через 11 днів після щеплення. У жодної з дівчат не було хронічних захворювань до щеплення. Ба більше, до щеплення всі пацієнтки професійно займалися спортом. Після щеплення 98 % не могли нормально функціонувати, 75 % залишили навчання або роботу щонайменше на 2 місяці [26]. В італійському дослідженні описано ще 18 схожих випадків серед активних і спортивних дівчат. Принаймні 10 із них не могли після щеплення нормально функціонувати [27]. Схожі дослідження було опубліковано в Японії та США [28,29].

У дослідженні 2012 року повідомлялося про двох дівчат, які померли після щеплення проти ВПЛ. Перша померла в 19 років, через пів року після третього щеплення, а друга — в 14, через 2 тижні після другого щеплення. Обом зробили розтин, який не виявив жодних патологій. Автори проаналізували проби мозкових тканин дівчаток і виявили в обох аутоімунний церебральний васкуліт (запалення кровоносних судин мозку), спричинений антитілами на ВПЛ-16. Вони також знайшли самі вакцинні вірусоподібні частинки, приліплені до кровоносних судин мозку. Акумулювання імунних клітин у мозковій тканині може трапитися в одному з трьох випадків: 1) зараження мозку; 2) травма мозку; 3) надмірна стимуляція імунної системи, наприклад, через вакцинацію. З історій хвороби дівчат і аналізів розтину випливає, що підходить лише третя причина. Мозок дуже чутливий до зниження кровопостачання (ішемії). Тому васкуліт нервової системи без лікування легко призводить до постійної інвалідності. Вважають, що церебральний васкуліт — це досить рідкісне захворювання. Але це тому, що його симптоми непостійні і його важко діагностувати. Такими симптомами є головний біль, ортостатична гіпотензія, запаморочення, знепритомнення, тремор, поколювання, слабкість, когнітивні та моторні порушення тощо. Обидві дівчини мали більшість із цих симптомів [30].

Вплив на репродуктивне здоров'я

У статті 2015 року описані випадки 3 дівчат (вік 12, 13 і 14 років), у яких після щеплення настала менопауза. У них знайшли аутоантитіла, що вказують на роль вакцини від ВПЛ. У всіх почалися й інші звичні симптоми — нудота, головний біль, безсоння, когнітивні та психічні розлади [4]. У статті 2014 року описано ще 3 дівчинки з менопаузою після щеплення, всі з одного австралійського штату. Автори пишуть, що менопауза у підлітковому віці досі практично не існувала [31]. Також ця стаття аналізує преклінічні, клінічні та постклінічні випробування вакцини з погляду впливу на фертильність.

Преклінічні токсикологічні дослідження проводять на щурах. Виробник Гардасилу відмовився надати токсикологічний звіт репродуктивних органів самиць, хоча надав звіт про репродуктивні органи самців. Самиці щурів після щеплення зачали тільки один раз, після чого їх було вбито.

Клінічні випробування були не кращими. По-перше, безпечність досліджували здебільшого на дівчатах 16–23 років. Дівчат віком до 16 років, було дуже мало, хоча саме для них призначена вакцина. По-друге, всі були зобов'язані приймати протизаплідні таблетки щонайменше 7 місяців, із чого випливає, що порушення менструального циклу в принципі неможливо було виявити. Якщо щось відбувалося після 7 місяців, то це апріорі не могло бути пов'язано із щепленням. А якщо щось відбувалося впродовж цих 7 місяців, але експериментатор вважав, що зі щепленням це не пов'язано, отже, не пов'язано. У 2 дівчат припинилися місячні, але ці дані виробник не опублікував. По-третє, серйозні побічні дії перевіряли протягом 2 тижнів після щеплення. Помітити припинення менструації за 2 тижні досить важко. Ба більше, припинення місячних взагалі не вважають серйозним побічним проявом. Серйозними вважають лише госпіталізацію, інвалідність або смерть. Менопаузу в 12 років не вважають серйозним побічним проявом. У

VAERS зареєстровано 104 випадки менопаузи після Гардасилу із 2006 до 2013 року. Постклінічні дослідження ґрунтуються зазвичай на даних госпіталізації і тому теж неспроможні виявити ранню менопаузу, оскільки вона не потребує госпіталізації.

В опублікованому в 2018 році дослідженні виявилося, що рівень фертильності в жінок віком 25–29 років у США впав з 2007 року на 11 %, після того як із 1995 до 2007 року він зростав. Заміжні жінки, які отримали вакцину проти ВПЛ, вагітніли в 3 рази рідше, ніж ті, які не отримали вакцину. З-поміж усіх жінок ті, хто отримав одну дозу, вагітніли в 2,4 рази рідше, а ті, хто отримав 3 дози, вагітніли в 3,2 рази рідше порівняно з нещепленими [32]. В іншому дослідженні зв'язку між вакцинацією від ВПЛ і фертильністю не виявили. Однак у ньому порівнювали щеплених молодих жінок з нещепленими жінками старшого віку. Також у дослідженні не аналізували кількість доз вакцини, яку жінки отримали [33].

Полісорбат 80

Одним зі складників Гардасилу є **полісорбат 80.** Це емульгатор (Е-433), який часто використовують у харчовій та косметичній промисловостях і вважають досить безпечним для його використання й у вакцинах. Хоча, звісно ж, його безпечність у вакцинах ніхто не перевіряв. Проте, у дослідженні на щурах виявилось, що, коли новонародженим самицям щурів роблять ін'єкції полісорбату 80, у них відбувається порушення естрального циклу (тічки). Також у них спостерігали зниження ваги яєчників, збільшення матки, аномальну цитологію матки і пришвидшене старіння репродуктивних органів [34].

До того ж, полісорбат 80 може долати гематоенцефалічний бар'єр, і тому його часто додають у ліки, призначені для центральної нервової системи [35, 36]. Це, на додачу до алюмінію, також пояснює, чому більшість побічних ефектів вакцини — це неврологічні та психічні розлади.

Згідно з токсикологічним звітом виробника, полісорбат 80 є канцерогеном і спричиняє мутації в ДНК. Судячи з дослідів на тваринах, він призводить до кардіологічних та психічних змін і до втрати ваги. Чи проникає він крізь шкіру — незрозуміло, однак, це не стає на заваді широкому його застосуванню у виробництві мила, шампунів та інших косметичних засобів.

На початку 1980-х років передчасно народженим немовлятам вводили внутрішньовенно препарат із вмістом вітаміну Е. Цей препарат пов'язували з легеневою недостатністю, гепатомегалією, холестатичною жовтяницею, асцитом, спленомегалією, нирковою недостатністю, азотемією та тромбоцитопенією. Щонайменше 38 немовлят померло. З'ясувалося, що всі ці побічні ефекти спричинив полісорбат 80, що входив до складу препарату [37]. Полісорбат 80 також є серед складників деяких вакцин проти дифтерії, правця, кашлюку, поліомієліту, гемофільної палички, гепатиту А та В, грипу, пневмокока, менінгокока та ротавірусу [38].

Клінічні дослідження

У клінічних випробуваннях обох вакцин замість плацебо використовували препарати алюмінію. Із чого випливає, що за результатами цих досліджень неможливо встановити реальну кількість побічних проявів. Згідно з документом, який виробник надав для ліцензування Гардасилу, у випробуваннях вакцини брали участь 20 000 осіб. У 75 % дівчаток і дівчат віком від 9 до 26 років за 3 роки випробування виникла якась нова хвороба [39]. Багато це чи мало, вирішуйте самі.

Але одна невелика контрольна група дівчат у випробуваннях Гардасилу отримувала не алюміній, а фізрозчин. Щоправда, цей розчин містив також і інші складники вакцини, крім алюмінію [40]. Наявність цієї невеликої групи дає можливість виробникові заявляти, що в ролі плацебо використовувався не лише алюміній, а й фізрозчин, хоча про інші складники цього «фізрозчину» зазвичай скромно мовчать. Однак дані про побічні прояви тільки у цій групі порівняно з іншими групами приховані. Виробник рахував сумарну кількість серйозних побічних проявів у всіх контрольних групах.

У 2017 році було опубліковано аналіз клінічних та постклінічних досліджень вакцини, де з-поміж іншого автори повідомляють, що у двох найбільших клінічних дослідженнях було зареєстровано значно більше серйозних негативних випадків у групі, яка отримала вакцину. У групі, яка отримала Церварикс, було зареєстровано 14 смертей, тоді як у групі, яка отримала плацебо, померли тільки троє дівчат. У групі, яка отримала Гардасил-9, було зареєстровано значно більше серйозних негативних випадків порівняно з групою, яка отримала звичайний Гардасил (3,3 % проти 2,6 %).

Щоб запобігти одному випадку дисплазії, уникнути якого не допоможе Гардасил, потрібно щепити 1757 дівчат Гардасилом-9. Аби призвести до додаткового серйозного негативного випадку, потрібно щепити 140 дівчат Гардасилом-9. Тобто, порівняно з Гардасилом, шанс Гардасилу-9 завдати шкоди є у 12 разів вищим, ніж шанс принести користь. Практично всі серйозні негативні випадки в клінічних дослідженнях було розцінено як такі, що не пов'язані з вакциною [41].

У дослідженні, яке провели у Валенсії, виявилося, що після вакцинації проти ВПЛ реєструють в 10 разів більше негативних наслідків порівняно з іншими вакцинами. Автори припустили, що це просто через поганий піар цієї вакцини. 32 % негативних випадків були серйозними [41]. Японія призупинила вакцинацію у відповідь на негативні випадки, і характерні після цього щеплення захворювання, такі як ортостатична гіпотензія, перестали виникати [42]. Цікаво також, що з усіх завершених клінічних випробувань вакцин від ВПЛ було опубліковано результати лише 48 % [43].

Ад'юванти та інші складники

На перший погляд важко зрозуміти, як виробникам вдалося створити настільки небезпечну вакцину. Адже на відміну від більшості щеплень, які роблять маленьким дітям з іще нерозвиненою імунною системою, це щеплення роблять вже старшим дітям і дорослим. Чому ж кількість побічних проявів саме цього щеплення так зашкалює? У захисників щеплень є проста відповідь на це запитання. Це відбувається тому, що старші діти та дорослі, на відміну від немовлят, уміють говорити. Немовля висловлює свої відчуття тільки плачем, а плач можна списати на все що завгодно. Якщо 16-річна дівчина починає непритомніти, втрачає здатність міркувати й не може далі вчитися, то це неможливо не помітити й неможливо вже списати на генетичні чинники. А якщо немовля втрачає здатність міркувати, то це стає видно лише з роками, і можна зробити висновок, що воно таким народилося.

Але є й інша відповідь. У цих вакцинах використовували нові види солей алюмінію в ролі ад'ювантів. У розділі про алюміній було розглянуто вплив **алюміній гідроксиду** ($Al(OH)_3$) та **алюміній фосфату** ($AlPO_4$). Але існують нові, більш сильнодіючі алюмінієві ад'юванти. У Гардасилі використовували **аморфний алюміній гідрофосфат сульфат** (AAHS). (У Гардасилі - 9 його вдвічі більше, ніж у звичайному Гардасилі.) У Цервариксі використовували ад'ювант AS04 — це **алюміній гідроксид**, змішаний з **ендотоксином сальмонели.** Досліджень безпечності цих нових ад'ювантів ніхто, звісно ж, не проводив.

Алюміній, попри численні дослідження, які доводять його токсичність, визнаний FDA «наче безпечним» (Generally Recognized As Safe). А це означає, що інші його сполуки теж досить безпечні, аби додавати їх у вакцини. У статті 2007 року порівняли імунну реакцію мишей на ці нові ад'юванти та алюміній гідроксид. Автори зробили висновок, що обидва нові ад'юванти зумовлюють імунну реакцію, яка в 3–8 разів перевершує імунну реакцію на алюміній гідроксид. Але вони чомусь ніде не пишуть, що восьмикратна імунна реакція означає також можливий восьмикратний ризик аутоімунної реакції [44].

У дослідженні 2012 року повідомлялось: незважаючи на заяви виробника, що вакцина очищена і ДНК папіломавірусу вона не містить, в усіх 16 перевірених дозах Гардасилу, зібраних з усього світу, знайшли фрагменти ДНК вірусу. Оскільки ці фрагменти приліплені до алюмінію (який захоплюють макрофаги і розносять по всьому організму), ці фрагменти ДНК проникають у всі органи та ще більше посилюють аутоімунну реакцію. До того ж через те, що вірус приєднаний до алюмінію, а макрофаги не знають, що з цим алюмінієм робити, фрагменти ДНК виявляються захищені та не утилізуються. ДНК гардасильного штаму ВПЛ було виявлено також у крові та в селезінці померлої через пів року після щеплення 16-річної дівчини [45]. У відповідь на це дослідження FDA поспішила заявити, що наявність фрагментів ДНК вірусу зовсім безпечна, і взагалі навіть була очікуваною [46]. Хоча згідно з документами, які «Мерк» подала в FDA, їх там немає [47].

Згідно з VAERS, із 2006 до 2019 року після щеплення проти ВПЛ у США понад 15 000 осіб звернулося в лікарню, понад 6000 було госпіталізовано, 3000 стали інвалідами, 480 померли, у понад 300 виникла дисплазія шийки матки і більш ніж у 400 — рак шийки матки. Як зазначалося вище, ці дані становлять приблизно 1–10 % усіх випадків.

Пробіотики, можливо, допомагають у лікуванні дисплазії шийки матки [48]. Також значно знижують ризик дисплазії вітаміни C, A, E, вітамін D, вітаміни групи B,[7] екстракт зеленого чаю, куркума та здорова вагінальна мікробіота [49-54]. Тобто якщо просто не курити, не користуватися пероральними контрацептивами, нормально харчуватися, не руйнувати вагінальну мікробіоту хімікатами для спринцювання й іноді робити Пап-тест, то ризик раку шийки матки, і так дуже низький, знижується практично до нуля без усіляких щеплень.

[7] Варто розрізняти натуральні вітаміни у складі харчових продуктів і синтетичні, які продають в аптеці. З хімічної точки зору вони можуть бути ідентичними, але вони мають різні (іноді протилежні) біологічні функції — *прим. ред.*

Висновки

Не факт, що ВПЛ узагалі спричиняє рак шийки матки.

У більшості випадків ВПЛ минає сам собою без жодних симптомів.

Ризик раку шийки матки в розвинених країнах дуже низький (7/100 000) і продовжує швидко знижуватися.

Щеплення збільшує ризик дисплазії шийки матки в уже заражених ВПЛ.

Вакцина містить нові й небезпечні алюмінієві ад'юванти. Гардасил містить також полісорбат 80, який призводить до швидкого старіння репродуктивних органів.

Існують ефективніші й безпечніші методи запобігання раку шийки матки.

Щеплення особливо небезпечне для спортсменів.

Джерела

1. Rintala M.A. et al. Transmission of high-risk human papillomavirus (HPV) between parents and infant: a prospective study of HPV in families in Finland. J. *Clin. Microbiol.* 2005;43(1):376-81
2. Meites E. et al. Use of a 2-dose schedule for human papillomavirus vaccination — updated recommendations of the advisory committee on immunization practices. MMWR. 2016;65(49):1405-8
3. Margaret Stanley P.D.. Preventing cervical cancer: how much HPV vaccine do we need? *Vaccine*. 2018;36(32):4759-836
4. Colafrancesco S et al. Human papilloma virus vaccine and primary ovarian failure: another facet of the autoimmune/inflammatory syndrome induced by adjuvants. Am J Reprod Immunol. 2013;70(4):309-16
5. Fredericks D.N. et al. Sequence-based identification of microbial pathogens: a reconsideration of Koch's postulates. *Clin. Microbiol. Rev*. 1996;9(1):18—33
6. Daling J.R. et al. A population-based study of squamous cell vaginal cancer: HPV and cofactors. *Gynecol Oncol*. 2002;84(2):263-70
7. Haverkos H. et al. The cause of invasive cervical cancer could be multifactorial. *Biomed. Pharmacother*. 2000;54(1):54-9
8. Tomljenovic L. et al. Human papillomavirus (HPV) vaccines as an option for preventing cervical malignancies: (how) effective and safe? *Curr. Pharm. Des*. 2013;19(8):1466-87
9. Hildesheim A. et al. Risk factors for rapid-onset cervical cancer. *Am. J. Obstet. Gynecol*. 1999;180(3 Pt 1):571-7
10. Ostör AG. Natural history of cervical intraepithelial neoplasia: a critical review. Int J Gynecol Pathol. 1993;12(2):186-92
11. Mahmud S.M. et al. Effectiveness of the quadrivalent human papillomavirus vaccine against cervical dysplasia in Manitoba, Canada. *J. Clin. Oncol*. 2014;32(5):438-43

12. Tomljenovic L et al. Too fast or not too fast: the FDA's approval of Merck's HPV vaccine Gardasil. J Law Med Ethics. 2012;40(3):673-81
13. Tomljenovic L. et al. Human papillomavirus (HPV) vaccine policy and evidence-based medicine: are they at odds? *Ann Med.* 2013;45(2):182-93
14. Inbar R. et al. Behavioral abnormalities in female mice following administration of aluminum adjuvants and the human papillomavirus (HPV) vaccine Gardasil. *Immunol. Res.* 2017;65(1):136-49
15. Geier D.A. et al. A case-control study of quadrivalent human papillomavirus vaccine-associated autoimmune adverse events. *Clin. Rheumatol.* 2015;34(7):1225-31
6. Rodríguez-Galán M.A. et al. Adverse reactions to human papillomavirus vaccine in the Valencian Community (2007-2011). *An Pediatr (Barc).* 2014;81(5):303-9
17. Geier D.A. et al. Quadrivalent human papillomavirus vaccine and autoimmune adverse events: a case-control assessment of the vaccine adverse event reporting system (VAERS) database. *Immunol. Res.* 2017;65(1):46-54
18. Liu X.C. et al. Adverse events following HPV vaccination, Alberta 2006-2014. *Vaccine.* 2016;34(15):1800-5
19. Markowitz L.E. et al. Prevalence of HPV After Introduction of the Vaccination Program in the United States. *Pediatrics.* 2016;137(3):e20151968
20. Fischer S. et al. Shift in prevalence of HPV types in cervical cytology specimens in the era of HPV vaccination. *Oncol Lett.* 2016;12(1):601-10
21. Giambi C. et al. A cross-sectional study to estimate high-risk human papillomavirus prevalence and type distribution in Italian women aged 18-26 years. *BMC Infect Dis.* 2013;13:74
22. Mollers M. et al. Population- and type-specific clustering of multiple HPV types across diverse risk populations in the Netherlands. *Am. J. Epidemiol.* 2014;179(10):1236-46
23. Guo F. et al. Comparison of HPV prevalence between HPV-vaccinated and non-vaccinated young adult women (20-26 years). *Hum. Vaccin. Immunother.* 2015;11(10):2337-44
24. Gøtzsche P. Complaint to the European Medicines Agency (EMA) over maladministration at the EMA. *Nordic Cochrane Centre*
25. Brinth L.S. et al. Orthostatic intolerance and postural tachycardia syndrome as suspected adverse effects of vaccination against human papilloma virus. *Vaccine.* 2015;33(22):2602-5
26. Brinth L. et al. Suspected side effects to the quadrivalent human papilloma vaccine. *Dan Med. J.* 2015;62(4):A5064
27. Palmieri B. et al. Severe somatoform and dysautonomic syndromes after HPV vaccination: case series and review of literature. *Immunol Res.* 2017;65(1):106-16
28. Kinoshita T et al. Peripheral sympathetic nerve dysfunction in adolescent Japanese girls following immunization with the human papillomavirus vaccine. Intern Med. 2014; 53(19):2185-200
29. Blitshteyn S. Postural tachycardia syndrome following human papillomavirus vaccination. Eur J Neurol. 2014;21(1):135-9
30. Shaw LTC. Death after quadrivalent human papillomavirus (HPV) vaccination: causal or coincidental? *Pharma Reg Affairs.* 2012:S12-001
31. Little D.T. et al. Adolescent premature ovarian insufficiency following human papillomavirus vaccination: a case series seen in general practice. *J. Investig. Med. High. Impact Case Rep.* 2014;2(4):2324709614556129
32. DeLong G. A lowered probability of pregnancy in females in the USA aged 25-29 who received a human papillomavirus vaccine injection. *J. Toxicol. Environ. Health A.* 2018;81(14):661-74
33. McInerney K.A. et al. The effect of vaccination against human papillomavirus on fecundability. *Paediatr. Perinat. Epidemiol.* 2017;31(6):531-6
34. Gajdová M. et al. Delayed effects of neonatal exposure to Tween 80 on female reproductive organs in rats. *Food Chem. Toxicol.* 1993;31(3):183-90

35. Azmin M.N. et al. The distribution and elimination of methotrexate in mouse blood and brain after concurrent administration of polysorbate 80. *Cancer Chemother Pharmacol.* 1985;14(3):238-42
36. Pardridge W.M. The blood-brain barrier: bottleneck in brain drug development. *NeuroRx.* 2005;2(1):3-14
37. Alade S.L. et al. Polysorbate 80 and E-Ferol toxicity. *Pediatrics.* 1986;77(4):593-7
38. www.cdc.gov/vaccines/pubs/pinkbook/downloads/appendices/B/excipient-table-2.pdf
39. Clinical Review of Biologics License Application Supplement for Human Papillomavirus Quadrivalent (Types 6, 11, 16, 18) Vaccine, Recombinant (Gardasil®) to extend indication for prevention of vaginal and vulvar cancers related to HPV types 16 and 18. 2008
40. Reisinger K.S. et al. Safety and persistent immunogenicity of a quadrivalent human papillomavirus types 6,11,16,18 L1 virus-like particle vaccine in preadolescents and adolescents: a randomized controlled trial. *Pediatr. Infect. Dis J.* 2007;26(3):201-9
41. Martínez-Lavín M. et al. Serious adverse events after HPV vaccination: a critical review of randomized trials and post-marketing case series. *Clin. Rheumatol.* 2017;36(10):2169-78
42. Ozawa K. et al. Suspected Adverse Effects After Human Papillomavirus Vaccination: A Temporal Relationship Between Vaccine Administration and the Appearance of Symptoms in Japan. *Drug Saf.* 2017;40(12):1219-29
43. Jørgensen L. et al. Index of the human papillomavirus (HPV) vaccine industry clinical study programmes and non-industry funded studies: a necessary basis to address reporting bias in a systematic review. *Systematic reviews.* 2018;7(1):8
44. Caulfield M.J. et al. Effect of alternative aluminum adjuvants on the absorption and immunogenicity of HPV16 L1 VLPs in mice. *Hum Vaccin.* 2007;3(4):139-45
45. Lee S.H. Detection of human papillomavirus (HPV) L1 gene DNA possibly bound to particulate aluminum adjuvant in the HPV vaccine Gardasil. *J Inorg Biochem.* 2012;117:85-92
46. FDA Information on Gardasil – Presence of DNA Fragments Expected, No Safety Risk. 2011
47. GARDASIL (Human Papillomavirus [Types 6, 11, 16, 18] Recombinant Vaccine) Vaccines and Related Biological Products Advisory Committee (VRBPAC) Briefing Document Presented to VRBPAC on 18-May-2006
48. Verhoeven V. et al. Probiotics enhance the clearance of human papillomavirus-related cervical lesions: a prospective controlled pilot study. *Eur J. Cancer Prev.* 2013;22(1):46-51
49. Hwang JH et al. Dietary supplements reduce the risk of cervical intraepithelial neoplasia. Int J Gynecol Cancer. 2010;20(3):398-403
50. Özgü E et al. Could 25-OH vitamin D deficiency be a reason for HPV infection persistence in cervical premalignant lesions? J Exp Ther Oncol. 2016;11(3):177-80
51. Hernandez B et al. Diet and premalignant lesions of the cervix: evidence of a protective role for folate, riboflavin, thiamin, and vitamin B12. Cancer Causes Control. 2003;14(9):859-70
52. Ahn W-S et al. Protective effects of green tea extracts (polyphenon E and EGCG) on human cervical lesions. Eur J Cancer Prev. 2003;12(5):383-90
53. Basu P et al. Clearance of cervical human papillomavirus infection by topical application of curcumin and curcumin containing polyherbal cream: a phase II randomized controlled study. Asian Pac J Cancer Prev. 2013;14(10):5753-9
54. Mitra A et al. The vaginal microbiota, human papillomavirus infection and cervical intraepithelial neoplasia: what do we know and where are we going next? Microbiome. 2016;4(1):58

Розділ 8. **Гепатит В**

Не нашкодь.
Гіппократ

Як і ВПЛ, збудник гепатиту В — це вірус, який передається переважно статевим шляхом, але ще й через кров. Якщо мати заражена гепатитом В, вірус може потрапити до дитини крізь плаценту або під час пологів. Вірус не переходить через материнське молоко [1].

У 80 % інфікованих дорослих людей хвороба минає безсимптомно або з дуже легкими симптомами, і вони навіть не знають, що хворіли. Після зараження вони отримують пожиттєвий імунітет. З решти 20 %, яким діагностували гепатит В, 95 % повністю одужують і отримують пожиттєвий імунітет. Із решти 5 % лише у чверті (тобто 0,25 % всіх тих, хто заразився) через 20–30 років після зараження розвинеться цироз печінки або рак. Ці цироз або рак розвиваються не через сам вірус, а через імунну реакцію на нього. 70 % хворих на гепатит В — це наркомани, алкоголіки, безхатченки, гомосексуали та люди, які мають невпорядковані статеві зв'язки. У цироз або в рак гепатит В переходить переважно в алкоголіків, курців, хворих на гепатит С та в людей, які страждають від ожиріння і діабету [2].

Навіщо робити щеплення новонародженій дитині проти захворювання, що передається статевим шляхом (ЗПСШ), яким вона практично не може заразитися? Ну просто тому, що дорослі наркомани і гомосексуали відмовлялися робити цю процедуру. Тому на початку 90-х вирішили вакцинувати дітей відразу після народження, коли вони ще не в змозі відмовитися [3]. Більшість терапевтів і педіатрів НЕ підтримували цю ідею [4].

Це єдине щеплення, яке роблять відразу після пологів. Його роблять не для того, щоб запобігти можливому зараженню від матері. У США та в інших країнах усіх породіль перевіряють на гепатит В, і діти заражених матерів отримують разом зі щепленням ще й імуноглобулін. У деяких країнах, однак, щеплять всіх дітей просто тому, що це набагато дешевше, ніж перевіряти всіх матерів [5].

До початку поголовної вакцинації немовлят, у 1990 році, лише 1 дитина зі 100 000 дітей молодше 15 років у США хворіла на гепатит В. Сьогодні ризик заразитися гепатитом В до 20 років становить 0,3 на мільйон [6]. У розвинених країнах гепатит В — це досить рідкісна хвороба, але в Африці та Південно-Східній Азії вона трапляється набагато частіше [7].

Перша вакцина проти гепатиту В з'явилася в 1981 році. Її було зроблено на основі живого вірусу, і після її впровадження кількість заражених гепатитом В швидко збільшилася [8]. У 1994 році встановили, що, незважаючи на наявність вакцини, кількість хворих на гепатит В не зменшується [9]. Є чимало виробників вакцини, але в розвинених країнах використовують переважно Рекомбівакс HB (Merck) і Енжерикс В (GSK), а також комбіновані вакцини. Енжерикс містить алюміній гідроксид, а Рекомбівакс — AAHS (той самий ад'ювант, який міститься у Гардасилі). Раніше на упаковці Рекомбіваксу вказували, що він містить алюміній гідроксид, але тепер там зазначено, що «вакцина містить алюміній гідрофосфат сульфат, який раніше називали алюміній гідроксидом [10]. Це щодо того, наскільки взагалі можна довіряти переліку складників вакцин.

У більшості європейських країн новонародженим не роблять щеплення проти гепатиту В, а вакцинують їх через 2–3 місяці після народження. У деяких країнах (Фінляндія, Ісландія, Данія, Угорщина) дітей взагалі не щеплять проти гепатиту В, але епідемії там не виникають.

Ефективність

Згідно із систематичним оглядом Кокрейн, вакцина ефективна на 72% в запобіганні зараження від матері, імуноглобулін — на 50%, а вакцина разом з імуноглобуліном — на 92%. Не виявили статистично значущої різниці між вакцинацією відразу після народження і вакцинацією у віці 1 місяць. Одна доза імуноглобуліну була так само ефективна, як кілька доз [11].

Відповідно до дослідження 2018 року, в Індії, де гепатит B досить поширений, немає різниці в ефективності вакцини, якщо її вводити відразу після народження або у віці 6 тижнів. Ризик хронічної інфекції становить 90% при зараженні у віці менше року, 30% — при зараженні у віці 1–5 років, і 2% — для дорослих. Захворюваність на гепатит B в Індії становить 2,4%, що повинно призводити до 250 000 смертей від гепатоцелюлярної карциноми. Однак в Індії реєструють тільки 5000 випадків гепатоцелюлярної карциноми на рік, що набагато менше очікуваного. У 45% нещеплених дітей віком один рік виявився природний імунітет до гепатиту B. До 4–5-річного віку кількість антитіл у щеплених знижувалася, і була не набагато вищою, ніж у нещеплених. Автори вважають, що, ймовірно, нещеплені захищені материнськими антитілами, які зникають лише з роками після народження, а не через 9 місяців, як зазвичай вважали [12]. У США, натомість, захворюваність на гепатоцелюлярну карциному почала різко підвищуватися після початку загальної вакцинації і до 2007 року виросла вже більш ніж удвічі [13].

Вакцина проти гепатиту спочатку призначалася лише для груп ризику, тому клінічні випробування в 1980-х проводили тільки на них. 773 гомосексуалів щепили проти гепатиту, і за ними спостерігали протягом 5 років. У 82% відразу після щеплення утворився достатній рівень антитіл. Наприкінці періоду спостереження у 15% з них антитіла зникли, а у 27% опустилися нижче захисного рівня. 55 інфікувалися гепатитом, 5 стали хронічними хворими. У заражених було в середньому по 29 непостійних статевих партнерів, а у тих, хто не заразився, — по 11 [14].

В Ізраїлі відсоток заражених гепатитом В у 2012 році не змінився порівняно з 1977 і 1991 роками. Незважаючи на вакцинацію, 8,4% дітей заразилися від своїх матерів [15]. На Тайвані у 15-річних підлітків, щеплених у дитинстві, перевірили рівень антитіл до гепатиту В, і він виявився дуже низьким. Тобто імунітет від щеплення закінчується ще до початку статевого життя, коли він стає нарешті потрібним [16]. Згідно з іншим дослідженням, антитіла зникають уже до 5-річного віку [17].

Гепатит С є захворюванням, способи зараження яким подібні до гепатиту В. Як видно з наведеного нижче графіка, зростання і зниження захворюваності на обидва гепатити відбувалося майже синхронно. Але якщо за зниження захворюваності на гепатит В відповідальною вважають вакцинацію, то в разі гепатиту С, згідно із CDC, «причини зниження захворюваності невідомі і, ймовірно, відображають зміни в поведінці та практиці серед споживачів внутрішньовенних наркотиків» [18].

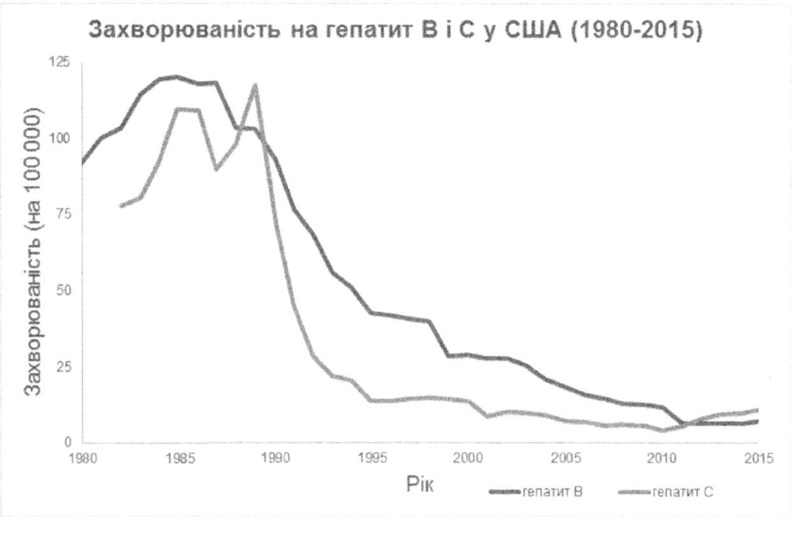

Безпечність

У дослідженні 2004 року щеплення проти гепатиту В було пов'язане з потроєним ризиком розсіяного склерозу через 3 роки після вакцинації. Автори також проаналізували декілька інших досліджень, які не виявили підвищеного ризику розсіяного склерозу у щеплених. У цих дослідженнях використовували дату встановлення діагнозу, а не дату появи перших симптомів. Діагноз розсіяного склерозу ставлять зазвичай через кілька років після появи перших симптомів [19].

У французькому дослідженні 2009 року вакцина Енжерикс В була пов'язана з підвищеним у 2,8 раза ризиком розсіяного склерозу порівняно з іншими вакцинами проти гепатиту В [20]. У дослідженні 2014 року йдеться про те, що після того, як у Франції почали робити щеплення проти гепатиту В, кількість випадків розсіяного склерозу зросла на 65 %. Було виявлено високу кореляцію між кількістю введених доз вакцини і кількістю випадків розсіяного склерозу через 1–2 роки [21].

Антиген вірусу гепатиту В схожий за формою на білки, що містяться в мієліні (електроізолююча оболонка нейронів). Тому у 60 % щеплених виробляється імунна реакція до власних мієлінових білків, яка з часом слабшає. Цей механізм молекулярної мімікрії пояснює, чому після щеплення проти гепатиту В може виникнути розсіяний склероз [22].

Згідно з аналізом VAERS, щеплені проти гепатиту В дорослі хворіли на розсіяний склероз у 5 разів частіше, ніж щеплені проти правця. Ризик васкуліту у щеплених проти гепатиту був вищим у 2,6 раза, облисіння — в 7, вовчака — у 9, артриту — в 2, ревматоїдного артриту — у 18, тромбоцитопенії — у 2, запалення очного нерва — у 14 разів [23]. В іншому дослідженні щеплення проти гепатиту В було пов'язане зі збільшеним у 6 разів ризиком артриту, в 1,6 раза — гострого отиту, в 1,4 раза — фарингіту [24]. У щеплених проти гепатиту В ризик хвороб печінки був збільшений в 1,5–2,3 раза [25].

У дослідженні 2010 року новонародженим макакам зробили щеплення проти гепатиту В з тіомерсалом і порівняли з нещепленими. Щеплені макаки набули рефлексів виживання, а також рухових і сенсорно-рухових рефлексів значно пізніше, ніж нещеплені. Мала вага і передчасні пологи підсилювали негативний ефект вакцинації. Тіомерсал (етилртуть) не додають до дитячих вакцин із 2003 року у США і в Західній Європі, але досі використовують у більшості країн світу [26].

У статті 2008 року повідомляється, що після початку вакцинної кампанії кількість дітей, хворих на діабет І типу, збільшилась у Франції на 61 %, а в Новій Зеландії — на 48 %. В Італії щеплені проти гепатиту В хворіли на юнацький діабет на 40 % частіше за нещеплених. Збільшення кількості випадків юнацького діабету відбувається через 2–4 роки після початку вакцинації, що вказує на причинно-наслідковий зв'язок [27].

Згідно з ізраїльським дослідженням 2014 року, щеплення проти гепатиту В пов'язане з синдромом хронічної втоми і з фіброміалгією [28]. З ним також пов'язані такі аутоімунні захворювання, як синдром Рейтера, артрит, вовчак, запалення судинної оболонки ока, міастенія, вузлувата еритема, тромбоцитопенічна пурпура, синдром Еванса і демієлінізуючі захворювання ЦНС [29].

У мишей, щеплених вакциною Енжерикс В або алюміній гідроксидом, фіксували порушення пам'яті, зниження кількості клітин крові, склероз мозку. Вакцинація також ускладнила перебіг захворювань нирок [30]. В іншому дослідженні у новонароджених мишей, яким зробили щеплення проти гепатиту В, у зрілому віці спостерігали нейроповедінкові розлади [31]. Згідно з дослідженням 2012 року, вакцина проти гепатиту В руйнує мітохондрії та вбиває клітини печінки у мишей [32].

У сінгапурському дослідженні 2015 року повідомляється, що вірус гепатиту В, переданий від матері дитині, можливо, всупереч поширеній думці, сприяє кращому розвитку імунної системи [33].

Автори опублікованого у 2009 році дослідження в журналі «Педіатрична фармакологія» пишуть, що у 80 % новонароджених у Росії реєструють жовтяницю новонароджених, яка в останні роки дедалі частіше протікає з високим рівнем білірубіну і набуває затяжного перебігу. У деяких лікарів виникли побоювання з приводу проведення вакцинації новонародженим, і дане щеплення стали розцінювати як фактор, що збільшує частоту розвитку затяжної кон'югаційної жовтяниці у дітей. Проведене дослідження показало, що ймовірність розвитку і затяжного перебігу жовтяниці новонароджених у щеплених проти гепатиту В вищі, ніж у нещеплених дітей [34]. В 2016 році подібне дослідження було опубліковано в Карелії. Якщо в 1999 році, до початку вакцинації, високий рівень білірубіну траплявся у 20% новонароджених, то в 2005 році, після запровадження вакцинації, його виявляли вже у 80%. Автори дійшли висновку, що вплив вакцинації проти гепатиту В у пологовому будинку на збільшення кількості випадків тривалої жовтяниці у новонароджених є цілком доведеним [35].

У VAERS зареєстровано понад 1300 випадків смерті, більше 3000 випадків інвалідності після щеплення проти гепатиту В. Власне від гепатиту В немовлята, звісно ж, не вмирають.

Висновки

Гепатит В — це хвороба, характерна для груп ризику, таких як наркомани і гомосексуали, а також для медперсоналу, що працює з кров'ю, і осіб, що мають численних статевих партнерів. Імовірність заразитися гепатитом В до початку статевого життя практично нульова.

Існує твердження, що дитина може заразитися при використанні чужої зубної щітки або інших побутових предметів. Такий спосіб зараження чисто теоретичний. Не існує жодного дослідження, яке доводить, що хоч одна людина заразилася гепатитом В у подібний спосіб.

Вакцини містять 250–500 мкг алюмінію. Тобто три дози цієї вакцини містять в 15–30 разів більше алюмінію, ніж весь алюміній, який дитина отримає з грудного молока за 6 місяців.

До речі, те, що дитина отримує зазвичай алюміній з материнського молока, не означає, що це нормально. Це означає, що матері отруєні алюмінієм, який вони отримують з їжею і водою, і отруюють ним своїх немовлят.

Щеплення підвищує ризик аутоімунних захворювань, таких як розсіяний склероз, артрит, діабет першого типу і чимало інших.

Джерела

1. Chen X. et al. Breastfeeding is not a risk factor for mother-to-child transmission of hepatitis B virus. *PloS One.* 2013;8(1):e55303
2. Elgouhari HM et al. Hepatitis B virus infection: understanding its epidemiology, course, and diagnosis. *Cleve Clin. J. Med.* 2008;75(12):881-9
3. Kolata G. U.S. Panel Urges That All Children Be Vaccinated for Hepatitis B. *New York Times.* 1991 Mar 1
4. Freed G.L. et al. Universal hepatitis B immunization of infants: reactions of pediatricians and family physicians over time. *Pediatrics.* 1994;93(5):747-51
5. Krahn M. et al. Should Canada and the United States universally vaccinate infants against hepatitis B? A cost-effectiveness analysis. *Med. Decis Making.* 1993;13(1):4-20
6. Viral Hepatitis Surveillance United States, 2013
7. Kim W.R. Epidemiology of hepatitis B in the United States. *Hepatology.* 2009;49(5):S28-34
8. Hepatitis B. CDC *Pink Book*
9. McQuillan G.M. et al. Prevalence of hepatitis B virus infection in the United States: the National Health and Nutrition Examination Surveys, 1976 through 1994. *Am. J. Public. Health.* 1999;89(1):14-8
10. Recombivax HB vaccine package insert
11. Lee C. et al. Hepatitis B immunisation for newborn infants of hepatitis B surface antigen-positive mothers. *Cochrane Database Syst Rev.* 2006(2):CD004790
12. Puliyel J. et al. Evaluation of the protection provided by hepatitis B vaccination in India. *Indian. J. Pediatr.* 2018;85(7):510-6
13. El-Serag H.B. Hepatocellular carcinoma. NEJM. 2011;365(12):1118-27
14. Hadler SC et al. Long-term immunogenicity and efficacy of hepatitis B vaccine in homosexual men. NEJM. 1986;315(4):209-14
15. Michaiel R. et al. Vertical HBV transmission in Jerusalem in the vaccine era. *Harefuah.* 2012;151(12):671-4

16. Wu T.W. et al. Chronic hepatitis B infection in adolescents who received primary infantile vaccination. *Hepatology*. 2013;57(1):37-45
17. Petersen K.M. et al. Duration of hepatitis B immunity in low risk children receiving hepatitis B vaccinations from birth. *Pediatr. Infect. Dis. J.* 2004;23(7):650-5
18. Daniels D. et al. Surveillance for acute viral hepatitis — United States, 2007. *MMWR Surveill Summ.* 2009;58(3):1-27
19. Hernán M.A. et al. Recombinant hepatitis B vaccine and the risk of multiple sclerosis: a prospective study. *Neurology*. 2004;63(5):838-42
20. Mikaeloff Y. et al. Hepatitis B vaccine and the risk of CNS inflammatory demyelination in childhood. *Neurology*. 2009;72(10):873-80
21. Le Houézec D. Evolution of multiple sclerosis in France since the beginning of hepatitis B vaccination. *Immunol Res.* 2014; 60(2-3):219-25
22. Bogdanos D.P. et al. A study of molecular mimicry and immunological cross-reactivity between hepatitis B surface antigen and myelin mimics. *Clin Dev Immunol.* 2005;12(3):217-24
23. Geier D.A. et al. A case-control study of serious autoimmune adverse events following hepatitis B immunization. *Autoimmunity*. 2005;38(4):295-301
24. Fisher M.A. et al. Adverse events associated with hepatitis B vaccine in U.S. children less than six years of age, 1993 and 1994. *Annals of epidemiology*. 2001;11(1):13-21
25. Fisher M.A. et al. Hepatitis B vaccine and liver problems in U.S. children less than 6 years old, 1993 and 1994. *Epidemiology*. 1999;10(3):337-9
26. Hewitson L. et al. Delayed acquisition of neonatal reflexes in newborn primates receiving a thimerosal-containing hepatitis B vaccine: influence of gestational age and birth weight. *J. Toxicol. Environ Health A*. 2010;73(19):1298-313
27. Classen J. Clustering of Cases of IDDM 2 to 4 Years after Hepatitis B Immunization is Consistent with Clustering after Infections and Progression to IDDM in Autoantibody Positive Individuals. *Open Pediatr Med J*. 2008;2:1-6
28. Agmon-Levin N. et al. Chronic fatigue syndrome and fibromyalgia following immunization with the hepatitis B vaccine: another angle of the 'autoimmune (auto-inflammatory) syndrome induced by adjuvants' (ASIA). *Immunol. Res.* 2014;60(2-3):376-83
29. Cohen A.D. et al. Vaccine-induced autoimmunity. *J Autoimmun*. 1996;9(6):699-703
30. Agmon-Levin N. Immunization with hepatitis B vaccine accelerates SLE-like disease in a murine model. *J Autoimmun*. 2014;54:21-32
31. Yang J. et al. Neonatal hepatitis B vaccination impaired the behavior and neurogenesis of mice transiently in early adulthood. *Psychoneuroendocrinology*. 2016;73:166-76
32. Hamza H. et al. Hepatitis B vaccine induces apoptotic death in Hepa1-6 cells. *Apoptosis*. 2012;17(5):516-27
33. Hong M. et al. Trained immunity in newborn infants of HBV-infected mothers. *Nature Comm*. 2015;6:6588
34. Шахова И. В. Оценка влияния вакцинации против гепатита В на развитие затяжной конъюгационной желтухи у детей. *Педиатрическая фармакология*. 2009
35. Литовченко Л.П., Хижняк Г.И. Причины развития затяжных желтух у новорожденных после вакцинации против гепатита В, их последствия. Научное обозрение. Медицинские науки. 2016;1:27-9

Розділ 9. **Кашлюк**

Вакцинація – не що інше, як спроба вбивства.
Джордж Бернард Шоу

Збудником кашлюку є бактерія *Bordetella pertussis*, яка оселяється в дихальних шляхах. Сама по собі ця бактерія не така вже й небезпечна, але вона виділяє кашлюковий токсин. Цей токсин подразнює дихальні шляхи, що призводить до виділення слизу і до сильного кашлю, який супроводжується характерним звуком. Кашель може тривати тижнями, через що японською і китайською його називають «100-денний кашель». Ця хвороба може бути доволі неприємною для дітей і дорослих, але не є небезпечною. А от для немовлят (особливо віком до 3-х місяців), які не можуть як слід кашляти і виводити слиз, кашлюк може бути летальним. У немовлят до 4-х місяців близько 1% випадків кашлюку закінчуються летальним результатом [1].

Кашлюк передається виняткова повітряно-крапельним шляхом, і заразитися ним можна тільки перебуваючи біля хворої людини на відстані не більше 2–3 м. Поза людським організмом, бактерія дуже швидко гине.

З 1950-х років моновакцини проти кашлюку НЕ випускають. Кашлюк завжди є частиною комбінованої вакцини, яка містить також анатоксини дифтерії та правця. Існує два типи вакцини проти кашлюку.

АКДП (DTP) – це **цільноклітинна** вакцина проти кашлюку (плюс дифтерія і правець). Містить в собі цілі бактерії, вбиті формаліном. Цю вакцину не використовують у розвинених країнах з 2001 року через її реактогенність[8], але використовують в інших країнах світу.

АаКДП (DTaP) — це **безклітинна** вакцина проти кашлюку. Містить не цілі бактерії, а окремі білки бактеріальної мембрани, а також кашлюковий токсин. Сьогодні тривалентні вакцини вже рідко використовують, більшість країн переходять на п'яти- і шестивалентні вакцини, в які входять також гепатит В, поліомієліт і гемофільна інфекція. Всі вакцини проти кашлюку містять алюміній і більшість мають у своєму складі також полісорбат 80. АКДП містить зазвичай 25 мкг ртуті.

Ефективність

У 2014 році FDA провела найважливіше дослідження вакцини проти кашлюку, в якому порівняла щеплених і нещеплених. Щоправда, не людей, а бабуїнів, яких розділили на 4 групи:

- перша група отримала 3 дози цільноклітинної вакцини,
- друга — 3 дози безклітинної вакцини,
- третю групу не щепили,
- а четверта група складалася з нещеплених, які вже перехворіли на кашлюк раніше.

Через місяць після останньої дози всіх спробували заразити кашлюком:

- три перші групи заразилися і залишалися інфікованими відповідно 18, 35 і 30 днів,
- а четверта група — нещеплені, які вже перехворіли, — взагалі не заразилися.

Тобто, **обидва щеплення ніяк не запобігають зараженню кашлюком вже через місяць після введення трьох доз вакцини [2].**

У проведеному в 2015 році метааналізі порівнювали ефективність 3 і 5 доз АаКДП. Автори зробили висновок, що 5 доз вакцини не ефективніші, ніж 3 дози, і що щеплення діє 3 роки.

---

8 **Реактогенність** — властивість вакцини спричиняти в організмі будь-які побічні прояви (місцевий набряк, підвищення температури тіла тощо) — *прим.ред.*

Насправді 3 роки — це теоретичний і завищений термін, оскільки автори припускають початкову ефективність[9] на рівні 85 %. Судячи з іншого дослідження, ефективність безклітинної вакцини становить приблизно 60 % [3]. Після вакцинації початкова ефективність поступово знижується, і ризик заразитися кашлюком зростає на 33 % за рік. Автори зробили висновок, що 5 доз щеплень замало, і потрібна ще одна доза [4].

Незважаючи на високий рівень охоплення щепленнями, з початку XXI століття у всьому світі відбувається дедалі більше і більше спалахів кашлюку, і більшість хворих виявляються щепленими.

Як приклад наведу дослідження 2013 року про епідемію кашлюку в Іспанії (421 випадок, переважно діти до року). Більшість тих, хто захворів (90 %), були повністю щеплені. Переносниками зазвичай були повністю щеплені діти 5–9 років. Ніхто не помер, 8 % було госпіталізовано. Автори зробили висновок, що, попри високий рівень вакцинації, кашлюк зовсім не піддається контролю, і що реальна кількість хворих набагато більша, оскільки реєструють лише лабораторно підтверджені випадки [5].

Згідно з австралійським дослідженням 2014 року, більшість немовлят 6-місячного віку і менших заражаються кашлюком від своїх повністю щеплених братів і сестер, особливо 2- і 3-річних. Ті, хто не заражається від братів і сестер, заражається від батьків [6]. Ці дані було підтверджено у дослідженні CDC [7].

В опублікованій у 2012 році статті в BMJ британський лікар повідомляє, що, судячи з його багаторічної практики, кашлюк нікуди не подівся. Після початку вакцинації він зник лише з офіційної статистики, просто тому, що лікарі перестали його діагностувати [8]. З 1960-х до 1970-х років охоплення щепленнями

---

[9] Початкова ефективність (initial efficacy) — це ефективність вакцини за ідеальних умов одразу після щеплення. (Тобто в даному разі лише у 85 % щеплених розвинеться імунітет проти кашлюку, і з часом кількість «захищених» поступово зменшується.) Оскільки такі дослідження не проводять, ця ефективність теоретична — прим. ред.

проти кашлюку в Англії знизилося з 78 до 42 %. Смертність від кашлюку за цей час знизилась утричі [9]. Тому не дивно, що лише у 20 % підлітків і дорослих було виявлено антитіла до кашлюкового токсину через місяць після щеплення. Антитіла до інших вакцинних антигенів знайшли тільки у 39–68 % [10]. Між іншим, те, що вакцина проти кашлюку неефективна, було відомо й раніше. Після того як у 1978 році з'ясувалося, що 84 % хворих на кашлюк були щеплені трьома дозами вакцини, Швеція скасувала вакцинацію. Відновили її в 1996-му, коли з'явилася безклітинна вакцина.

Наведу показовий випадок, який трапився у 2000 році, коли ще використовували цільноклітинну, тобто більш ефективну[10] вакцину. Чотиримісячна дитина в Ізраїлі померла від кашлюку. Вона була щеплена в 2-місячному віці. Вся її сім'я була повністю щеплена. Мати дитини кашляла 3 місяці поспіль. Двоє її братів сильно кашляли протягом місяця, а 18-річна тітка, яка жила з ними, не кашляла, але хворіла. Всі діти в дитячих садках, куди ходили двоє братів, були повністю щеплені. Згодом виявилося, що вся сім'я немовляти — 5 осіб — були заражені кашлюком. Також були заражені 5 дітей у обох дитячих садках (11 %), але тільки 2 з них підпадали під *нове визначення кашлюку* ВООЗ. Автори дійшли висновку, що щеплення не повністю захищає дітей від кашлюку, його ефективність не дотягує навіть до раннього дитинства і що щеплені діти відіграють роль «тихого резервуару» інфекції в суспільстві [11].

Що означає «нове визначення кашлюку ВООЗ»? **Нерідко, коли на ринку з'являється нова вакцина, визначення хвороби змінюється.** Наприклад, якщо раніше, щоб діагностувати кашлюк, потрібно було лише почути характерний для кашлюку кашель або виявити наявність антитіл чи наявність культури бактерій, то з 1991 року, коли почалися клінічні дослідження безклітинної вакцини, всього цього вже недостатньо.

[10] Цільноклітинна вакцина більш ефективна, ніж безклітинна (але менш безпечна), тому зараз подекуди починають говорити про повернення до цільноклітинної вакцини через постійні спалахи кашлюку — *прим. ред.*

Необхідно, щоби у хворого був також нападоподібний кашель протягом щонайменше 3 тижнів. Без цього 3-тижневого сильного кашлю кашлюк — це вже не кашлюк [12].

> *Нове визначення призводить до різкого зменшення кількості хворих, яких стає дуже складно діагностувати, і, як наслідок, ефективність вакцини різко збільшується. Так само, щойно з'явилася вакцина проти поліомієліту, визначення хвороби змінили, моментально зменшилася кількість хворих, і більшість людей досі впевнені, що від епідемії поліомієліту нас врятувала вакцина, а не нове визначення хвороби.*

Оскільки вакцина проти кашлюку вкрай неефективна, а кашлюк небезпечний насамперед для немовлят, науковцям із CDC прийшла в голову геніальна ідея. Давайте, вирішили вони, щойно в сім'ї народиться нове немовля, ми будемо вакцинувати всю його сім'ю і всіх, хто контактує з дитиною. Таким чином ми створимо навколо дитини кокон, через який не проб'ється жодна кашлюкова бактерія. Це називають «стратегією кокона». Її використовували з 2005 року і вона зазнала цілковитого краху. Кількість випадків кашлюку не зменшилась.

У дослідженні 2015 року зазначається, що за останні 20 років захворюваність на кашлюк у багатьох країнах значно збільшилась. Автори висувають 3 гіпотези для пояснення цього феномена: 1) ослаблення захисного імунітету від щеплення; 2) еволюція кашлюкової бактерії; 3) низьке охоплення щепленнями. Нові дослідження пропонують четверте пояснення: **безсимптомне зараження щеплених**. Автори проаналізували захворюваність на кашлюк, провели генетичний аналіз штамів бактерії і вирішили, що безсимптомне зараження щеплених — це найлогічніше пояснення збільшення захворюваності. Це також єдине пояснення, чому стратегія кокона **не** працює. Вони підрахували, що збільшення охоплення безклітинною вакциною збільшує захворюваність: на безсимптомні форми хвороби — у 30 разів, на клінічно проявлені — у 5–15 разів [13].

Стратегію кокона, проте, не скасували і продовжують використовувати разом із вакцинацією вагітних. В Австралії стратегію кокона теж практикували, але встановили, що вона неефективна, і скасували її.

Як працює імунна система

Щоб усвідомити всю безглуздість вакцинації проти кашлюку, нам потрібно трохи розібратися, як працює імунна система. Зробимо це на прикладі прокази (лепри). Оскільки від неї немає вакцини, на неї можна поглянути без упередження.

Проказа, грубо кажучи, буває двох видів: туберкулоїдна і лепроматозна. *Туберкулоїдна проказа* — це відносно легка форма хвороби. Вона вражає тільки шкіру і може навіть минути сама по собі. *Лепроматозна проказа* — це дуже важка форма хвороби. Вона вражає всі слизові оболонки, сама минути не може і часто є летальною. Можливі також проміжні види між цими двома формами хвороби. Що впливає на те, чи людина хворітиме на туберкулоїдну *проказ*у чи лепроматозну? Тільки реакція її імунної системи на мікобактерії прокази.

Імунну систему поділяють на дві частини: систему гуморального імунітету і систему клітинного імунітету.

Гуморальний імунітет — це імунітет, що забезпечується через наявність антитіл.

У відповідь на антиген виробляються антитіла. Ці антитіла причіпляються до антигенів, нейтралізують їх або сигналізують певним клітинам, що ними захоплено антиген і його потрібно знищити. За це відповідальні клітини Т-хелпери типу 2 (**Th2**).

Клітинний імунітет — це імунна відповідь, у якій беруть участь не антитіла, а клітини — фагоцити, Т-кілери та інші. Вони розпізнають заражені клітини організму, пожирають їх або вбивають. За це відповідальні клітини Т-хелпери типу 1 (**Th1**).

Обидві ці системи працюють збалансовано і пригнічують одна одну за допомогою цитокінів, які вони виробляють. Цитокіни, що виділяють Th1, пригнічують клітини Th2, і навпаки.

У випадку з проказою, що більше імунна реакція зміщена в бік клітинного імунітету, то легшої форми набуває хвороба, а коли імунна реакція зміщена в бік гуморального імунітету, хвороба набуває тяжкої форми. Можна сказати, що в даному випадку клітинний імунітет (Th1) набагато ефективніший, ніж гуморальний імунітет (Th2), який тільки заважає клітинному імунітету виконувати свою роботу.

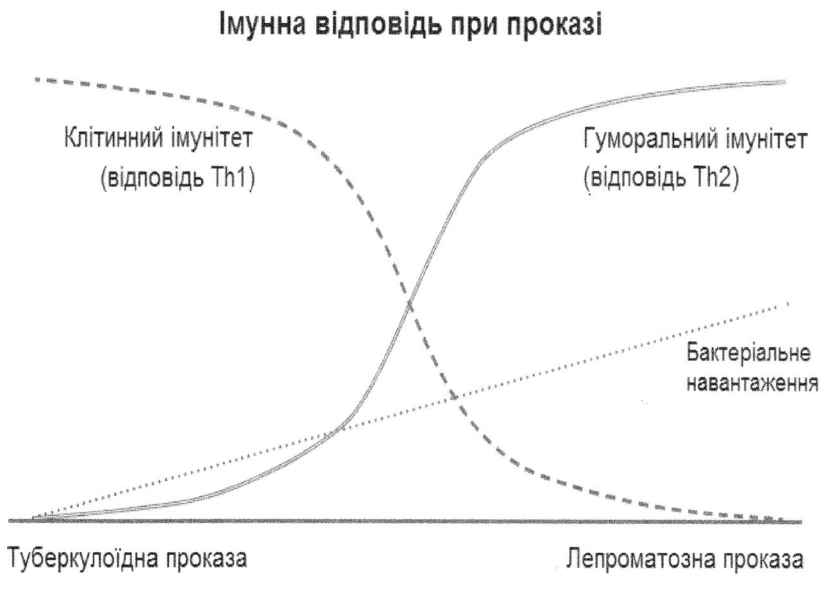

Повернімося до кашлюку. Безклітинна вакцина проти кашлюку зміщує імунну реакцію в бік гуморального імунітету (Th2), тоді як цільноклітинна вакцина пов'язана з клітинним імунітетом (Th1). Щоправда, цільноклітинна вакцина теж зміщує імунну реакцію в бік Th2, але не так сильно. У безклітинній вакцині міститься набагато менше антигенів, ніж у цільноклітинній.

Проте безклітинна вакцина сприяє виробленню набагато більшого числа антитіл. Що більше ревакцинацій безклітинної вакцини людина отримує, то менше триває імунітет від цих щеплень. Це пояснюють тим, що додаткові дози щеплення зміщують імунну реакцію дедалі більше в бік гуморального імунітету (виробляється більше антитіл), тобто імунна реакція стає все менш і менш ефективною. Інакше кажучи, що більше доз вакцини людина отримала, то вища ймовірність, що вона захворіє і довше буде заразною [14].

Як вимірюють ефективність вакцин під час клінічних випробувань? Експериментатори не можуть просто зробити дітям щеплення, а потім заразити їх і подивитися, скільки з них захворіє. Тому ефективність вакцин вимірюють кількістю антитіл, які виробляє імунна система у відповідь на щеплення (це називають імуногенністю).

Але у випадку з кашлюком (і не тільки) ми бачимо, що все якраз навпаки. Що більше антитіл виробляє імунна система, то вища ймовірність заразитися. Тому одна з рекомендацій авторів попередньої статті — це знизити кількість антигенів у вакцинах. CDC теж підтверджує, що немає жодного зв'язку між кількістю антитіл і захистом від кашлюку [15].

Виходить, що існує велика різниця між справжньою ефективністю вакцини та її ефективністю під час клінічних випробувань (імуногенністю). Що ефективнішою вакцина проти кашлюку виглядає під час клінічних випробувань, то менше вона ефективна в реальності, оскільки вона сильніше зміщує імунітет у бік Th2.

Первородний антигенний гріх

Коли імунна система стикається з антигеном уперше, вона формує на нього імунну відповідь. Наступного разу, стикнувшись із тим самим або подібним антигеном, вона сформує таку саму імунну відповідь, навіть якщо інша відповідь була би ефективнішою. Цей феномен називають «*первородним антигенним гріхом*».

У випадку з кашлюком відбувається ось що. Коли кашлюкова бактерія оселяється в дихальних шляхах, один із токсинів, які вона виділяє, — це токсин аденілатциклаза (ACT). Цей токсин обманює імунну систему і не дає їй зрозуміти, що кашлюк — це патоген. Лише через 2 тижні імунна система розуміє, що її обдурили, і починає боротися з кашлюком. Наступного разу, коли імунна система знову стикнеться з АСТ, вона вже не буде ошуканою і відразу його придушить, внаслідок чого людина не заразиться знову. Але, оскільки у вакцині АСТ немає, імунна система щепленої людини не вміє на неї реагувати, і щеплена людина заражається кашлюком. А через ефект первородного антигенного гріха вона вже ніколи не навчиться на нього ефективно реагувати.

До того ж, що більше доз вакцини людина отримує, то сильніше діє первородний антигенний гріх. Це відбувається тому, що імунна система з кожною дозою виробляє дедалі більше і більше специфічних В-клітин. Ці клітини конкурують з наявними В-клітинами, які могли б адаптуватися і реагувати ефективніше на трохи змінений патоген.

Тобто, оскільки вакцинний і натуральний патогени відрізняються один від одного, імунна реакція на справжній кашлюк у нещепленої людини, яка перехворіла, буде набагато ефективнішою, ніж імунна реакція у щепленої. Тому нещеплена людина перехворіє на кашлюк один раз, а щеплена буде вже все життя реагувати на кашлюкову бактерію неефективно [16, 17]. У дослідженні 2019 року провідний дослідник кашлюку Джеймс Черрі пише, що завдяки ефекту первородного антигенного гріха діти, які отримали безклітинну вакцину, залишаться на все життя більш сприйнятливими до кашлюку, і це вже неможливо змінити [18].

Заміна штамів

Точно так само, як надмірне вживання антибіотиків призводить до мутації бактерій і до появи видів, стійких до антибіотиків, так і поголовна вакцинація призводить до швидкої появи бактерій, стійких до вакцини [19]. У щеплених проти кашлюку з'явився новий штам бактерії з більш вірулентним[11] кашлюковим токсином. Цей штам не існував до початку вакцинації, і він зумовлює більшу кількість госпіталізацій і смертей, ніж звичайний штам [20].

Місце звичайної кашлюкової бактерії B. *pertussis* частково стала займати також бактерія B. *parapertussis* (збудник **паракашлюку**), від якої вакцина не захищає, і ця бактерія вже відповідає за 16 % випадків хвороби [21]. Згідно з іншим дослідженням, B. parapertussis відповідальна за 36 % випадків хвороби [22]. У дослідженні на мишах щеплення проти кашлюку підвищувало ризик захворіти на паракашлюк у 40 разів порівняно з нещепленими [23].

Одним зі складників безклітинної вакцини є **пертактин** — один із білків мембрани кашлюкової бактерії. У країнах, де використовують безклітинну вакцину, кашлюкові бактерії з пертактином заміщуються на бактерії без пертактину. В Австралії штами без пертактину майже цілковито витіснили штами з пертактином усього за 4 роки [24]. Генетичний аналіз штамів кашлюкової бактерії в Нідерландах виявив, що бактерія мутувала та адаптувалася до вакцини. Почали переважати штами, в яких пертактин і кашлюковий токсин відрізняються від вакцинного штаму. Цих штамів не існувало до початку вакцинації. Те саме спостерігали у Фінляндії, США та Італії [25-28].

Інший тип бактерії, який заміщує звичайну B. *pertussis*, це B. *holmesii*, що спричиняє такі самі симптоми, що й кашлюк, і від якого щеплення неефективне [29, 30].

Безпечність

У дослідженні, що охоплювало 11 000 дітей, які отримали цільноклітинну вакцину в Канаді, з'ясувалося, що ті, хто отримав першу дозу вакцини на 2 місяці пізніше звичайного

[11] **Віруле́нтність** (від лат. *virulentus* — «отруйний») — ступінь хвороботворності (патогенності) даного інфекційного агента (вірусу, бактерії або іншого мікроорганізму) — *прим. ред.*

терміну, хворіли на астму вдвічі рідше. У тих, хто отримав усі 3 дози вакцини пізніше, — ризик розвитку астми був у 2,5 раза нижчий. Це відбувається через те, що природна імунна реакція зміщується у бік Th2.

Точна причина астми невідома, але, згідно з однією з панівних теорій, астму спричиняє підвищена гігієна. Коли дитина росте у стерильному середовищі і не стикається з бактеріями, її імунна система зміщується у бік Th2. Це призводить до вироблення антитіл імуноглобулінів класу E (IgE).

Ці IgE і відповідальні за астму, алергії, дерматит та інші алергічні прояви, які найчастіше трапляються у щеплених дітей, оскільки вакцинація теж зміщує імунітет у бік Th2. Це зміщення відбувається безпосередньо (завдяки вакцинним антигенам), а також опосередковано (завдяки захисту від кашлюкових бактерій[12]) [31].

У дослідженні, опублікованому в 2000 році, виявилося, що щеплені хворіли на астму вдвічі частіше за нещеплених. Автори вважають, що половини випадків астми у США можна було б уникнути, якби дітей не щепили вакциною АКДП [32]. Схожі результати було отримано і в інших дослідженнях [33, 34]. У дівчаток, які отримали першу дозу АКДП хоча б на місяць пізніше терміну, алергія розвивалася в 4 рази рідше, ніж у щеплених строго за календарем. Екзема розвивалась удвічі рідше і у хлопчиків, і у дівчаток, щеплених хоча б на місяць пізніше [35].

В огляді 2002 року повідомляється, що до вакцини додають кашлюковий токсин. Цей токсин збільшує проникність гематоенцефалічного бар'єру, що дає можливість йому, а також іншим токсинам і вірусам проникнути в мозок. У статті 1953 року автори заявляють, що практично у кожної щепленої дитини була системна інтоксикація, а ушкодження ЦНС часто залишалося перманентним. У цій же роботі згадується, що після того, як у 1979 році 4 дитини в Теннессі померли після щеплення з однієї

---

12 Згідно з «гігієнічною гіпотезою», обширні контакти з мікроорганізмами в ранньому віці захищають від алергічних захворювань.

серії вакцини, CDC вирішило, що АКДП пов'язана із синдромом раптової дитячої смерті. Після цього інциденту виробники не посилають всю серію вакцини в одне місце, а розподіляють кожну серію всією країною [3].

Безклітинна вакцина, звичайно, набагато менш небезпечна, ніж цільноклітинна, але попри це, згідно з VAERS, із 2002 року в США понад 1300 осіб померло після цього щеплення, більше 1000 стало інвалідами і більше 10 000 було госпіталізовано. Від кашлюку за ці роки померло менше 200 осіб (враховуючи щеплених). Тобто ризик померти від щеплення щонайменше у 6 разів вищий, ніж ризик померти від кашлюку. Оскільки цифри VAERS слід множити як мінімум на 10, ризик смерті від щеплення у 60–600 разів вищий, ніж від хвороби.

Лікування

У систематичному огляді Кокрейн впливу антибіотиків на кашлюк автори зробили висновок, що антибіотики знищують бактерію кашлюку, тобто роблять людину незаразною, але вони ніяк не впливають на перебіг хвороби.

Превентивна профілактика осіб, які контактують із немовлятами, за допомогою антибіотиків неефективна [36]. Згідно з деякими дослідженнями, використання антибіотиків при кашлюку призводить лише до подовження терміну хвороби [37].

У 1936 році в медичній літературі почали з'являтися статті про ефективне лікування кашлюку вітаміном С. Першим був японський лікар, який застосовував вітаміни внутрішньовенно, а в 1937 році незалежно від нього група канадських лікарів застосовувала вітамін перорально [38, 39]. У 1938 році вітамін С успішно використовували у США [40]. Хвороба минала за лічені дні. Також повідомлялося, що немовлята на грудному вигодовуванні практично не хворіють на кашлюк, оскільки отримують від матері достатню кількість вітаміну. В 1938 році також з'явилося контрольне дослідження, яке виявило, що вітамін С ефективніший, ніж контрольна субстанція [41]. Щоправда, в ролі контрольної субстанції чомусь використовували риб'ячий жир, беладонну і бромід. Незважаючи на те, що ще в статті 1871 року в британському медичному журналі *Lancet* повідомлялось про успішне лікування кашлюку риб'ячим жиром [42]. Вже тоді науковці розумілися на виборі плацебо.

У 1950-х роках було опубліковано ще кілька статей про лікування кашлюку вітаміном С. Ну а потім з'явилася вакцина, і про вітамін С цілком забули. Останні 70 років ніхто його не досліджує, що, однак, не заважає деяким лікарям і батькам успішно використовувати його для лікування і профілактики кашлюку.

Статистика

Найчастіший аргумент ефективності щеплення проти кашлюку — це те, що в 1950-х роках, коли від кашлюку почали вакцинувати, від нього у США помирало 1000 осіб на рік, а зараз помирають одиниці. Однак, якщо поглянути на графіки смертності від кашлюку з початку XX століття, стає зрозуміло, що вакцина не має жодного відношення до зниження смертності від кашлюку, оскільки понад 90-відсоткове зниження смертності відбулося до

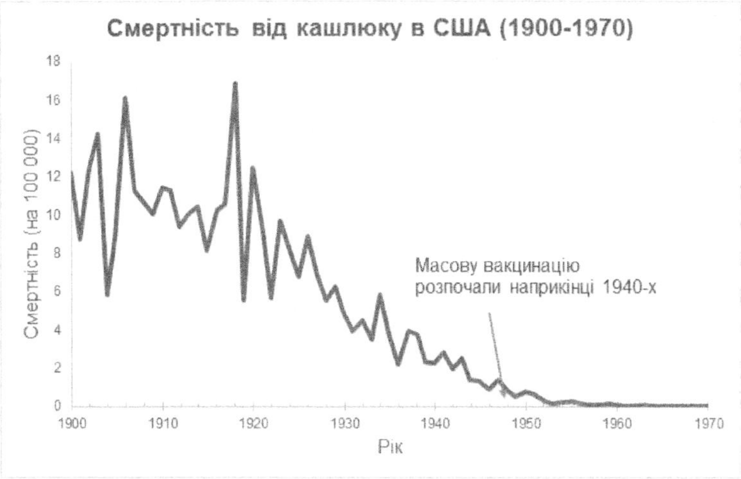

початку вакцинації і навіть до початку використання антибіотиків. Кількість випадків кашлюку також почала зменшуватися до початку вакцинації. Більше того, до початку 1990-х охоплення щепленнями не перевищувало 70 %.

Висновки

Кашлюк небезпечний лише для немовлят. Але, оскільки щеплення для них не ефективне, дорослих і дітей щеплять від кашлюку з однією метою — створити колективний імунітет, який убезпечить немовлят від цієї хвороби. Однак вакцинація досягає протилежної мети. Замість того, щоб перехворіти на кашлюк один раз і забути про нього до кінця життя, щеплені діти і дорослі можуть хворіти на кашлюк багато разів. Ба більше, оскільки хвороба у них часто минає безсимптомно, вони стають «тихим резервуаром» інфекції, поширюючи її на свої сім'ї та на немовлят. Що більше доз вакцини вони отримали, то більше вони схильні до інфікування. Тоді як найефективніше було б віддалити хворого на кашлюк брата від немовляти, зараз хворобу цього брата складно діагностувати через нетиповий її перебіг, через змінене визначення хвороби і через небажання лікарів діагностувати кашлюк у щеплених.

Ризик померти після щеплення значно вищий, ніж ризик померти від кашлюку.

Останніми роками кількість випадків кашлюку постійно збільшується. Це відбувається не тому, що з'явилися антивакцинатори, а навпаки, тому що щеплять дедалі більше. Щеплять вагітних, батьків, бабусь і дідусів, дядьків і тіток і вводять у календар щеплень нові ревакцинації для дітей. Що більше доз вакцини застосовують, то далі імунітет зміщується у бік Th2 і організм стає сприйнятливішим до хвороби.

Джерела

1. Winter K et al. Risk factors associated with infant deaths from pertussis: a case-control study. Clin Infect Dis. 2015;61(7):1099-106
2. Warfel JM et al. Acellular pertussis vaccines protect against disease but fail to prevent infection and transmission in a nonhuman primate model. PNAS. 2014;111(2):787-92
3. Geier D et al. The true story of pertussis vaccination: a sordid legacy? J Hist Med Allied Sci. 2002;57(3):249-84
4. McGirr A et al. Duration of pertussis immunity after DTaP immunization: a meta-analysis. Pediatrics. 2015;135(2):331-43
5. Sala-Farré MR et al. Pertussis epidemic despite high levels of vaccination coverage with acellular pertussis vaccine. Enferm Infecc Microbiol Clin. 2015;33(1):27-31
6. Bertilone C et al. Finding the 'who' in whooping cough: vaccinated siblings are important pertussis sources in infants 6 months of age and under. Commun Dis Intell Q Rep. 2014;38(3):E195-200
7. Skoff TH et al. Sources of infant pertussis infection in the United States. Pediatrics. 2015;136(4):635-41
8. Jenkinson D. Increase in pertussis may be due to increased recognition and diagnosis. BMJ. 2012;345:e5463
9. Stewart GT. Re: «Whooping cough and whooping cough vaccine: the risks and benefits debate». Am J Epidemiol. 1984;119(1):135-9
10. Cherry JD et al. Prevalence of antibody to Bordetella pertussis antigens in serum specimens obtained from 1793 adolescents and adults. Clin Infect Dis. 2004;39(11):1715-8
11. Srugo I et al. Pertussis infection in fully vaccinated children in day-care centers, Israel. Emerg Infect Dis. 2000;6(5):526-9
12. WHO meeting on case definition of pertussis, Geneva, 10-11 January 1991
13. Althouse BM et al. Asymptomatic transmission and the resurgence of Bordetella pertussis. BMC Med. 2015;13:146
14. Diavatopoulos DA et al. What is wrong with pertussis vaccine immunity? Why immunological memory to pertussis is failing. Cold Spring Harb Perspect Biol. 2017;9(12)
15. Murphy TV et al. Prevention of pertussis, tetanus, and diphtheria among pregnant and postpartum women and their infants recommendations of the Advisory Committee on Immunization Practices (ACIP). MMWR. 2008;57(RR-4):1-51
16. Eberhardt CS et al. What is wrong with pertussis vaccine immunity? Inducing and recalling vaccine-specific immunity. Cold Spring Harb Perspect Biol. 2017;9(12)
17. Cherry JD et al. Determination of serum antibody to Bordetella pertussis adenylate cyclase toxin in vaccinated and unvaccinated children and in children and adults with pertussis. Clin Infect Dis. 2004;38(4):502-7
18. Cherry J. The 112-year odyssey of pertussis and pertussis vaccines-mistakes made and implications for the future. J Pediatric Infect Dis Soc. 2019:piz005
19. Bart MJ et al. Global population structure and evolution of Bordetella pertussis and their relationship with vaccination. mBio. 2014;5(2):e01074
20. Mooi FR et al. Bordetella pertussis strains with increased toxin production associated with pertussis resurgence. Emerg Infect Dis. 2009;15(8):1206-13
21. Cherry JD. Why do pertussis vaccines fail? Pediatrics. 2012;129(5):968-70
22. Liese JG et al. Clinical and epidemiological picture of B pertussis and B parapertussis infections after introduction of acellular pertussis vaccines. Arch Dis Child. 2003; 88(8):684-7

23. Long GH et al. Acellular pertussis vaccination facilitates Bordetella parapertussis infection in a rodent model of bordetellosis. Proc Biol Sci. 2010;277(1690):2017-25
24. Lam C et al. Rapid increase in pertactin-deficient Bordetella pertussis isolates, Australia. Emerg Infect Dis. 2014;20(4):626-33
25. Queenan AM et al. Bordetella pertussis variants lacking the vaccine antigen pertactin: first detection in the United States. N Engl J Med. 2013;368(6):583-4
26. Martin SW et al. Pertactin-negative Bordetella pertussis strains: evidence for a possible selective advantage. Clin Infect Dis. 2015;60(2):223-7
27. Barkoff A-M et al. Appearance of Bordetella pertussis strains not expressing the vaccine antigen pertactin in Finland. Clin Vaccine Immunol. 2012;19(10):1703-4
28. Mooi FR et al. Adaptation of Bordetella pertussis to vaccination: a cause for its reemergence? Emerg Infect Dis. 2001;7(3 Suppl):526-8
29. Pittet LF et al. Bordetella holmesii: an under-recognised Bordetella species. Lancet Infect Dis. 2014;14(6):510-9
30. Zhang X et al. Lack of cross-protection against Bordetella holmesii after pertussis vaccination. Emerg Infect Dis. 2012;18(11):1771-9
31. McDonald KL et al. Delay in diphtheria, pertussis, tetanus vaccination is associated with a reduced risk of childhood asthma. J Allergy Clin Immunol. 2008;121(3):626-31
32. Hurwitz EL et al. Effects of diphtheria-tetanus-pertussis or tetanus vaccination on allergies and allergy-related respiratory symptoms among children and adolescents in the United States. J Manipulative Physiol Ther. 2000;23(2):81-90
33. Bernsen RM et al. Reported pertussis infection and risk of atopy in 8- to 12-yr-old vaccinated and non-vaccinated children. Pediatr Allergy Immunol. 2008;19(1):46-52
34. Farooqi IS et al. Early childhood infection and atopic disorder. Thorax. 1998;53(11):927-32
35. Kiraly N et al. Timing of routine infant vaccinations and risk of food allergy and eczema at one year of age. Allergy. 2016;71(4):541-9
36. Altunaiji S et al. Antibiotics for whooping cough (pertussis). Cochrane Database Syst Rev. 2007(3):CD004404
37. Tozzi AE et al. Clinical presentation of pertussis in unvaccinated and vaccinated children in the first six years of life. Pediatrics. 2003;112(5):1069-75
38. Otani T. Concerning the vitamin C therapy of pertussis. Klin Wochenschr. 1936; 15(51):1884-5
39. Ormerod MJ et al. A further report on the ascorbic acid treatment of whooping cough. Can Med Assoc J. 1937;37(3):268-72
40. Vermillion E. A preliminary report on the use of cevitamic acid in the treatment of whooping cough. J Kan Med Soc. 1937;39(11):469
41. Gairdner D. Vitamin C in treatment of whooping-cough. BMJ. 1938;2(4057):742-4
42. Prestwich J. Cod liver oil in whooping cough. Lancet. 1871;98(2519):812

Розділ 10. **Правець**

Лікар — такий самий консультант з питань щодо щеплень, як різник — з питань щодо вегетаріанства.

Джордж Бернард Шоу

На відміну від папіломи чи кашлюку, правець — це справді небезпечне захворювання. Багато батьків, які відмовляються від інших щеплень, усе-таки вважають за потрібне зробити щеплення проти правця. Але яка ймовірність захворіти на правець, чи небезпечніший правець за щеплення і чи захищає щеплення від правця?

Збудником правця є бактерія *Clostridium tetani*. Спори цієї бактерії є всюди. У ґрунті, в кишківнику людини та тварин (особливо травоїдних), у пилюці, на тілі й навіть у слині. В аеробному середовищі бактерія не розмножується, але, потрапляючи в анаеробне середовище, «пробуджується» і починає виділяти дуже сильний токсин (тетаноспазмін). Якщо внаслідок травми цей токсин потрапляє в нервову систему, він спричиняє спазми м'язів і може призвести до паралічу. У розвинених країнах приблизно в 11% випадків хвороба закінчується летально. Не всі штами бактерії виділяють токсин [1].

Протиправцевий анатоксин практично завжди поєднаний із протидифтерійним анатоксином і вакциною проти кашлюку, але зазвичай вони комбіновані також із вакцинами проти поліомієліту, гемофільної палички, а іноді — з вакциною проти гепатиту B. Існує протиправцевий анатоксин разом із протидифтерійним, але без кашлюку. Не скрізь він доступний, і навіть там, де він є, його зазвичай використовують лише для тих, хто чутливий до кашлюкового компонента. **Всі вакцини, що містять протиправцевий анатоксин, містять і алюміній.** Теоретично вакцина без алюмінію існує, до 2008 року її використовували у Франції, але сьогодні її не виготовляють [2].

Якщо взяти правцевий токсин і обробити його формаліном, отримаємо токсоїд (анатоксин). Він зберігає антигенні властивості, але вже не токсичний. Його й застосовують для профілактики інфекційних захворювань. У разі травми використовувати його марно, оскільки вироблення антитіл — це процес, який може тривати від кількох днів до декількох тижнів [3]. У такому випадку роблять ін'єкції імуноглобуліну (тобто самих антитіл). Імуноглобулін (TIG) виділяють із крові багаторазово щеплених коней або людей. У Росії, Україні та країнах третього світу роблять ін'єкції кінського імуноглобуліну, тоді як у розвинених країнах застосовують людський імуноглобулін, оскільки кінський спричиняє сироваткову хворобу.

У розвинених країнах 70 % хворих на правець і 80 % померлих — це люди віком від 50 років. Смертність від правця у людей віком до 30 років практично нульова, тоді як серед літніх помирає половина хворих [4].

Природний імунітет

Існує цілковитий медичний консенсус щодо того, що природний імунітет від правця неможливий і тільки щеплення може запобігти хворобі. Однак у ізраїльському дослідженні автори провели аналіз крові 200 випадково вибраних емігрантів з Ефіопії та виявили у 98 % із них антитіла до правця. У 30 % із них рівень антитіл вважали захисним (вище 0,01 МО/мл). Жоден з них не був щеплений. Кількість антитіл у них зростала з віком. Автори зробили висновок, що природний імунітет виробляється внаслідок постійної взаємодії з бактерією [5]. В іншому дослідженні взяли аналіз крові у 120 випадково вибраних жінок, які живуть у ізраїльських кібуцах. У всіх був достатній рівень антитіл до правцевого токсину, хоча 12 % із них ніколи не були щеплені [6].

Рівень антитіл до правця у 57 нещеплених жителів Галапагосів теж був вищим за захисний. Двоє з них перехворіли на правець у минулому. Автори також перевірили 9 тварин, і в усіх був достатній рівень антитіл. Вони зробили висновок, що імунітет виробляється внаслідок проковтування спор бактерії, які розмножуються в кишківнику, а рани на шкірі діють як ревакцинація. Подібні дослідження було проведено також в Англії, Індії та Малі [7–10]. **Усі ці дослідження суперечать прийнятій догмі: що перенесене захворювання не виробляє імунітет.**

Власне кажучи, відповідь на запитання, яким чином виробляється природний імунітет, дали ще у 20-х роках минулого століття. Бактерії правця виявились у кишківнику 35 % чоловіків у Пекіні, при тому, що правець у Китаї був дуже рідкісною хворобою (без урахування правця новонароджених). Дослідники виявили бактерії правця у випорожненнях пацієнтів навіть після того, як вони провели в лікарні 3 місяці на практично стерильній їжі [11]. У подальшому дослідженні автори довели, що бактерії правця розмножуються в людському кишківнику. Щоб перевірити вироблення антитіл до правця за допомогою їх вживання в їжу, один із авторів дослідження проковтнув велику кількість бактерій (були ж колись справжні науковці!). Експеримент, однак, довелося припинити, оскільки у нього почалися закрепи (незрозуміло, чи було це наслідком проковтування бактерій) [12].

В іншому дослідженні у морських свинок, яких годували бактеріями правця, через 6 місяців з'явились антитіла. Але існує багато штамів бактерії правця, і антитіла вироблялися тільки до того штаму, яким їх годували. Імунітет до інших штамів не з'являвся. Ті тварини, яких годували кількома штамами, виробили імунітет до всіх штамів.

В одному експерименті автори заразили морських свинок правцем, і всі, окрім двох, загинули. Згодом виявилося, що цих двох свинок випадково підселили до самця і вони були вагітні. Як вагітність урятувала їх від правця, залишилося незрозумілим. Вони народили здорове потомство. На додачу автори повідомляють: широко відомо, що спори бактерії самі не інфікують і, щоб відбулося зараження, потрібен ще якийсь подразливий чинник. Вони використовували як подразник різні матеріали і з-поміж іншого — скляну ампулу. Ампулу, наповнену спорами бактерій правця, вставляли під шкіру морських свинок і розбивали. Те, що самих спор бактерії недостатньо для інфікування, також пояснює той факт, що, незважаючи на поширеність бактерій правця, випадки захворювання надзвичайно рідкісні. Автори пишуть, що немає жодного зв'язку між кількістю антитіл у крові й імунітетом до правця. Вони роблять висновок, що антитіла до токсину відіграють лише незначну роль в імунітеті від правця і є дещо інше, що захищає від інфекції. Вони припускають, що це білки під назвою *аглютиніни*. Ці аглютиніни специфічні, для кожного штаму бактерії правця є відповідний аглютинін [13].

У дослідженні 1926 року в крові у 80 % жителів Каліфорнії знайшли аглютиніни до кількох штамів бактерій правця, але у них не було антитіл. Автори вважають, що бактерії правця перебували в кишківнику цих людей у минулому, але не прижилися там, тому антитіла відсутні [14]. З 1920-х років аглютиніни проти правця більше ніхто не досліджував.

Чи захищає щеплення від правця?

У статті 1992 року розповідається про 3 чоловіків, які захворіли на правець. Один із них помер. Усі були не лише повністю щеплені, а й мали дуже високий рівень антитіл. У одного з них рівень антитіл був у 2500 разів вищим від захисного. Цього пацієнта гіперімунізували для створення комерційного імуноглобуліну. Тобто йому зробили багато щеплень, щоб у нього виробився високий рівень антитіл, які потім виділяють із його крові та продають як імуноглобулін. У іншого пацієнта рівень антитіл in vitro був 0,2 МО/мл, але коли його перевірили *in vivo*[13] на мишах, він виявився менше 0,01. Автори зробили висновок, що імунітет до токсоїду не зовсім дорівнює імунітету

[13] У цьому випадку, *in vitro* — це вимірювання рівня антитіл у пробірці. *In vivo* — це старий спосіб перевірки антитіл (mouse protection bioassay). Людську сироватку крові розводять у різних концентраціях, і вколюють її мишам разом із летальною дозою токсину. Перевіряють, у якій концентрації сироватка перестає захищати від токсину, і у такий спосіб вираховують рівень антитіл. Тобто в першому випадку вимірюють рівень антитіл на токсоїд, а у другому — на токсин.

до токсину [15]. Описано також випадки зараження у людей із рівнем антитіл, вищим від захисного у 16 разів, у 100 разів і у 278 разів [16–18]. У систематичному аналізі випадків зараження правцем у щеплених автори проаналізували 51 статтю, де повідомлялося про 359 таких випадків [19].

«Захисний» рівень антитіл (0,01 МО/мл) було встановлено в 1937 році на підставі дослідів над морськими свинками й екстрапольовано на людей. Останніми роками в деяких країнах захисним вважають вже рівень антитіл у 10–15 разів вищий [20].

Правець новонароджених

Одним із видів правця є правець новонароджених. Він практично не трапляється в розвинених країнах. Його причиною є зараження немовляти через пуповину при нестерильному її перерізанні.

Замість того, щоб підвищити рівень гігієни під час пологів, роздати вагітним пляшечки перекису водню й навчити їх не перерізати пуповину іржавими ножицями, ВООЗ, звісно, вибрала іншу стратегію — поголовну вакцинацію вагітних жінок у країнах третього світу.

У дослідженні в Нігерії 20 немовлят потрапили до лікарні з правцем новонароджених. Матері шістьох були щеплені під час вагітності щонайменше двома дозами. В усіх матерів і немовлят, включно з нещепленими, рівень антитіл значно перевищував захисний. Смертність серед нещеплених становила 43 %. Смертність серед щеплених становила 50 % [21]. Однак існує також дослідження, яке доводить, що 2–3 щеплення під час вагітності значно знижують випадки правця новонароджених. З іншого боку, в тому самому дослідженні виявилося, що щеплення підвищує смертність з інших причин на 18 % [22].

У Танзанії досліджували 10 новонароджених із правцем. Матері всіх, крім одного, були щеплені під час вагітності. Рівень антитіл у 9 з них перевищував захисний. Мати десятого була щеплена за 2 тижні до пологів. У 2 немовлят рівень антитіл був у 100 і 400 разів вищим від захисного. Мати одного з них отримала 14 щеплень під час своїх 5 вагітностей, друга отримала 6 протягом останніх 3 років. У немовляти, мати якого ніколи не була щеплена, рівень антитіл був у 3 рази вищим від захисного. Автори зробили висновок, що не існує такого поняття, як «захисний рівень антитіл» [23].

Способи зараження

У минулому одним зі шляхів зараження правцем була вакцинація від віспи [24, 25]. Також причинами правця були обрізання, медичні пов'язки, гігієнічні прокладки, аборт і видалення матки. Повідомляють про випадок зараження правцем унаслідок розриву крайньої плоті під час статевого акту, з чого випливає, що бактерії правця, ймовірно, живуть також у піхві.

Автори опублікованого в 1937 році дослідження проаналізували 14 видів гігієнічних прокладок і на всіх знайшли спори правця та спори *Clostridium welchii* (про них далі). Деякі прокладки, за твердженням виробників, були стерильними. Бактерії правця виявили також на стерильному комплекті гігієнічних пов'язок і прокладок, призначених для пологів. Автори зробили висновок, що такі нестерильні прокладки не можна використовувати після пологів і після видалення матки, оскільки 3,5 % випадків правця — це післяпологовий правець. Вони пишуть, що держава контролює банку сардин більше, ніж пов'язки, які використовують під час пологів. І що аборигенки, які не користуються прокладками, перебувають у більшій безпеці, ніж їхні цивілізовані сестри [26].

Згадана вище бактерія *C. welchii*, яку сьогодні називають вже *C. perfringens*, це бактерія з того самого роду, що і правець. Вона теж анаеробна, живе у ґрунті, в кишківнику людей і тварин, у пилюці й поширена так само, як правцева бактерія. Але оскільки проти цієї бактерії немає вакцини, мало хто про неї чув. **Що трохи дивно, оскільки вона спричиняє набагато небезпечніше і поширеніше захворювання — газову гангрену.**

Потрапляючи в анаеробне середовище через глибоку рану, ця бактерія починає виділяти токсин, який швидко призводить до некрозу тканин, і закінчується це в кращому разі ампутацією. На відміну від правця, для якого при травмі ефективна протиправцева сироватка, сироватка від газової гангрени не діє. Щороку в США 1000 осіб захворює на газову гангрену. Смертність становить 20–25 %. Скільки захворює на правець? 30 осіб на рік [27]. Із них помирають троє. І якщо людина вижила після правця, її нервові тканини відновлюються і вона повністю одужує, а після газової гангрени людина, якщо не помирає, залишається інвалідом.

До тієї самої родини належить також бактерія *C. difficile*. Про неї теж мало хто чув, хоча вона пов'язана з майже 30 000 смертей на рік у США, тобто вона смертельніша за правець у 10 000 разів [28]. Але, може, від правця вмирають сьогодні так мало через щеплення? У 1950-х, до того, як вакцину почали масово використовувати, на правець хворіли тільки 500 осіб на рік.

Хто хворіє на правець

Із 1987 до 2008 року 13 % випадків і 29 % смертей від правця припадають на хворих на діабет. Діабетики хворіють на правець у 3 рази частіше за інших, а вмирають у 4 рази частіше. 15 % випадків правця припадає на внутрішньовенних наркоманів [29]. Навіть якщо припустити, що протиправцеві антитіла ефективно нейтралізують токсин, вони ж іще мають дістатися місця травми. А якщо травма сталася там, де немає достатнього кровопостачання, антитіла туди не дістануться. Через це діабетики хворіють на правець значно частіше.

З 1955 року 90 % хворих на правець у Нью-Йорку — це героїнові наркомани [30]. Описано випадок брата і сестри, які захворіли на правець після ін'єкції героїну. У брата була важка форма правця, а у сестри легка. Обидва одужали: брат — за 3 тижні, а сестра — за 2. Оскільки сестрі за 15 років до того зробили щеплення, автори зробили висновок, що через це вона хворіла в легкій формі. Вони також дійшли висновку, що брат, найімовірніше, щеплений не був і тому хворів важко, хоча рівень антитіл у них не перевіряли, і чи був щеплений брат — залишилося невідомим [31].

Правець у наркоманів, які кололи під шкіру морфін, було описано ще у вікторіанську епоху. У Чикаго, ще в 50-і роки, до того, як почали вакцинувати, більшість хворих були героїновими наркоманами. З-поміж 22 хворих 12 були наркоманами, і всі померли. З решти хворих померли тільки четверо [32]. CDC повідомляє, що 55 % хворих на правець у Каліфорнії були внутрішньовенними наркоманами [33].

Із 1984 по 1994 рік 40 осіб померло від правця в області Лаціо в Італії (населення 5,1 мільйона). З них 48 % становили люди похилого віку, а серед молодших помирали переважно внутрішньовенні наркомани. У віковій групі до 30 років не було зареєстровано жодної смерті. З-поміж тих, хто не був наркоманом, померла тільки одна людина молодше 40 років і ще 2 людини молодше 50 років. Ризик смерті літньої людини був підвищений у 27 разів, фермера — у 167, а наркомана — у 186 разів [34].

До 2003 року правець лише зрідка зустрічався у Великій Британії, здебільшого серед літніх людей, але у 2003 році на правець почали хворіти наркомани. Було зареєстровано 35 випадків, у двох із них хворі померли. Автори досліджували, що між ними спільного, і виявили, що вони захворіли через заражений героїн із Ліверпуля [35].

Ефективність

Рандомізованого контрольованого дослідження ефективності вакцини від правця ніхто ніколи не проводив. На підставі чого тоді вирішили, що вакцина ефективна? Під час Першої світової війни серед американських солдатів було зафіксовано 70 випадків правця (13,4 на 100 000 поранень). У Другій світовій війні, коли всіх солдатів вакцинували, було зафіксовано 12 випадків правця (0,44 на 100 000 поранень). До того ж серед німецьких солдатів, яких не щепили, було 80 випадків правця. А серед солдатів Люфтваффе (ВПС), яких щепили, правця взагалі не було. На підставі цього зробили висновок, що вакцина дуже ефективна, і з 1947 року нею почали щепити і цивільне населення. **Те, що в Першій світовій воювали переважно на конях, а у Другій світовій на танках, дослідників не збентежило. Також не збентежило їх, що Люфтваффе воювали в повітрі, тоді як бактерії правця живуть здебільшого в ґрунті.**

А от від газової гангрени під час Першої світової війни загинуло 100 000 німецьких солдатів, 10–12 % усіх поранених. Під час Другої світової війни від неї вмирало вже не більше 1,5 %, а під час війни у В'єтнамі — лише 0,016 %. Із 1950-х до 1980-х смертність від газової гангрени знизилася з 70 до 41 % [36]. **І все це без вакцинації.**

Вакцини проти вагітності

Трішки відволічемося від правця. ХГЛ (хоріонічний гонадотропін) — це гормон, який починає виділятися під час вагітності, і саме на ньому оснований домашній тест на вагітність. Оскільки цей гормон абсолютно необхідний для розвитку вагітності, науковцям спала на думку геніальна ідея. Якщо ми зможемо, вирішили вони, викликати аутоімунну реакцію на цей гормон, то імунна система почне бачити в ньому патоген і знищувати його. Так вийде вакцина проти вагітності.

Як викликати імунну реакцію на гормон? Потрібно просто додати до нього алюміній і правцевий токсоїд. Імунна система на додачу до правця виробить антитіла і до ХГЛ. Сказали і зробили. Почали цю роботу ще в 70-х, але домогтися успіху ніяк не виходило. А на початку 90-х додали у вакцину ще один ад'ювант, овечий лютропін (гормон, відповідальний за овуляцію), та дифтерійний токсоїд, і вакцина запрацювала! Звичайно, рівень антитіл постійно знижувався, і вакцину доводилося колоти раз на кілька місяців, але індійські жінки, на яких вакцину випробовували, майже не вагітніли [37]. **Щоправда, деякі дослідники звинувачують автора експерименту в тому, що він тестував вакцини одразу на жінках, оминаючи попередні випробування на тваринах.** А колишня міністерка довкілля Індії, Манека Ганді, заявила, що його контрацептивна вакцина для псів убила забагато собак [38]. Схожі вакцини розроблялися під керівництвом ВООЗ також і іншими групами дослідників [39].

Восени 1994 року ВООЗ провела в Мексиці кампанію вакцинації проти правця. Але вакцинували чомусь виключно жінок репродуктивного віку. Причому, попри те, що одна доза правцевої вакцини дає захист на 10 років, жінок вакцинували по 5 разів. Католицькій організації *Human Life International* це здалося трохи дивним, і вони перевірили ці вакцини на наявність ХГЛ, і його там дійсно виявили. Схожі вакцини проти правця, в яких виявили ХГЛ, знайшли на Філіппінах, де 3,4 мільйона жінок були ними щеплені, і в Нікарагуа, де щепили тільки жінок віком 12–49 років [40].

У 2014 році ВООЗ і ЮНІСЕФ провели кампанію вакцинації жінок фертильного віку (14–49 років) у Кенії. Жінки отримували по 5 доз вакцини. Зазвичай вакцинацію проводить у Кенії церква, але цього разу ВООЗ вакцинувала сама. Організація католицьких єпископів Кенії, якій це здалося дивним, послала ці вакцини на перевірку в 4 різні лабораторії, і, згідно з заявою єпископів, усі лабораторії виявили в перевірених ампулах ХГЛ. ВООЗ і ЮНІСЕФ пояснили вакцинацію жінок фертильного віку тим, що вакцини призначені для запобігання правцеві новонароджених. Однак згідно зі статистикою ВООЗ, за 5 років, що передували цій кампанії, в Кенії було зареєстровано лише 19 випадків правця новонароджених. Навіщо потрібні 5 доз щеплення замість звичних однієї або двох, вони не пояснили. Одна з лабораторій заявила, що вони не знали, що те, що вони перевіряють, це вакцина. І якби вони знали, то, звісно, не знайшли б там ХГЛ.

В опублікованому в 2017 році дослідженні автори повідомляють, що:

1) **ВООЗ займається розробкою вакцин проти вагітності з 1970-х, а проблемою зниження народжуваності в країнах третього світу — з 1945-го. Уряд США офіційно підтримував зниження народжуваності в країнах третього світу з 1970-х;**
2) **використовуваний у Кенії протокол вакцинації (5 доз раз на пів року) цілковито збігався з протоколом вакцинації проти вагітності та не збігався з протоколом вакцинації проти правця;**
3) **вакцини в Кенії охороняла поліція. Кожну ампулу необхідно було повернути ВООЗ під наглядом поліції. Всі вакцини зберігали в готелі у Найробі та розподіляли лише звідти;**
4) **половина ампул, запропонованих ВООЗ для перевірки, містили ХГЛ;**
5) **у щеплених проти правця жінок на Філіппінах виявили антитіла до ХГЛ. Автори зробили висновок, що відповідальність за депопуляцію в Кенії лежить на ВООЗ [41].**

Безпечність

У звіті Національної академії медицини повідомляється, що існує причинно-наслідковий зв'язок між щепленням проти правця/дифтерії та синдромом Гієна-Барре, анафілактичним шоком і плечовим невритом [42].

Ревакцинація проти правця тимчасово знижує рівень Т-лімфоцитів у крові до рівня, який буває у хворих на СНІД [43]. Оскільки вакцини проти правця люблять колоти за будь-якої нагоди, це призводить до гіперімунізації (рівень антитіл вище 5 МО/мл). В Італії з-поміж народжених до 1968 року було 11 % гіперімунізованих, а з-поміж народжених після 1968-го — вже 17 % [44, 45].

У Фінляндії у 53 % людей віком від 50 років рівень антитіл був вище 1 МО/мл [46]. У дослідженні 2013 року виявилося, що у дітей віком 12–18 місяців, які потерпають від постійних інфекцій, рівень антитіл до правця був значно вищим, ніж у здорових [47].

Згідно з VAERS, після щеплення проти правця (без кашлюкового компонента) з 2001 до 2008 року у США зареєстровано 24 випадки смерті та 178 випадків інвалідності (ці дані слід помножити як мінімум на 10 і пам'ятати, що ці вакцини використовують досить рідко, майже всі діти отримують комбіновану з кашлюком вакцину). За ці 8 років було зареєстровано всього 233 випадки хвороби, і 26 людей померло від правця. З-поміж тих, хто захворів, 27 % були щеплені понад 4 рази і 40 % не були щеплені. 15 % хворих були внутрішньовенними наркоманами, 15 — хворими на діабет і 49 % — старшими за 50 років. **Не було зареєстровано жодного випадку захворювання у дітей віком до 5 років. Жодна людина віком до 30 років не померла від правця.**

Лікування

У німецькому дослідженні 1966 року з'ясувалося, що щури, які отримували ін'єкції вітаміну С, не вмирали від смертельних доз правцевого токсину [48]. На початку 1980-х у Бангладеш було проведено контрольоване дослідження впливу вітаміну С на правець. 117 хворих пацієнтів розділили на дві групи. Перша отримувала 1 г вітаміну С на добу внутрішньовенно на додачу до імуноглобуліну, а друга група отримувала тільки імуноглобулін. У групі дітей (1–12 років) з-поміж тих, хто не отримував вітамін, померло 74 %. З-поміж тих, хто отримував вітамін С, ніхто не помер. У групі дорослих з-поміж тих, хто не отримував вітамін, 68 % померло. З-поміж тих, хто отримував вітамін, померло 37 %. Оскільки доза вітаміну С була однакова для обох груп, попри різну вагу пацієнтів, логічно припустити, що вища доза вітаміну в дорослій групі знизила б смертність іще більше [49].

У 2013 році було опубліковано систематичний огляд Кокрейн про лікування правця вітаміном С. Автори виявили у всій медичній літературі тільки одне вищезгадане дослідження про вплив вітаміну С на правець. Але, з-поміж іншого, вони повідомляють таке:

1. Інфекції та бактеріальні токсини виснажують запаси вітаміну С в надниркових залозах. У кількох експериментах було доведено, що вітамін С покращував роботу клітин імунної системи.
2. У десятках експериментів на тваринах було доведено, що вітамін С посилював їхню опірність до інфекцій та бактеріальних токсинів, включно з правцевим токсином і токсином інших клостридійних бактерій.
3. В одному дослідженні було встановлено, що в крові у хворих на правець було менше вітаміну С, ніж у здорових. А у померлих від правця пацієнтів рівень вітаміну С був нижчим, ніж у тих, що вижили. Ба більше, у хворих на правець було зафіксовано вищий рівень дегідроаскорбату (окисленої форми вітаміну С), що свідчить про те, що правець виснажує запаси вітаміну.
4. Вітамін С безпечний навіть у дуже великих дозах. 100 г внутрішньовенно не призводили до побічних реакцій. При пероральному прийомі великі дози вітаміну С можуть спричинити діарею (більше 30 г/день для хворих і більше 4–10 г/день для здорових, із чого також випливає, що інфекції виснажують запаси вітаміну С).

Оскільки це єдине бангладеське дослідження було не сліпе і не рандомізоване, автори не рекомендують використання вітаміну С при лікуванні правця, незважаючи на цілковиту відсутність побічних дій. Вони рекомендують проведення додаткових клінічних випробувань. Але чомусь ніхто не поспішає їх проводити [50].

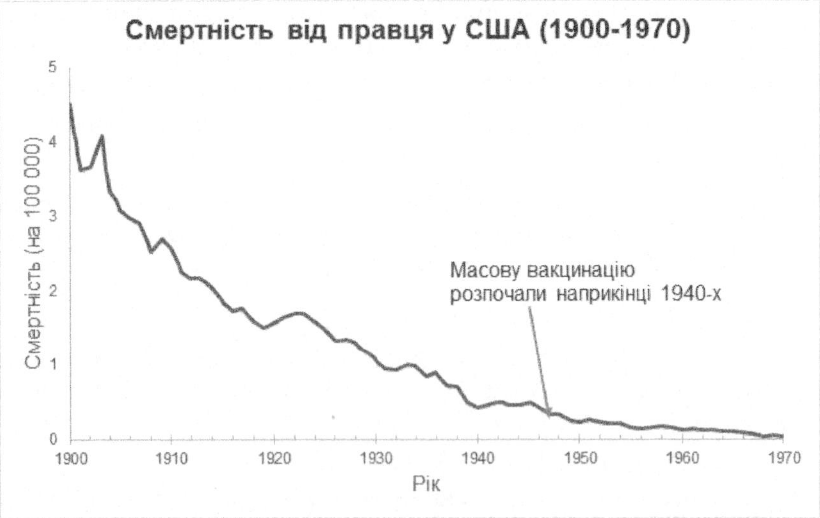

Статистика

Як і у випадку з іншими вакцинами, побутує твердження, що вакцина відповідальна за зниження захворюваності на 92%, а смертності – на 99% [51]. Однак із 1900 року смертність знизилася більш ніж на 95% ще до початку вакцинації наприкінці 40-х [52]. У Канаді смертність від правця знизилася на 80% із 1920-х до 1940-х років.

Висновки

Правець – це напрочуд рідкісне захворювання, на яке доволі складно захворіти. Воно було надзвичайно рідкісним навіть під час Першої світової війни з її незліченними пораненнями і відсутністю санітарії. Щороку 50 людей у США гине від удару блискавки. На правець хворіє 30 осіб на рік, помирає в середньому 3, і більшість із них – це внутрішньовенні наркомани, діабетики та люди похилого віку. У розвинених країнах діти від правця взагалі не вмирають і практично на нього не хворіють. Набагато логічніше боятися газової гангрени, якою заражаються так само, як правцем, але помирають від неї у 100 разів частіше, або блискавок, від яких помирають у 15 разів частіше.

Ймовірність померти після щеплення вища за ймовірність померти від правця, а ймовірність інвалідності після щеплення вища за ймовірність захворіти на правець.

Ефективність вакцини проти правця ніколи не було підтверджено.

Джерела

1. Tetanus. CDC *Pink Book*
2. Ullberg-Olsson K et al. Immunization against tetanus with aluminium free-versus aluminium contain triple vaccine. *Dev Biol Stand.* 1979;43:39-41
3. Porter J.D. et al. Lack of early antitoxin response to tetanus booster. *Vaccine.* 1992;10(5):334-6
4. Cook T.M. et al. Tetanus: a review of the literature. *Br J Anaesth.* 2001;87(3):477-87
5. Matzkin H. et al. Naturally acquired immunity to tetanus toxin in an isolated community. *Infect Immun.* 1985;48(1):267-8
6. Leshem Y. et al. Tetanus immunity in kibbutz women. *Isr J Med Sci.* 1989;25(3):127-30
7. Veronesi R. et al. New concepts on tetanus immunization: naturally acquired immunity. *J Hyg Epidemiol Microbiol Immunol.* 1975;19(1):126-34
8. Murphy N.M. et al. Objective verification of tetanus immune status in an apparently non-immune population. *Br J Clin Pract.* 1994;48(1):8-9
9. Dastur F.D. et al. Response to single dose of tetanus vaccine in subjects with naturally acquired tetanus antitoxin. *Lancet.* 1981;2(8240):219-22
10. Ehrengut W. et al. Naturally acquired tetanus antitoxin in the serum of children and adults in Mali. *Immun Infekt.* 1983;11(6):229-32
11. Tenbroeck C et al. The tetanus bacillus as an intestinal saprophyte in man. *J. Exp. Med.* 1922;36(3):261-71
12. Tenbroeck C. et al. Studies on the relation of tetanus bacilli in the digestive tract to tetanus antitoxin in the blood. *J Exp Med.* 1923;37(4):479-89
13. Tenbroeck C. et al. The immunity produced by the growth of tetanus bacilli in the digestive tract. *J Exp Med.* 1926;43(3):361-77
14. Coleman G. Study of tetanus agglutinins and antitoxin in human serums. *J. Infect. Dis.* 1926;39(4):332-6
15. Crone N.E. et al. Severe tetanus in immunized patients with high anti-tetanus titers. *Neurology.* 1992;42(4):761-4
16. Livorsi D.J. et al. Generalized tetanus despite prior vaccination and a protective level of anti-tetanus antibodies. *Am. J. Med. Sci.* 2010;339(2):200-1

17. Pryor T. et al. Elevated antitoxin titers in a man with generalized tetanus. *J. Fam. Pract.* 1997;44(3):299-303
18. Passen E. Clinical tetanus despite a 'protective' level of toxin-neutralizing antibody. JAMA. 1986;255(9):1171-3
19. Hopkins J.P. et al. A systematic review of tetanus in individuals with previous tetanus toxoid immunization. *Can Commun Dis Rep.* 2014;40(17):355-64
20. Sneath P. Tetanus immunity: the resistance of guinea pigs to lethal spore doses induced by active and passive immunization. *Am J Hyg.* 1937;25(3):464-76
21. de Moraes-Pinto M.I. et al. Neonatal tetanus despite immunization and protective antitoxin antibody. *J Infect Dis.* 1995;171(4):1076-7
22. Newell K.W. et al. The use of toxoid for the prevention of tetanus neonatorum. Final report of a double-blind controlled field trial. *Bull World Health Organ.* 1966;35(6):863-71
23. Maselle S.Y. et al. Neonatal tetanus despite protective serum antitoxin concentration. *FEMS Microbiol Immunol.* 1991;3(3):171-5
24. Patel J. Tetanus following vaccination against small-pox. *Indian J Pediatr.* 1960;27:251-3
25. Tetanus following vaccination against smallpox, and its prevention: with special reference to the use of vaccination shields and dressings. *Public Health Rep.* 1927;42(50):3061-71
26. Pulvertaft R.J. Post-hysterectomy and puerperal tetanus. BMJ. 1937;1(3973):441-4
27. Reported Cases and Deaths from Vaccine Preventable Diseases, United States
28. Lessa F. Burden of Clostridium difficile infection in the United States. NEJM. 2015;372(24):2369-70
29. Pascual B. Tetanus surveillance — US, 1998-2000.MMWR. 2003;52(SS03):1-8
30. Cherubin C.E. Clinical severity of tetanus in narcotic addicts in New York City. *Arch Intern Med.* 1968;121(2):156-8
31. Berger S.A. et al. Tetanus despite preexisting antitetanus antibody. JAMA. 1978;240(8):769-70
32. Beeching N. Tetanus in injecting drug users. BMJ. 2005;330(7485):208-9
33. Tetanus among injecting-drug users — California, 1997.MMWR. 1998;47(8):149-51
34. Sangalli M. et al. Tetanus: a rare but preventable cause of mortality among drug users and the elderly. *Eur J Epidemiol.* 1996 Oct;12(5):539-40
35. Hahné S.J. et al. Tetanus in injecting drug users, United Kingdom. *Emerg Infect Dis.* 2006;12(4):709-10
36. Pailler J.L. et al. Gas gangrene: a military disease? *Acta Chir Belg.* 1986;86(2):63-71
37. Talwar G.P. et al. A vaccine that prevents pregnancy in women. PNAS. 1994;91(18):8532-6
38. Mukerjee M. Pushing the envelope for vaccines. *Sci Am.* 1996;275(1):38-40
39. Report of a meeting between women's health advocates and scientists to review the current status of the development of fertility regulating vaccines, Geneva, 17-18 August 1992
40. Tetanus vaccine may be laced with anti-fertility drug. International / developing countries.*Vaccine weekly.* 1995 May 29:9-10
41. Oller J.W. HCG found in WHO tetanus vaccine in Kenya raises concern in the developing world. *OAlib.* 2017;4(e3937)
42. Stratton K.R. et al. Adverse events associated with childhood vaccines other than pertussis and rubella. Summary of a report from the Institute of Medicine. JAMA. 1994;271(20):1602-5
43. Eibl M.M. et al. Abnormal T-lymphocyte subpopulations in healthy subjects after tetanus booster immunization. NEJM. 1984;310(3):198-9

44. Wirz M. et al. Prevalence of hyperimmunization against tetanus in a national sample of 18-26 year old immune subjects in Italy. *Vaccine*. 1987;5(3):211-4
45. Gentili G et al. Prevalence of hyperimmunization against tetanus in Italians born after the introduction of mandatory vaccination of children with tetanus toxoid in 1968. *Infection*. 1993;21(2):80-2
46. Olander R.M. et al. High tetanus and diphtheria antitoxin concentrations in Finnish adults - time for new booster recommendations? *Vaccine*. 2009;27(39):5295-8
47. Graziani S. Immune responses to tetanus vaccination in Italian healthy subjects and children with recurrent infections. *J Biol Regul Homeost Agents*. 2013;27(1):95-103
48. Dey P.K. Efficacy of vitamin C in counteracting tetanus toxin toxicity. *Naturwissenschaften*. 1966;53(12):310
49. Jahan K. et al. Effect of ascorbic acid in the treatment of tetanus. *Bangladesh Med Res Counc Bull*. 1984;10(1):24-8
50. Hemilä H. et al. Vitamin C for preventing and treating tetanus. *Cochrane Database Syst Rev*. 2013(11):CD006665
51. Roush S.W. et al. Historical comparisons of morbidity and mortality for vaccine-preventable diseases in the United States. JAMA. 2007;298(18):2155-63
52. Fraser D.W. Tetanus in the United States, 1900-1969. Analysis by cohorts. *Am J Epidemiol*. 1972;96(4):306-12

Розділ 11. **Дифтерія**

Єдиною безпечною вакциною є та,
яку ніколи не використовують.

Джеймс Шеннон,
директор Національного інституту
охорони здоров'я США

Як і правець, дифтерія — це теж досить небезпечне захворювання. Однак наскільки ймовірно захворіти на неї в наш час і наскільки вакцина ефективна?

Збудником дифтерії є бактерія *Corynebacterium diphtheriae*, яка сама по собі досить безневинна. Але якщо ця бактерія заражена специфічним вірусом (бактеріофагом), вона починає виробляти і виділяти сильний токсин. Цей токсин і відповідальний за важкі симптоми дифтерії. Дифтерійний токсин руйнує тканини горла (ротоглотки і дихальних шляхів) і формує в ній псевдомембрану, тоді як без токсину бактерія може спричинити лише фарингіт.

Якщо цей токсин потрапляє в кровоносну систему, то ускладнення можуть призвести до міокардиту й тимчасового паралічу. Летальність становить 5–10 %. Хвороба передається переважно повітряно-крапельним шляхом, але можливе також інфікування через предмети побуту. Більшість людей, заразившись дифтерійною бактерією, не хворіють, а просто є резервуаром бактерій і переносниками. Під час епідемій більшість дітей є переносниками, але не хворіють. Більшість випадків захворювання відбувається взимку і навесні [1].

Вакцину проти дифтерії окремо не виготовляють, вона завжди поєднана з правцевою і зазвичай ще й із кашлюковою. Так само як і у випадку правця, вакцина є токсоїдом, тобто токсином, інактивованим формаліном. Для лікування використовують антибіотики та дифтерійний імуноглобулін. Але оскільки дифтерія — це надзвичайно рідкісне захворювання, людський імуноглобулін для її лікування не виготовляють, і навіть у розвинених країнах використовують кінський.

У 40–78 % нещеплених дітей в Афганістані, Бірмі та Нігерії до 5-річного віку розвивається природний імунітет. Щоб заразитися дифтерією від іншої людини, відстань до неї має бути менше 1 м. Якщо відстань більша, ризик зараження значно знижується. Соціоекономічні чинники, такі як тіснота, бідність, алкоголізм і низький рівень гігієни, сприяють поширенню дифтерії [2].

У 1926 році Гленні та його група експериментували з дифтерійною вакциною і намагалися покращити її ефективність. Випадково вони виявили, що додавання алюмінію до вакцини дає сильнішу імунну реакцію. Відтоді алюміній додають до більшості неживих вакцин [3].

Хто хворів на дифтерію

Дифтерію завжди вважали дитячою хворобою, проте в середині XX століття на неї почали хворіти дорослі. Якщо в 1960 році на дорослих припадало 2 % захворювань, то в 1964 році дорослих було вже 36 %, а в 1970-х роках — 48 %. Також змінилося співвідношення у структурі смертності. У 1960-х роках 70 % померлих від дифтерії в Канаді були дітьми, а в 70-х 73 % померлих уже були дорослими. **Починаючи з 1960-х років випадки дифтерії фіксували переважно в міських районах із низьким соціоекономічним рівнем, здебільшого серед безхатченків та алкоголіків**. Із 1980-х років дифтерія практично не трапляється в розвинених країнах [4].

У Швеції з кінця 1950-х до 1984 року не було зареєстровано жодного випадку дифтерії. У 1984-му було зафіксовано 3 спалахи. Майже всі хворі були хронічними алкоголіками. Хворіли переважно ті, у кого рівень антитіл був нижче 0,01 МО/мл.

«Захисним» рівнем антитіл для дифтерії вважають рівень від 0,01 до 0,1 МО/мл. Точне значення встановити неможливо. У половини тих, хто отримав 3 дози вакцини в дитинстві, рівень антитіл був нижчим від захисного. Можливо, низький рівень антитіл у Швеції можна пояснити тим, що в 1970-х роках із вакцини вилучили компонент кашлюку. Оскільки кашлюковий токсин сам по собі є ад'ювантом, його вилучення робить вакцину проти дифтерії менш ефективною.

Автори повідомляють, що рівень антитіл падає на 20–30 % на рік. У дітей він падає ще швидше [5]. Низький рівень антитіл від дифтерії було виявлено і в інших дослідженнях. У іншому шведському дослідженні в 70 % жінок і у 50 % чоловіків рівень антитіл був нижче 0,01 МО/мл [6]. У Міннесоті у 80 % дорослих людей рівень антитіл до дифтерії був нижчим за 0,01 МО/мл [7]. В іншому дослідженні у 40 % американців виявився недостатній рівень імунітету до дифтерії [8]. **Автори опублікованого в 1988 році дослідження пишуть, що зниження кількості випадків дифтерії в 1970-х сталося попри відсутність імунітету серед дорослих, а останні епідемії дифтерії відбуваються лише серед алкоголіків та безхатченків [9].**

В опублікованій у журналі *Lancet* статті 1985 року автори стверджують, що рекомендації щодо проведення кожні десять років ревакцинації проти дифтерії та правця ґрунтуються на серологічних дослідженнях, згідно з якими у літніх людей менше антитіл. Однак мета вакцинації — це запобігання хворобам, а не вироблення антитіл. У Канаді захворюваність на дифтерію не зростає з віком. Не зростає також смертність від правця. Автори роблять висновок, що користь ревакцинації проти дифтерії та правця для дорослих не виправдовує ані ризиків, ані вартості [10].

У дослідженні в Бельгії дорослим зробили ревакцинацію проти дифтерії. У 24 % із них рівень антитіл не став вищим від «захисного», а у 42 % із тих, у кого рівень антитіл був низьким, він залишився недостатнім після вакцинації [11].

В 2020 році було опубліковано наймасштабніше наразі дослідження ревакцинації проти правця та дифтерії у дорослих. Автори проаналізували дані більш ніж 11 мільярдів людино-років з 31 країни і дійшли висновку, що ревакцинація проти правця та дифтерії в дорослому віці не має сенсу. Насправді ж, у них спочатку вийшло, що ревакцинація підвищує ризик дифтерії в 3 рази, тому вони мусили виключити Латвію з аналізу, щоб цей ризик став статистично незначущим. Автори дійшли висновку, що шкода від цього щеплення перевищує користь, і оцінюють, що видалення її з календарю заощадить більше мільярда доларів на рік лише в США. ВООЗ не рекомендує ревакцинацію проти правця та дифтерії з 2017 року [12].

Ефективність

З огляду на те, що в останні десятиліття дифтерія практично не трапляється в розвинених країнах, про ефективність вакцини можна робити висновки тільки з історичних даних. Під час спалаху дифтерії в англійській школі в 1946 році було зареєстровано 18 випадків. Серед тих, хто захворів, усі, крім трьох, були щеплені. З-поміж 23 нещеплених захворіли 13%. Із 300 щеплених захворіли 5%. Один нещеплений насправді був щеплений, але понад 10 років тому. Якщо його вилучити, то серед нещеплених захворіли 9%. Якщо поділити щеплених на дві групи: ті, хто був щеплений менше 5 років тому і більше 5 років тому, — то рівень захворюваності у них однаковий. Проте серед нещодавно щеплених перебіг хвороби був легший, ніж серед давно щеплених і нещеплених. Автори підсумували, що щеплення без подальших ревакцинацій не надто ефективне, і закликають робити щеплення що три роки на додачу до щеплень у дитинстві [13].

На початку 1940-х у Канаді сталася епідемія дифтерії (1028 випадків). 24% хворих були щеплені (або у них були антитіла). З них 5 померли, один був щеплений за пів року до хвороби. Загалом у щеплених спостерігалися менш виражені симптоми [14]. Під час спалаху дифтерії в Галіфаксі в 1940 році було зареєстровано 66 випадків, із них 30 % — повністю щеплені [15]. Під час спалаху дифтерії в Балтиморі в 1943 році зі 103 випадків 29 % щеплені, і ще 14 % заявляли, що вони щеплені, але це не було підтверджено документально. Внаслідок цього в Балтиморі почали вакцинувати більше. За перше півріччя 1944 року було зареєстровано вже 142 випадки. З них уже 63 % були щеплені [16].

У країнах Заходу ніхто вже не пам'ятає, що таке дифтерія, і навіть на медичних факультетах про цю хворобу практично нічого не говорять, настільки рідко вона трапляється. Проте через епідемію в Росії та інших країнах СНД на початку 90-х років у цих країнах дифтерії все ще багато хто боїться. Але хто захворів під час цієї епідемії?

В опублікованій CDC статті повідомляється, що до Другої світової війни дифтерію рідко спостерігали у країнах Західної Європи. Під час війни на окупованих нацистами територіях — у Нідерландах, Данії та Норвегії — почалась епідемія. Це була остання епідемія дифтерії в розвинених європейських країнах. Поодинокі випадки, що залишилися відтоді, траплялися здебільшого серед низького соціоекономічного класу.

У Росії початку 90-х випадки дифтерії серед військових траплялись у 6 разів частіше, ніж серед цивільного населення. В епідемії 90-х років у країнах СНД більшість хворих були дорослими. Хворіли переважно безхатченки, пацієнти психіатричних лікарень, які живуть у тісноті й у поганих санітарних умовах. Серед людей, що працюють у звичайних умовах, випадків захворювання було дуже мало. Діти хворіли рідко, але були переносниками хвороби. Автори пишуть, що економічна криза після розпаду СРСР погіршила житлові умови й посилила епідемію [17].

У лікарні Боткіна в Санкт-Петербурзі було зареєстровано 1860 випадків дифтерії. Летальність становила 2,3 %. **69 % померлих були хронічними алкоголіками.** Серед тих, у кого була токсична форма хвороби, летальність становила 26 %.

Токсична форма була у 6 % щеплених і у 14 % нещеплених. Однак щепленими вважали тільки тих, хто був щеплений протягом останніх 5 років. Загалом летальність від дифтерії була досить низькою порівняно з останніми відомими епідеміями. А якщо не враховувати алкоголіків, то летальність становила приблизно 1%. Більшість померлих потрапили до лікарні на пізніх стадіях хвороби. Автори роблять висновок, що щеплення дає імунітет на порівняно невеликий термін і що епідемія дифтерії в розвинених країнах навряд чи здатна в майбутньому призвести до високої смертності [18].

У дослідженні 218 випадків дифтерії в Грузії в 90-х роках летальність становила 10 %. Початковий рівень освіти матері був пов'язаний зі збільшенням ризику дифтерії у дитини в 4 рази порівняно з тими, чиї матері мали академічну освіту. Серед дорослих — люди з початковою освітою хворіли на дифтерію в 5 разів частіше ніж ті, хто закінчив університет. Прослідковувався зв'язок між наявністю хронічних хвороб і збільшенням ризику дифтерії в 3 рази. Безробітні хворіли вдвічі частіше. Використання душа рідше одного разу на тиждень пов'язувалось зі збільшенням ризиків захворювання у 2 рази. Нещеплені хворіли в 19 разів частіше за щеплених. Однак щепленими вважали тільки тих, хто отримав усі дози щеплення та ревакцинації та був щеплений протягом останніх 10 років. Решту було визначено нещепленими. Автори пишуть, що, можливо, пацієнти погано пам'ятали, були вони щеплені чи ні.

З-поміж 181 випадку хворих — лише 9 % були нещеплені, 48 % мали хронічне захворювання і 21 % приймали душ рідше одного разу на тиждень. Автори з CDC роблять висновок, що вакцинація — це найважливіший інструмент у контролі дифтерії, але не надто наголошують, що митися варто частіше, ніж раз на тиждень.

Також автори пишуть, що дифтерія не дуже заразна хвороба і, щоб на неї захворіти, потрібен тривалий контакт із хворим. Відвідування людних місць не вважалося фактором ризику. Порівняно з минулими епідеміями в Європі та у США, які відбувалися переважно серед алкоголіків, у цьому дослідженні автори не виявили підвищеного ризику для хворих на алкоголізм. Вони роблять висновок, що, ймовірно, низький соціоекономічний рівень, а не алкоголізм є фактором ризику дифтерії [2].

У 90-х роках завдяки відкриттю кордонів ринув потік туристів із Фінляндії до Росії і з Росії до Фінляндії. 400 тисяч фінів відвідували Росію щороку, і 200 тисяч росіян відвідували Фінляндію. Незважаючи на епідемію в Росії, лише 10 фінів там заразилися дифтерією. Майже всі були чоловіками середнього віку, з них лише 3 хворіли на важку форму (описані нижче), 5 — на легку форму, а 2 були тільки носіями.

1. 43-річний житель Фінляндії відвідав Санкт-Петербург у 1993 році. Там він цілувався зі своєю петербурзькою подругою, а коли повернувся до Фінляндії, у нього виявили дифтерію. Він був щеплений проти дифтерії 20 років тому і вважався нещепленим (рівень антитіл: 0,01 МО/мл). Його петербурзька подруга не захворіла. Також виявили ще одного носія бактерії, який їхав із ним у одній групі. У цього чоловіка теж були інтимні стосунки з тією самою «подругою» в Санкт-Петербурзі. Це був перший випадок захворювання у Фінляндії за 30 років.
2. 57-річний чоловік відвідав Виборг на один день у 1996-му, а повернувся з дифтерією. Він заперечував близькі контакти з місцевими жителями, але його друзі розповіли, що він ходив до повій. Невідомо, чи був він щеплений (рівень антитіл: 0,06).
3. 45-річний чоловік відвідав Виборг на 22 години і повернувся з дифтерією. Його друзі розповіли, що він ходив до повії. Він був щеплений і навіть отримав ревакцинацію за рік до поїздки (рівень антитіл: 0,08). Він був єдиним повністю щепленим і єдиним, хто помер.

Усі троє вживали велику кількість алкоголю під час поїздки, а двоє з них були хронічними алкоголіками [19, 20].

Згідно зі звітом ECDC 2015 року, в Німеччині й у Франції дифтерію почали фіксувати в останні кілька років частіше, ніж у інших розвинених країнах (декілька випадків на рік). Причиною цього є приплив мігрантів із країн третього світу [21].

У 2016 році, через 25 років після того, як дифтерію було цілковито викорінено, почався спалах дифтерії у Венесуелі [22]. Оскільки охоплення щепленнями там із року в рік тільки зростало, і з огляду на гуманітарну катастрофу, яка там відбувається, важко звинуватити в цьому спалаху відсутність вакцинації [23]. Але ВООЗ була б не ВООЗ, якби дозволяла фактам збити себе з пантелику [24].

У листопаді-грудні 2017 року почалися спалахи дифтерії в Ємені та у таборі біженців у Бангладеш. Винним у обох випадках було названо недостатнє охоплення вакцинацією, а не громадянську війну в Ємені чи те, що біженці в Бангладеш живуть у наметах по 30 осіб у кожному [25].

Лікування

Окрім людини та приматів, морські свинки — це єдині ссавці, які не синтезують вітамін С. У дослідженні 1936 року морським свинкам вкололи дифтерійний токсин. Ті, хто був на дієті зі зниженим вітаміном С, втратили більше ваги, ніж ті, хто був на звичайній дієті. Дифтерійний токсин виснажував запаси вітаміну С в надниркових залозах, у підшлунковій залозі й у нирках [26]. Згідно з дослідженням 1937 року, нестача вітаміну С спричиняє знижену опірність до інфекцій і підвищені пошкодження від бактеріальних токсинів. Знижена опірність проявляється до того, як з'являються симптоми цинги. У морських свинок на дієті з низьким вмістом вітаміну С, яким вкололи сублетальну дозу дифтерійного токсину, спостерігалося ширше пошкодження тканин, більше зниження ваги, ширші ділянки некрозу, гірший розвиток зубів і менша тривалість життя порівняно з морськими свинками, яких не обмежували у вітаміні. Найімовірніше, низький рівень цього вітаміну призводить до системних порушень усього організму й особливо ендокринної системи. Автори зробили висновок, що рівень вітаміну С для детоксикації від дифтерії повинен бути істотно вищим, ніж необхідний рівень вітаміну С для запобігання цинги [27].

У 1940 році з'ясувалося, що, коли морським свинкам вкололи сублетальну дозу дифтерійного токсину, рівень вітаміну С в тканинах у них знизився на 50% протягом 48 годин. У дітей, які отримували мало вітаміну С, під час інфекції починалася цинга. Вона спонтанно минала після одужання, без збільшення вітаміну С в дієті.

В іншому експерименті морським свинкам вкололи сублетальні дози дифтерійного токсину. Серед тих, які отримували 0,8 мг вітаміну С на день, спостерігалося руйнування зубів. У тих, які отримували 5 мг вітаміну С, зуби не руйнувалися [28]. Схожі результати було одержано і в інших дослідженнях. У морських свинок з обмеженням вітаміну С в дієті, яким зробили ін'єкцію сублетальної дози дифтерійного токсину, почався артеріосклероз у легенях, у печінці, в селезінці й у нирках [29]. Морські свинки з низькими запасами вітаміну С, яким вводили летальну дозу дифтерійного токсину, вмирали швидше, ніж свинки на нормальному харчуванні. Ті, які отримували високі дози вітаміну С, виживали, навіть коли їм вводили кілька летальних доз токсину [30].

Із 1940-х років вплив вітаміну С на перебіг дифтерії більше ніхто не досліджував. У 1971-му повідомляли про випадок лікування дівчинки від дифтерії за допомогою внутрішньовенної ін'єкції вітаміну С. Дві інші дитини, які не отримували вітамін С, померли. Всі три отримували також антитоксин [31].

Статистика та безпечність

Як і у випадку з іншими захворюваннями, зниження смертності від дифтерії почалося задовго до впровадження вакцини. Оскільки вакцина проти дифтерії є токсоїдом, вона не може запобігти зараженню, але може запобігти ускладненням від хвороби. Таким чином логічно було очікувати, що з впровадженнням вакцини летальність від дифтерії знизиться. Однак цього не сталося. Незважаючи на те, що кількість випадків дифтерії постійно знижувалася, летальність залишалася приблизно на рівні 10 % з 1920-х до 1970-х років, попри зростаюче охоплення щепленнями [4].

Сьогодні дифтерія — це надзвичайно рідкісне захворювання, вона практично не трапляється навіть у більшості країн третього світу. З 2000 року в США було виявлено тільки 6 випадків дифтерії [32]. З них один хворий помер. Йому було 63 роки, і він заразився на Гаїті [33]. Це настільки рідкісне захворювання, що CDC пише окремий звіт мало не про кожен випадок. А ось на бубонну чуму в США з 2000 року хворіли понад 100 осіб, із них 12 померли. Їхня смерть широко не висвітлювалася, оскільки проти чуми дітей не вакцинують.

У Росії реєструють кілька випадків захворювання на рік. У 2012 році виявлено 5 випадків захворювання. Серед них четверо щеплених. Також було виявлено 11 носіїв, із них 9 щеплених. У 2013 році було два випадки захворювання, обидва щеплені. З чотирьох носіїв усі виявилися щепленими. У 2014 році був один випадок, незрозуміло, чи був хворий щеплений, а в 2015-му виявлено 2 випадки захворювання і 5 носіїв, усі щеплені [34]. За всі ці роки від дифтерії ніхто не помер.

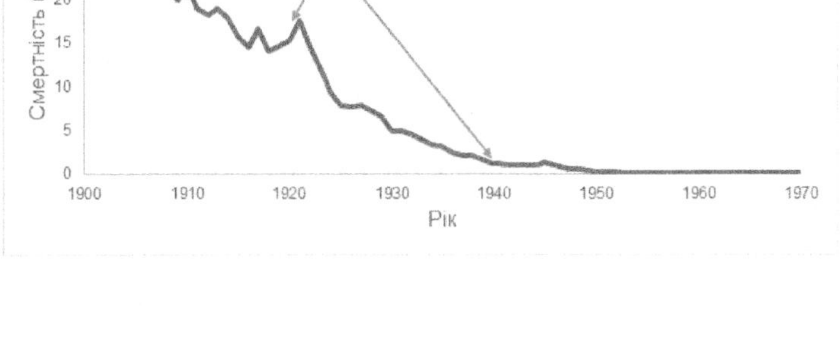

У Росії реєструють значно більше випадків сибірки, набагато небезпечнішої хвороби. Але, оскільки проти неї не вакцинують і ніхто нею не лякає, батьки не дуже бояться, що дитина раптом її підхопить.

Оскільки дифтерійна вакцина завжди поєднана з правцевою/кашлюковою, дані про її безпечність аналогічні зазначеним у відповідних частинах.

Щеплення (без кашлюкового компонента) призводить до синдрому Гієна-Барре, анафілактичного шоку та плечового невриту, знижує рівень лімфоцитів і підвищує ризик алергій.

У VAERS із 2000 до 2018 року після щеплення проти дифтерії без кашлюкового компонента зареєстровано 36 випадків смерті та понад 200 випадків інвалідності. На дифтерію за цей час захворіли 6 осіб і померла одна. З огляду на те, що у VAERS реєструють лише 1–10 % усіх випадків, імовірність померти від щеплення в сотні разів перевищує ймовірність захворіти на дифтерію. Ймовірність захворіти на дифтерію в розвинених країнах становить максимум 1 на 10 мільйонів, а зазвичай і ще менше. Ймовірність тільки анафілактичного шоку або плечового невриту внаслідок вакцинації в десятки разів вища.

Висновки

Оскільки вакцина проти дифтерії з'явилася ще в 1920-х, вона не проходила жодних клінічних випробувань, а випробувань ефективності й поготів. Проте, судячи з наявних даних, вона все-таки дає певний імунітет від дифтерії. У будь-якому разі, вона явно ефективніша за щеплення проти правця, що досить логічно, оскільки дифтерійний токсин поширюється кровоносною системою, де є антитіла, а правець — нервовою системою, де їх нема. Однак цей імунітет дуже недовговічний, і необхідно робити щеплення кожні 3–5 років, щоб кількість антитіл була достатньою.

До дифтерії схильні переважно алкоголіки та безхатченки, та навіть вони хворіють надзвичайно рідко. Захворіти сьогодні на дифтерію практично нереально. Причиною епідемії дифтерії в 90-х роках у країнах колишнього СРСР було різке зниження рівня життя.

Ймовірність померти після щеплення в сотні разів перевищує ймовірність захворіти на дифтерію.

Джерела

1. Diphtheria. CDC Pink Book
2. Quick M.L. et al. Risk factors for diphtheria: a prospective case-control study in the Republic of Georgia, 1995-1996. J Infect Dis. 2000;181 Suppl 1:S121-9
3. Glenny A. Immunological notes. XVII-XXIV. J Pathol. 1926;29(1):31-40
4. Dixon J.M. Diphtheria in North America. J Hyg. 1984;93(3):419-32
5. Mark A. et al. Immunity and immunization of children against diphtheria in Sweden. Eur J Clin Microbiol Infect Dis. 1989;8(3):214-9
6. Christenson B. et al. Serological immunity to diphtheria in Sweden in 1978 and 1984. Scand J Infect Dis. 1986;18(3):227-33
7. Crossley K. et al. Tetanus and diphtheria immunity in urban Minnesota adults. JAMA. 1979;242(21):2298-300
8. McQuillan G.M. et al. Serologic immunity to diphtheria and tetanus in the United States. Ann Intern Med. 2002;136(9):660-6
9. Karzon D.T. et al. Diphtheria outbreaks in immunized populations. NEJM. 1988;318(1):41-3
10. Mathias R.G. et al. Booster immunisation for diphtheria and tetanus: no evidence of need in adults. Lancet. 1985;1(8437):1089-91
11. Vellinga A. et al. Response to diphtheria booster vaccination in healthy adults: vaccine trial. BMJ. 2000;320(7229):217
12. Slifka AM et al. Incidence of tetanus and diphtheria in relation to adult vaccination schedules. Clin Infect Dis. 2020;ciaa017
13. Fanning J. An outbreak of diphtheria in a highly immunized community. BMJ. 1947;1(4498):371-3
14. Gibbard J. Some observations on diphtheria in the immunized. Can J Public Health. 1945;36(5):188-91
15. Morton A.R. The diphtheria epidemic in Halifax. Can Med Assoc J. 1941;45(2):171-4
16. Eller C. An outbreak of diphtheria in Baltimore in 1944. Am J Epidemiol. 1945;42(2):179-88
17. Vitek C.R. et al. Diphtheria in the former Soviet Union: reemergence of a pandemic disease. Emerg Infect Dis. 1998;4(4):539-50
18. Rakhmanova A.G. et al. Diphtheria outbreak in St. Petersburg: clinical characteristics of 1860 adult patients. Scand J Infect Dis. 1996;28(1):37-40
19. Lumio J. et al. Epidemiology of three cases of severe diphtheria in Finnish patients with low antitoxin antibody levels. Eur J Clin Microbiol Infect Dis. 2001;20(10):705-10

20. Lumio J. Diphtheria after visit to Russia. Lancet. 1993;342(8862):53-4
21. ECDC. Cutaneous diphtheria among recently arrived refugees and asylum seekers in the EU. 2015 Jul 30
22. Venezuela: Diphtheria spreading as of early August. 2017 Aug 5
23. WHO vaccine-preventable diseases: monitoring system. 2019 global summary
24. Nikolau L. Venezuela is ignoring another public health crisis: Diphtheria. humanosphere.org. 2016 Nov 1
25. Bichell R. Diphtheria: what exactly is it. And why is it back? NPR. 2017 Dec 8
26. Lyman C. The effect of diphtheria toxin on the vitamin C content of guinea pig tissues. J Pharm Exp Ther. 1936;56(2):209-15
27. Sigal A. The influence of vitamin C deficiency upon the resistance of guinea pigs to diphtheria toxin glucose tolerance. J Pharmacol Exp Ther. 1937;61(1):1-9
28. King C.G. et al. Effects of vitamin C intake upon the degree of tooth injury produced by diphtheria toxin. Am J Public Health. 1940;30(9):1068-72
29. King MMC. The influence of vitamin C level upon resistance to diphtheria toxin. J Nutr. 1935;10(2):129-55
30. Torrance C. The effect of diphtheria toxin upon vitamin C in vitro. J Biol Chem. 1937;121:31-6
31. Klenner F.R. Observations on the dose and administration of ascorbic acid when employed beyond the range of a vitamin in human pathology. J App Nutr. 1971;23:61-88
32. Reported Cases and Deaths from Vaccine Preventable Diseases, United States.
33. Fatal respiratory diphtheria in a U.S. traveler to Haiti — Pennsylvania, 2003.MMWR. 2004;52(53):1285-6
34. Роспотребнадзор. О заболеваемости дифтерией и состоянии антитоксического противодифтерийного иммунитета населения России (2012-2015).

Розділ 12. **Кір**

До початку вакцинації коров'ячою віспою рак був практично невідомий. Я мав справу з двома сотнями випадків раку й жодного разу не бачив рак у нещепленої людини.

В. Б. Кларк, 1909

Сьогодні кір — це, безумовно, найбільша страшилка. Якщо вірити ЗМІ, то кір набагато страшніший за лихоманку Ебола [1]. Кір справді дуже небезпечний за недоїдання й нестачі вітаміну А, тому він часто був смертельним у XIX-ому та на початку XX-го століття і досі смертельний у країнах третього світу. **Але в розвинених країнах кір набагато менш небезпечний за грип, легко минає, дає довічний імунітет і, як ми побачимо далі, оберігає від набагато небезпечніших хвороб.**

У статті 1959 року, опублікованій у журналі BMJ, кілька практикуючих лікарів пишуть про те, що кір став легкою хворобою в Англії та минає практично без ускладнень. Жодного лікування не потрібно, ніхто не намагається запобігти його поширенню, і випадки хвороби ніде не реєструють. Ба більше, автори статті стверджують, що на кір найкраще перехворіти з 3 до 7 років, бо в дорослому віці він набагато частіше призводить до ускладнень. Немовлята на нього практично не хворіють, а якщо і хворіють, то в дуже легкій формі. Матері, чиї діти перехворіли, стверджують, що після кору діти «стали набагато кращими» [2, 3].

Навіщо ж узагалі почали щепити проти кору, якщо це була така тривіальна хвороба? У своїй статті 1962 року головний епідеміолог CDC пише, що кір — хвороба коротка, неважка й малонебезпечна та що ми досягли з нею «біологічного балансу». Потім на запитання, навіщо викорінювати кір, він відповідає словами Едмунда Гілларі, якого запитали, навіщо підкорювати Еверест: «Тому що він є». Автор додає, що він бажає викорінити кір, бо це можливо [4].

У 1966 році планували цілковито викорінити кір упродовж року. Вважалося, що достатньо, аби 55 % населення були не сприйнятливі до кору, щоб забезпечити колективний імунітет [5]. Але до 1980 року виявилося, що, попри зниження захворюваності, вакцинація призвела до того, що замість дітей почали хворіти підлітки й дорослі [6]. Ну а пізніше, коли матері, які завдяки щепленню не перехворіли в дитинстві на кір, не могли передати своїм дітям імунітет, на кір почали хворіти немовлята, що було практично нечуваним до початку вакцинації [7]. **Тобто замість того, щоби перехворіти на кір у дитинстві, коли він менш небезпечний, завдяки щепленню на кір почали хворіти вагітні, діти та дорослі, ризик ускладнень у яких вищий [8].**

У 1978 році планували цілковито викорінити кір уже за наступні 4 роки [9]. У 1989 році виявилося, що стара вакцина проти кору була якась неправильна і що тільки в 1980-му з'явилася правильна [10]. Правда, і правильна вакцина не зумовила викорінення кору, тому того самого року вирішили ввести другу дозу. Також виявилося, що спалах кору цілком може статися в школі, де 100 % дітей мають документальне підтвердження вакцинації. У CDC не знали, як таке можна пояснити [11].

У 1994 році один із головних ідеологів вакцинації у світі Грегорі Поланд публікує статтю з аналізом спалахів кору в школах, де практично всі учні були щеплені. Він робить висновок, що неможливо цілковито викорінити кір, навіть щепивши 100 % дітей, бо вакцина не ефективна на 100 %. Тому що далі, то більше кір ставатиме хворобою щеплених, і оскільки кір дуже заразний, колективний імунітет для нього не працює попри дуже високе охоплення щепленнями. (Досить іронічно, що «колективний імунітет» — термін, який став відомим саме в контексті кору, — для кору не працює [12].) Також він пише, що щеплення до 12-місячного віку дуже неефективне й навіть до 15-місячного віку не надто ефективне. Незважаючи на це, у США й у багатьох інших країнах рекомендують проводити вакцинацію в рік, тоді як ВООЗ рекомендує її робити в 9 місяців, а під час епідемій — у 6 місяців [13].

З 2000 року вважають, що кір у США викорінили. Це не означає, що на нього зовсім перестали хворіти. Просто змінили визначення «викорінення». Сьогодні викорінення означає, що кір передається від людини до людини менш ніж 12 місяців поспіль, а нові випадки зараження привізні.

Вакцина проти кору майже завжди є частиною тривалентної вакцини КПК (із краснухою та паротитом) або чотиривалентої вакцини КПКВ (із краснухою, паротитом і вітрянкою). Моновалентної вакцини проти кору в розвинених країнах не виробляють, але в Росії та у деяких країнах третього світу вона все ще доступна.

На відміну від неживих вакцин, які ми розглядали дотепер, кір — це ослаблена вакцина, яка містить активний вірус. Живі вакцини набагато ефективніші за неживі, і тому в них не додають ад'юванти. Перша вакцина проти кору була нежива, але через кілька років масивного використання виявилося, що вона спричиняє атиповий кір, а також призводить до пневмонії та до енцефалопатії [14]. Перші ослаблені вакцини були настільки сильними, що разом із вакциною кололи також імуноглобулін, тому в 1965 і в 1968 роках вакцину ослаблювали ще більше [6].

Що це взагалі означає — «ослаблена вакцина»? Адже складно дати вірусу під дих, щоб його ослабити, але при цьому не вбити. Як же його все-таки ослаблюють? Для цього вірус пристосовують до життя в нелюдських клітинах, у результаті чого він мутує і стає менш пристосований до людини.

Ось, наприклад, діаграма процесу ослаблення вірусу паротиту [15].

Спочатку виділяють дикий штам вірусу з хворої людини. Після цього 2 рази виконують пасажування цього вірусу через людські ембріональні ниркові клітини. Потім вірус

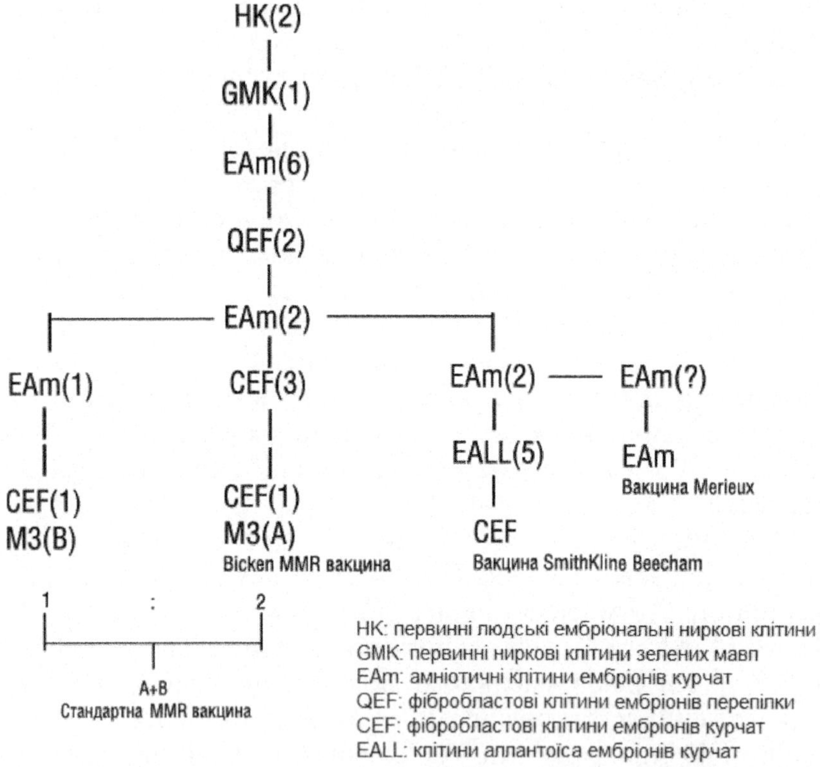

пересаджують у ниркові клітини зелених мавп. Потім його 6 разів проводять через амніотичні клітини зародків курчат, потім 2 рази через фібробластові клітини зародків перепілки, потім знову проводять 2 рази через амніотичні клітини курчат. Ну а далі за бажанням. Можна провести 3 рази через фібробласти зародків курчат, а можна провести ще 2 рази через амніотичні клітини курчат, а потім ще 5 разів через алантоїс (ембріональний орган дихання) курчат, а потім знову через фібробласти курчат. Так отримують різні вакцинні штами, які також можна між собою змішувати. Компанія «Мерк», наприклад, використовує не ниркові клітини, а клітини легень абортованих людських ембріонів. Загалом, тут кожен виробник вакцин грається в міру своєї уяви.

Ну й оскільки неможливо повністю відокремити вірус від клітин, у яких він розмножується, фрагменти цих клітин теж є частиною вакцини. Оскільки роль цих клітин полягає в тому, щоб швидко розмножуватися, вони часто є онкогенними. Науковців із FDA це, звичайно, турбує, але не дуже [16].

Ба більше, ці клітини можуть містити й **інші віруси**, ще не відомі науці. Адже, щоб знайти в клітинах вірус, потрібно знати, що шукати. А якщо вірус ще невідомий, то його й неможливо знайти. Але ви не хвилюйтеся. Науковці з FDA працюють над новими технологіями виявлення невідомих вірусів [17]. От у 2010 році виявили свинячий вірус у вакцині проти ротавірусу [18]. Щоправда, не FDA цей вірус виявила, а науковці з Каліфорнійського університету. А потім вирішили перевірити вакцину проти ротавірусу іншого виробника і виявили в ній ДНК двох свинячих вірусів. Але ви не хвилюйтеся. FDA вважає, що ці віруси абсолютно безпечні для людини. Ну, у будь-якому разі, їх небезпечність не доведено. Тому ці свинячі віруси вирішили у вакцинах залишити. Не переробляти ж такі хороші вакцини через таку дрібницю, як кілька зайвих вірусів.

Ефективність

Згідно із систематичним оглядом ефективності та безпечності КПК, проведеним Кокрейн, вакцина ефективна на 95 % проти кору й на 88 % проти паротиту. Вакцина підвищує ризик асептичного менінгіту в 14–22 рази (штами Урабе й Ленінград-Загреб), ризик фебрильних судом — у 4–5 разів, ризик тромбоцитопенічної пурпури — у 2–6 разів. Автори роблять висновок, що клінічні та постклінічні дослідження безпечності КПК загалом неадекватні та що неможливо розглядати роль вакцини в запобіганні захворюванням окремо від побічних проявів, які вона спричиняє. Вони рекомендують покращити формат і звітність клінічних та постклінічних досліджень, стандартизувати визначення побічних ефектів і перевірити, скільки часу триває захисний ефект КПК [19].

Автори статті, опублікованої у 2014 році, пишуть, що досі вважалося, що, хоча щеплені проти кору можуть захворіти на кір, вони не можуть заражати інших (вони явно не читали десятки статей про спалахи кору в повністю щеплених школах, у яких нульовий пацієнт був щепленим [20]). І от виявилося, що можуть. Двічі щеплена 22-річна дівчина заразила кором 4 людей, із них 3 були працівники медичного закладу. Всі 4 були або щеплені 2 дозами, або мали антитіла [21].

У Китаї рівень охоплення щепленнями становить понад 99 %, але, незважаючи на це, кір не зникає.

У провінції Чжецзян жінки віком 20–40 років мають антитіл до кору і до краснухи набагато менше, ніж чоловіки тієї самої вікової категорії. Тобто під час вагітності, коли захист від кору та краснухи найважливіший, завдяки щепленню багато жінок його не має. Ще менше антитіл у немовлят. Найбільше випадків кору реєструють у людей віком 20–29 років. Те саме відбувається і в інших провінціях. На краснуху в Китаї найчастіше хворіють люди віком 15–39 років, тоді як вона небезпечна саме для вагітних [22]. Згідно з іншим дослідженням, попри охоплення щепленнями на рівні 98,5 % у одній провінції Китаю, кількість випадків кору тільки зростає, а замість дітей хворіють дорослі. Автори виділили 16 штамів вірусу у 14 щеплених і 2 нещеплених і роблять висновок, що вірус мутує, тому щеплені хворіють [23].

У Кореї на кір хворіють переважно діти. Лише у 71% населення є антитіла до кору. З 2010 до 2014 року середня кількість антитіл знизилася на 16 % [24]. Те саме спостерігають у Фінляндії, Португалії та США [25–27].

Імунітет після хвороби зберігається довше, ніж імунітет після щеплення. Материнські антитіла до кору зникають у немовлят до 8-місячного віку, через те що у щеплених матерів менше антитіл, ніж у тих, хто перехворів. Згідно з дослідженнями CDC, немовлята щеплених матерів хворіють на кір у 7,5 раза частіше, ніж немовлята нещеплених матерів. Через щеплення дедалі більше немовлят є незахищеними від кору [7].

У японському дослідженні у щеплених виявилося у 9 разів менше антитіл, ніж у нещеплених, і до 20-річного віку їхня кількість значно знижується. Після 20 років вона знову зростає, що свідчить про природне інфікування [28].

У довакцинну епоху 10,6 % населення було сприйнятливим до кору. З початку вакцинації ця цифра впала до 3,1%, але потім почала підніматися на 0,1% на рік. До 2050 року відсоток сприйнятливих до кору буде вищим, ніж у довакцинні часи. Згідно з дослідженням 2009 року, це призведе до небачених епідемій [29, 30].

Для лікування кору в людей з імунними захворюваннями використовують імуноглобулін, який роблять із плазми крові донорів. Автори опублікованого в 2017 році дослідження проаналізували антитіла до кору в донорів крові, і виявилося, що в народжених після 1990 року в 7 разів менше антитіл, ніж у народжених до 1962 року. Вакцинація цієї проблеми не вирішувала, оскільки піднімала рівень антитіл тільки вдвічі й усього на кілька місяців. Автори рекомендують FDA знизити кількість необхідних антитіл в імуноглобуліні [31].

Є така рідкісна генетична хвороба — агаммаглобулінемія, при якій гуморальний імунітет узагалі не працює і антитіла не виробляються. Це не заважає хворим на цю недугу успішно одужувати від кору. А отже антитіла й гуморальний імунітет не відіграють значної ролі в захисті від кору [32].

Згідно зі шведським дослідженням 2009 року, у дітей, які були на грудному вигодовуванні (ГВ) довше, ніж 3 місяці, ризик клінічного кору виявлявся на 31% нижчим порівняно з тими, хто не був на ГВ, безвідносно до вакцинації [33].

Як це було і з іншими хворобами, визначення кору звузили. Якщо раніше кір вважався кором лише при специфічній висипці (і часто помилково діагностувався як краснуха [34]), то сьогодні для постановки діагнозу кору необхідний лабораторний аналіз або температура вища за 38,3 °C, кашель, висип і встановлений контакт з іншим хворим на кір.

Згідно з дослідженням 2017 року, у 5 % щеплених проти кору розвиваються симптоми, які неможливо відрізнити від кору. У 2015 році у США було зареєстровано 194 випадки кору, з них **38 % були спричинені вакцинним штамом** [35]. Під час спалаху кору в Канаді того самого року вакцинний штам був відповідальним за 48 % випадків хвороби. У дослідженні у Франції зі 133 нещеплених дітей антитіла до кору були виявлені у 87 %. Однак лише у 42 з них (тобто 41 %) спостерігалися клінічні симптоми кору. З цього випливає, що майже в 60 % випадків кір минає безсимптомно. У дослідженні у США серед щеплених, у яких не виробилися антитіла, лише в 17 % випадків кір минув безсимптомно [36, 37].

Вітамін А

У 1920-х роках почали з'являтися дослідження, які доводять, що вітамін А захищає від інфекцій. У щурів на дієті без вітаміну А атрофувалися слинні залози та слизові оболонки, після чого ці тканини інфікувалися бактеріями, і щури вмирали. У 1931 році виявилося, що вітамін А захищає від післяпологового сепсису [38]. Вітамін А в ті часи називали протиінфекційним вітаміном [39].

Вірус кору атакує клітини епітелію. За нестачі вітаміну А ці клітини атрофовані, що дозволяє навіть зазвичай безневинним бактеріям їх атакувати й інфікувати легені, шкіру, середнє вухо та шлунково-кишковий тракт, призводячи до ускладнень. В Англії кір був небезпечним переважно для дітей із бідного класу, в дієті яких відсутні жири (отже, також вітаміни A і D). У дослідженні 1932 року 600 дітей, хворих на кір, які прибули в лондонську лікарню, розділили випадковим чином на 2 групи, половина з яких отримувала вітаміни A і D у формі риб'ячого жиру. Смертність серед тих, хто не отримував вітаміни, була в 2,3 раза вищою [40].

Після цього успішного випробування про лікування кору вітаміном A просто забули.

Знову вітамін A відкрили тільки через 50 років, коли з'ясувалося, що діти в Індонезії навіть із невеликою нестачею вітаміну A вмирають у 4 рази частіше, а деякі вікові групи — у 8–12 разів частіше. Також виявилося, що додавання вітаміну A знизило смертність на 34% і що кір знижує рівень вітаміну A навіть у дітей, які нормально харчуються. Рівень вітаміну в них стає навіть нижчим, ніж у неінфікованих дітей, які недоїдають [41, 42]. У звіті 1968 року ВООЗ заявила, що немає нічого іншого, що було б пов'язане з інфекційними захворюваннями більше, ніж брак вітаміну A [43].

У 1983 році було проведено рандомізоване дослідження серед хворих на кір дітей у Танзанії. Серед тих, хто не отримав вітаміну A, смертність становила 13%, а серед тих, хто отримав вітамін, смертність була 7%. У дітей віком до 2 років вітамін A знизив смертність на 87%.

Виснажені діти вмирали від кору в кілька разів частіше за тих, хто харчувався краще, безвідносно до вітаміну A [44]. Після цього дослідження ВООЗ рекомендувала використання вітаміну A для дітей, хворих на кір, але тільки в країнах, де смертність перевищує 1%.

На відміну від Танзанії, де діти мали явно виражену нестачу вітаміну, в ПАР клінічний брак вітаміну спостерігають дуже рідко. Проте виявилося, що рівень вітаміну A у хворих на кір дітей був дуже низьким. Діти, які отримували вітамін A, видужували від пневмонії та діареї вдвічі швидше, і в них удвічі рідше спостерігався круп (респіраторне захворювання) [45].

Коли на початку 90-х дослідники перевірили рівень вітаміну А в дітей, хворих на кір, у Каліфорнії, на їхній подив, виявилося, що в половини з них був низький рівень, хоча всі добре харчувалися. У контрольній групі незаражених дітей у всіх був нормальний рівень вітаміну. У другій контрольній групі (хворі на інші інфекційні захворювання) у 30 % був нижчий рівень вітаміну А. Автори підсумували, що неможливо далі вважати, що в американських дітей, які добре харчуються, рівень вітаміну А під час кору не знижений. Вони також припускають, що рівень вітаміну А знижується і при інших інфекційних захворюваннях [46]. Схожі результати було отримано в дослідженнях у Нью-Йорку та Мілуокі [47, 48].

В опублікованому у 2005 році систематичному огляді Кокрейн зроблено висновок, що 2 дози вітаміну А (по 200 тисяч МО) знижують смертність від кору на 82 % у дітей віком до 2 років. Ризик отиту знижується на 74 %, а крупу — на 47 %. Одна доза вітаміну А не знижує смертність [49]. Чи може бути, що 3 дози вітаміну А або вищі дози знизять смертність іще більше? Це чомусь ніхто не перевіряв.

У метааналізі впливу вітаміну А на дитячу смертність з'ясувалося, що вітамін А знизив смертність від кору на 60 %, а серед немовлят — на 90 %. Смертність від пневмонії знизилася на 70 % [50]. Згідно із систематичним оглядом Кокрейн на тему загального впливу вітаміну А на захворюваність і на смертність, профілактичне додавання вітаміну А дітям знижує смертність на 12–24 %. Ризик діареї знижується на 15 %, ризик захворювання на кір — на 50 % [51].

Як і кір, щеплення проти кору та КПК теж значно виснажує запаси вітаміну А [52, 53]. На відміну від праць із вивчення вітаміну А, не існує жодного дослідження, яке доводить, що в розвинених країнах щеплення проти кору зумовлює зниження смертності від кору.

Користь кору та інших інфекційних захворювань

Згідно з опублікованим у 2006 році італійським дослідженням, кір пов'язаний зі зменшенням ризику неходжкінської лімфоми на 40 %, а лімфоми Ходжкіна — на 70 %. Вітрянка, свинка та краснуха пов'язані зі зниженим ризиком ходжкінської лімфоми на 50 %, а скарлатина — на 80 %. Дві дитячі хвороби пов'язані зі зменшенням ризику неходжкінської лімфоми на 50 %, а ходжкінської — на 80 % [54].

У британському дослідженні було виявлено, що кір пов'язаний зі зменшенням ризику лімфоми Ходжкіна на 47 %, а 2 і більше дитячих хвороб — зі зменшенням ризику лімфоми на 55 % [55]. У ході опублікованого у 2005 році американського дослідження виявилося, що кір, свинка або краснуха в дитинстві пов'язані зі зменшенням ризику лімфоми Ходжкіна, пов'язаної з вірусом Епштейна-Барр, у жінок на 70 %. У тих, хто перехворів на кір до 10-річного віку, ризик лімфоми був на 96 % нижчим, ніж у тих, хто хворів на кір у старшому віці [56]. Згідно з аналізом 17 досліджень 2012 року, кір і кашлюк пов'язані зі зменшенням ризику неходжкінської лімфоми на 15 % [57].

У швейцарському дослідженні було встановлено, що краснуха в дитинстві пов'язана зі зменшенням ризику різних видів раку на 62 %, а вітрянка — на 38 %. Одне і більше дитячих фебрильних захворювань пов'язані зі зниженням ризику раку на 73 % [58].

У дослідженні в Німеччині виявилося, що дитячі хвороби пов'язані зі зниженим ризиком меланоми (але немає статистичної значущості). Застуда чи грип були пов'язані зі зниженням ризику меланоми на 68 %. Інфікована рана пов'язана зі зниженням ризику на 79 %, а хронічна інфекційна хвороба — зі зниженням ризику на 68 % [59]. У своєму наступному дослідженні автори констатували, що практично всі інфекційні захворювання пов'язані зі зниженим ризиком меланоми. Грип знижує ризик на 35%, пневмонія — на 55, а стафілококова інфекція — на 46% [60].

У ході італійського дослідження 2013 року виявилося, що кір пов'язаний зі зниженням ризику хронічного лімфолейкозу на 43%. Що більше було дитячих хвороб, то нижчим був ризик лімфолейкозу. Одна-дві дитячі хвороби знижували його на 16%, а 3 і більше хвороб — на 53% [61]. Зв'язок між дитячими інфекціями та зменшенням ризику лейкозу було виявлено і в інших дослідженнях [62, 63].

В Ізраїлі захворюваність на лімфому Ходжкіна значно зросла починаючи з 1960 року. Дослідники вважають, що це пов'язано з тим, що після початку вакцинації проти кору більше людей хворіють на кір у дорослому віці [64, 65].

Кір також пов'язаний зі зменшенням ризику раку яєчника на 53%, тоді як свинка пов'язана зі зниженням ризику на 39%, краснуха — на 38, а вітрянка — на 34% [66].

У статті 1971 року в *Lancet* описано трьох дітей із підтвердженою лімфомою Ходжкіна в Польщі, які захворіли на кір. Після кору лімфома минула в усіх 3, хоча у 2 із них через 2 роки був незначний рецидив [67]. Схожий випадок було описано в Португалії. У 2-річного хлопчика виявили лімфому Ходжкіна, але перш ніж устигли почати радіотерапію, хлопчик захворів на кір, і лімфома зникла [68]. Такі самі випадки було зареєстровано в Нігерії й на Кубі [69]. В Уганді було описано випадок 8-річного хлопчика, у якого запухло око так, що він на нього вже не бачив, і в нього було діагностовано лімфому Беркітта. Через 10 днів після встановлення діагнозу він захворів на кір, а протягом 2 тижнів пухлина зникла, і він повністю видужав [70]. В італійській лікарні з 4 випадків лімфобластного лейкозу в 1965 році 2 померли, а 2 захворіли на кір під час лікування й залишилися живі. Одна дівчинка захворіла на додачу до кору ще й на краснуху, і автор вважає, що, можливо, вірус краснухи теж цілющий [71].

У 2014 році жінку вилікували від множинної мієломи за допомогою величезної дози генно-модифікованого вірусу кору [72].

Наразі проходять клінічні випробування лікування різних онкологічних захворювань за допомогою вірусу кору [73]. Повідомляють про успішне застосування вірусу для лікування раку шкіри та раку яєчника [74–76]. Вірус виявився набагато ефективнішим за авастин, дуже токсичні й дуже дорогі ліки проти раку.

У дослідженні серед 50 000 випускників Гарварду та Пенсільванського університету виявилося, що у тих, хто перехворів у дитинстві на кір, ризик хвороби Паркінсона був удвічі нижчим. Вітрянка та свинка теж знижували ризик хвороби Паркінсона [77]. Схожі результати було виявлено і в інших дослідженнях [78]. З іншого боку, щеплення проти кору в рідкісних випадках може призвести до хвороби Паркінсона у дітей [79].

У 2015 році було опубліковано проспективне дослідження[14] більш ніж 100 000 осіб у Японії, за якими спостерігали 20 років. У чоловіків, які хворіли в дитинстві на кір, ризик померти від серцево-судинних захворювань був на 8 % нижчим, а в тих, хто перехворів також на свинку, — на 20 % нижчим. У чоловіків, які перехворіли на свинку, ризик померти від інсульту був на 48 % нижчим. У жінок, які перехворіли на кір та свинку, ризик померти від серцево-судинних захворювань був на 17 % нижчим [80].

Згідно зі шведським дослідженням 2007 року, кір пов'язаний зі зменшенням ризику інфаркту на 30 %, вітрянка — на 33, скарлатина — на 31, свинка — на 25, краснуха — на 9, мононуклеоз — на 33 %. Що на більшу кількість цих інфекційних хвороб людина перехворіла в дитинстві, то нижчою була ймовірність інфаркту. У тих, хто перехворів на одну хворобу, ризик інфаркту був нижчим на 35 %, на дві — на 40, на три — на 47, на 4 і 5 хвороб — на 54 %, а всі 6 перелічених хвороб разом знижували ризик інфаркту

---

[14] **Проспективне дослідження** проводять з розподілом учасників на групи, які будуть або не будуть отримувати досліджуваний лікарський засіб, до того, як наступили наслідки. На відміну від нього, в **ретроспективному** (історичному) дослідженні вивчаються наслідки проведених раніше клінічних досліджень, тобто результати наступають до того, як розпочато дослідження — *прим. ред.*

на 89 % [81]. У кількох дослідженнях було встановлено, що ті, хто перехворів на кір та інші інфекційні захворювання в дитинстві, рідше хворіють на розсіяний склероз [82–84].

У статті 1947 року описано 5 пацієнтів із нефротичним синдромом, які захворіли на кір. У 2 із них після кору нефротичний синдром минув, у 3 було лише тимчасове покращення. Автори проаналізували медичну літературу і знайшли ще кілька випадків одужання від нефротичного синдрому після кору та часті випадки тимчасового покращення. Автори зробили висновок, що з усіх використовуваних ними методів кір є найефективнішим засобом лікування нефротичного синдрому [85].

Стаття 1978 року описує тяжкий випадок нефротичного синдрому у 10-річного хлопчика в 1916 році в Англії. Дитина хворіла багато місяців і вже майже помирала. Лікарі не давали йому шансів, і його сім'я вже купила жалобний одяг. Але раптом він захворів на кір і після цього повністю одужав від нефротичного синдрому. Потім він роками доношував жалобні костюми своїх братів, а відтак став відомим педіатром, професором і президентом національної педіатричної асоціації [86].

Згідно з данським дослідженням, у тих, хто в дитинстві не хворів на кір (або хворів атипово, без висипу, як після щеплення), спостерігався в дорослому віці підвищений ризик онкології, хвороб шкіри, імунореактивних захворювань і дегенеративних захворювань кісток та хрящів [87].

У статті 2002 року йдеться про спалах кору в сенегальському селі, де частина дітей захворіла, а частина ні. За ними спостерігали 4 роки. У дітей, які перехворіли на кір, ризик смерті від інших інфекційних захворювань був на 86 % нижчим. Більшість хворих були нещепленими [88]. Схожі результати спостерігалися також у Гвінеї-Бісау та у Бангладеш [89, 90].

У статті 1996 року в *Lancet* автори повідомляють, що у дітей з Гвінеї-Бісау, які перехворіли на кір, алергія траплялася в 3 рази рідше, ніж у щеплених дітей, які на нього не перехворіли. Алергія на домашній пиловий кліщ зустрічалася у них у 5 разів рідше. Пояснюють це тим, що вірус кору стимулює клітинний імунітет, тоді як за алергію відповідальний гуморальний імунітет [91]. У дослідженні у Великій Британії кір або кашлюк до 3-річного віку були пов'язані зі зниженим ризиком астми [92].

У дослідженні 15 000 дітей із 5 європейських країн алергія траплялась вдвічі рідше в тих, хто перехворів на кір. Щеплення теж знижували вірогідність алергії, але менше. Серед дітей, які не хворіли на кір, ризик ринокон'юнктивіту у щеплених був на 70 % вищим, ніж у нещеплених [93]. Знижений ризик алергії у тих, хто перехворів на кір, і підвищений ризик алергії у щеплених було виявлено і в інших дослідженнях [94–96].

Кивальний синдром — це нове смертельне захворювання, що трапляється виключно в деяких країнах Африки. Діти, які перехворіли на кір, хворіли на нього в 7 разів рідше [97].

Безпечність

Згідно з японським дослідженням, у дітей, щеплених проти кору, був знижений рівень інтерферону-альфа (цитокіну, відповідального за імунітет до вірусних захворювань). Дослідження тривало рік, і за цей час рівень інтерферону так і не відновився [98].

Італійське дослідження 1992 року встановило, що КПК значно знижує функцію нейтрофільних лейкоцитів (тобто підвищує сприйнятливість до інфекцій). Це, найімовірніше, відбувається тому, що вакцинні штами не розмножуються в лімфатичних тканинах, як дикі штами [99]. КПК призводить також до зниження функції лімфоцитів, і це триває 1–5 тижнів після вакцинації. Функція лімфоцитів відновлюється лише через 10–12 тижнів після щеплення. Інші дослідження показали схожі результати [100].

В італійському дослідженні 2003 року щеплення проти кору було пов'язане з підвищеним у 92 рази ризиком розсіяного склерозу [101]. Повідомляється про випадки розсіяного склерозу, що почалися відразу після щеплення [102]. У шведському дослідженні 2009 року виявилося, що у щеплених КПК до 10-річного віку ризик розсіяного склерозу був підвищений у 5 разів [103].

Ризик тромбоцитопенії зростає в 5,5 разів після КПК [104]. Ці дані було підтверджено в десятку досліджень. Ризик фебрильних судом після КПК зростає в 6 разів [105]. Ризик складних фебрильних судом, які тривають більше 30 хвилин, теж зростає в 6 разів [106].

У 1993 році в Японії було проведено дослідження побічних проявів 4 різних вакцин КПК. Було щеплено 38 тисяч дітей. Асептичний менінгіт (із лабораторно підтвердженим вакцинним штамом паротиту) після стандартної вакцини було зареєстровано в одного на кожних 600 вакцинованих. У одного з кожних 350 вакцинованих були конвульсії, не пов'язані з менінгітом. Одна з вакцин не спричиняла асептичний менінгіт. Виявилося, що компанія, яка її виробляла, намудрила щось із вакцинними штамами й нікому про це не повідомила. **В результаті цього дослідження в 1993 році міністерство охорони здоров'я Японії заборонило використання КПК, і вона заборонена там досі [15].**

У статті 1996 року автори стверджують, що порівняння смертності між щепленими і нещепленими проти кору ніколи не робили. Однак у кількох клінічних випробуваннях у Гвінеї-Бісау, Сенегалі та Гамбії порівняли смертність від різних вакцин проти кору, і виявилося, що смертність після вакцини з високими титрами[15] у дівчаток була на 86 % вищою порівняно з вакциною із середніми титрами.

> ВООЗ *рекомендувала використання вакцини з високими титрами з 1989 року, і хто знає, скількох дівчаток ця вакцина вбила.*

Також невідомо, чи знизилась би смертність іще більше, якби замість вакцини з середніми титрами використовували вакцину з низькими титрами або якби дітей узагалі не щепили проти кору [107]. У статті, опублікованій у журналі BMJ у

[15] Вакцина з високими титрами — вакцина, яка містить більшу кількість вірусних частинок і спричиняє сильнішу імунну реакцію.

1993 році, автори повідомляють, що це взагалі випадково виявилося, що вакцина з високими титрами значно збільшує смертність, оскільки від цієї вакцини вмирають більше лише через рік і навіть через кілька років після вакцинації. Більшість досліджень не тривають так довго. Автори закликають провести рандомізоване дослідження й використовувати в ролі засобу вимірювання ефективності не сурогатні маркери, такі як кількість антитіл, а смертність [108]. Експерименти з цією вакциною проводили не лише в Африці, а й на афроамериканцях у Лос-Анджелесі, яким «забули» повідомити, що вакцина експериментальна [109].

Згідно з VAERS, із 2000 до 2018 року у США після щеплення КПК або КПКВ 190 осіб померло й понад 950 стало інвалідами. Від кору за цей час померло 4 людини. У 2015 році був перший випадок смерті від кору за останні 12 років (жінки з пригніченим хіміотерапією імунітетом) [110]. До цього були 2 випадки смерті на початку 2000-х: хлопчика з пригніченим імунітетом і 75-річного чоловіка [111]. **Від грипу в США вмирають тисячі осіб на рік. Проте грипу майже не боїться, а кір чомусь викликає вселенський жах.**

Ко́ровий паненцефаліт

Здоровій 12-місячній дитині зробили щеплення КПК, а через 8 місяців у неї почався енцефаліт (MIBE). Біопсія мозку виявила вакцинний штам кору. Дитина померла через 1,5 місяці. Зареєстровано ще кілька подібних випадків, але зазвичай вони трапляються з хворими, а не зі здоровими [112]. Власне кажучи, MIBE — це той самий паненцефаліт (SSPE), рідкісне ускладнення кору, яке проявляється через кілька років, але він розвивається раніше й набагато швидше.

У турецькому дослідженні повідомляється, що з 9 випадків паненцефаліту 3 були щеплені, а 2 — нещеплені. Про інших невідомо [113]. Згідно з іншим дослідженням, пропорція щеплених серед хворих на паненцефаліт росте, і у щеплених він проявляється швидше, ніж у тих, хто перехворів на кір [114]. У Бангладеш із 20 випадків паненцефаліту 70 % було серед щеплених, в Англії — 45 %, а в Пакистані 86 % пацієнтів були щепленими. У кількох дослідженнях було встановлено, що паненцефаліт трапляється здебільшого в людей із низьким доходом [115].

Ко́ровий енцефаліт

Автори фінського дослідження 1997 року пишуть, що, попри зниження випадків ко́рового енцефаліту після запровадження щеплення, загальна кількість випадків енцефаліту не змінилася, просто кір замінили інші віруси [116].

В іншій статті йдеться про те, що після введення КПК кількість тяжких випадків енцефаліту у Фінляндії лише збільшилася [117]. У В'єтнамі із 15 випадків ко́рового енцефаліту 11 хворих були щеплені, 2 нещеплені, і про двох невідомо [118].

CDC стверджує, що летальність ко́рового енцефаліту становить 15 %. Однак до запровадження щеплення його летальність була набагато нижчою.

У дослідженні 1961 року повідомляється про 42 випадки ко́рового енцефаліту. Ніхто з хворих не помер. Ризик ко́рового енцефаліту зростає з віком [119]. Тобто щеплення, яке фактично відсуває хворобу на пізніший термін, значно підвищує ризик ко́рового енцефаліту.

У британському дослідженні 2017 року автори повідомляють, що, хоча кількість випадків ко́рового та паротитного енцефаліту знизилася на 97–98 % із 1979 до 2011 року, загальна захворюваність на енцефаліт збільшилася, переважно серед немовлят [120].

Автори опублікованого в журналі *Pediatrics* у 1998 році дослідження, яке описує 48 випадків енцефалопатії після КПК у дітей, роблять висновок, що між КПК й енцефалопатією, найімовірніше, існує причинно-наслідковий зв'язок [121].

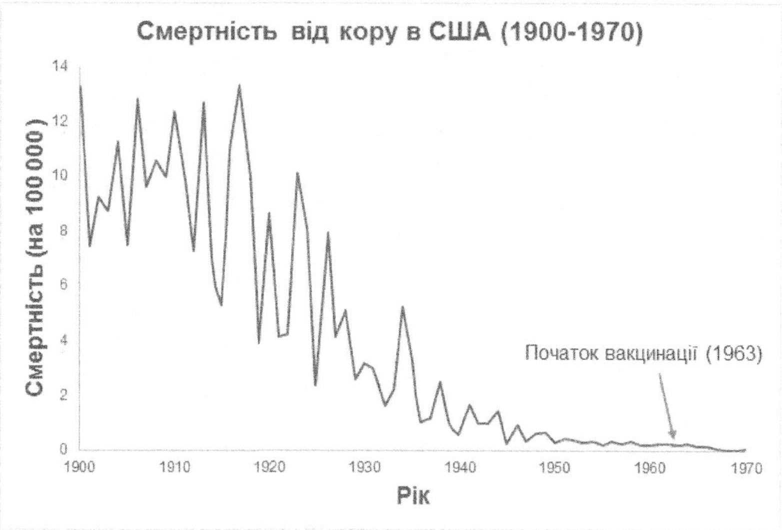

Статистика

З 1920-х по 1960-і роки, до початку вакцинації, попри те, що кількість випадків хвороби залишалася постійною, летальність кору знизилася на 99 % [4].

За часів Громадянської війни в США та Першої світової війни кір був вагомою причиною смертності серед солдатів (0,2/100 людино-років, летальність[16] 6 %). А за часів Другої світової війни смертність від кору була вкрай низькою (0,0005/100 людино-років, летальність нижче 0,1 %).

Автори зауважують, що зниження рівня смертності від кору серед військовослужбовців відображає ситуацію серед цивільного населення. Це зниження передувало використанню вакцин і антибіотиків і не було пов'язане з будь-яким конкретним медичним втручанням [122].

---

[16] **Летальність** хвороби для окремої популяції — це відношення кількості померлих до кількості усіх хворих на цю хворобу в даній популяції, тоді як **смертність** внаслідок хвороби — це відношення кількості померлих до кількості усіх осіб із цієї популяції — *прим. ред.*

У 1960-х роках смертність від кору в США становила 1 на 10 000 випадків або 3 на мільйон осіб. Більшість померлих від кору — діти з недостатньою вагою [123]. Те саме виявилось і в пізнішому дослідженні: діти з низькою вагою потерпають від тяжкої форми кору в 6 разів частіше [124].

Висновки

Кір небезпечний за недоїдання та за нестачі вітаміну А.

Кір, перенесений у дитинстві, захищає від онкологічних, неврологічних, серцево-судинних і алергічних захворювань у дорослому віці.

Вакцина проти кору є досить ефективною, але у випадку з кором висока ефективність — це радше недолік. **Кір — це корисна хвороба, на неї краще перехворіти в дитинстві, ніж не хворіти зовсім, або хворіти в дорослому віці, або під час вагітності, коли щеплення припиняє діяти і коли кір небезпечніший.**

Джерела

1. Scared of Ebola? This measles outbreak is far more dangerous. *healthcareglobal.com*. 2015 Jan 30
2. Measles. Reports from general practitioners. *BMJ*. 1959;1(5118):380-3
3. Measles epidemic. *BMJ*. 1959;1(5118):351-4
4. Langmuir A.D. et al. The importance of measles as a health problem. *Am. J. Public. Health. Nations Health*. 1962;52(Suppl 2):1-4
5. Sencer D.J. et al. Epidemiologic basis for eradication of measles in 1967. *Public Health Rep*. 1967;82(3):253-6
6. Cherry J.D. The 'new' epidemiology of measles and rubella. *Hosp Pract*. 1980;15(7):49-57
7. Papania M. et al. Increased susceptibility to measles in infants in the United States. *Pediatrics*. 1999;104(5):e59
8. Measles. *CDC Pink Book*
9. *https://www.cdc.gov/measles/about/history.html*
10. Belkin L. Measles, Not Yet a Thing of the Past, Reveals the Limits of an Old Vaccine. *NY Times*. 1989 Feb 26
11. Measles outbreak among vaccinated high school students — Illinois. MMWR. 1984;33(24):349-51

12. Poland G.A. et al. Failure to reach the goal of measles elimination. Apparent paradox of measles infections in immunized persons. *Arch Intern Med.* 1994;154(16):1815-20
13. Biellik R. et al. Strategies for minimizing nosocomial measles transmission. *Bull World Health Organ.* 1997;75(4):367-75
14. Fulginiti V.A. et al. Altered reactivity to measles virus. Atypical measles in children previously immunized with inactivated measles virus vaccines. JAMA. 1967;202(12):1075-80
15. Kimura M. et al. Adverse events associated with MMR vaccines in Japan. *Acta Paediatr Jpn.* 1996;38(3):205-11
16. FDA briefing document. VRBPAC meeting Sep 19, 2012: Cell lines derived from human tumors for vaccine manufacture.
17. Khan A. Investigating Viruses in Cells Used to Make Vaccines; and Evaluating the Potential Threat Posed by Transmission of Viruses to Humans
18. Victoria J.G. et al. Viral nucleic acids in live-attenuated vaccines: detection of minority variants and an adventitious virus. *J Virol.* 2010;84(12):6033-40
19. Demicheli V. et al. Vaccines for measles, mumps and rubella in children. *Cochrane Database Syst Rev.* 2012(2):CD004407
20. Nkowane B.M. et al. Measles outbreak in a vaccinated school population: epidemiology, chains of transmission and the role of vaccine failures. *Am J Public Health.* 1987;77(4):434-8
21. Rosen J.B. et al. Outbreak of measles among persons with prior evidence of immunity, New York City, 2011. *Clin Infect Dis.* 2014;58(9):1205-10
22. Wang Z. et al. Difficulties in eliminating measles and controlling rubella and mumps: a cross-sectional study of a first measles and rubella vaccination and a second measles, mumps, and rubella vaccination. *PloS One.* 2014;9(2):e89361
23. Shi J. et al. Measles incidence rate and a phylogenetic study of contemporary genotype H1 measles strains in China: is an improved measles vaccine needed? *Virus Genes.* 2011;43(3):319-26
24. Kang H.J. et al. An increasing, potentially measles-susceptible population over time after vaccination in Korea. *Vaccine.* 2017;35(33):4126-32
25. Kontio M. et al. Waning antibody levels and avidity: implications for MMR vaccine-induced protection. *J. Infect. Dis.* 2012;206(10):1542-8
26. Gonçalves G. et al. Persistence of measles antibodies, following changes in the recommended age for the second dose of MMR-vaccine in Portugal. *Vaccine.* 2015;33(39):5057-63
27. LeBaron C.W. et al. Persistence of measles antibodies after 2 doses of measles vaccine in a postelimination environment. *Arch Pediatr Adolesc Med.* 2007;161(3):294-301
28. Itoh M. et al. Comparative analysis of titers of antibody against measles virus in sera of vaccinated and naturally infected Japanese individuals of different age groups. *J Clin Microbiol.* 2002;40(5):1733-8
29. Levy D.L. The future of measles in highly immunized populations. A modeling approach. *Am J Epidemiol.* 1984;120(1):39-48
30. Heffernan J.M. et al. Implications of vaccination and waning immunity. *Proc Biol Sci.* 2009;276(1664):2071-80
31. Modrof J. et al. Measles Virus Neutralizing Antibodies in Intravenous Immunoglobulins: Is an Increase by Revaccination of Plasma Donors Possible? *J Infect Dis.* 2017;216(8):977-80
32. Burnet F.M. Measles as an index of immunological function. *Lancet.* 1968;2(7568):610-3
33. Silfverdal S.A. et al. Breast-feeding and a subsequent diagnosis of measles. *Acta Paediatr.* 2009;98(4):715-19

34. Stimson P. The Measles Rubella Confusion Continues. JAMA. 1965;193(5):403
35. Roy F. et al. Rapid Identification of Measles Virus Vaccine Genotype by Real-Time PCR. *J. Clin. Microbiol.* 2017;55(3):735-43
36. Gendrel D. et al. Underestimation of the incidence of measles in a population of French children. *Eur. J. Clin. Microbiol. Infect. Dis.* 1992;11(12):1156-7
37. Gustafson T. et al. Measles outbreak in a fully immunized secondary-school population. NEJM. 1987;316(13):771-4
38. Green H.N. et al. Diet as a prophylactic agent against puerperal sepsis. *BMJ.* 1931;2(3691):595-8
39. Green H.N. et al. Vitamin A as an anti-infective agent. *BMJ.* 1928;2(3537):691-6
40. Ellison J.B. Intensive vitamin therapy in measles. *BMJ.* 1932;2(3745):708-11
41. Sommer A. et al. Increased mortality in children with mild vitamin A deficiency. *Lancet.* 1983;2(8350):585-8
42. Sommer A. et al. Impact of vitamin A supplementation on childhood mortality. A randomised controlled community trial. *Lancet.* 1986;1(8491):1169-73
43. Scrimshaw N. Interactions of nutrition and infection; WHO. 1968
44. Barclay A.J. et al. Vitamin A supplements and mortality related to measles: a randomised clinical trial. *BMJ.* 1987;294(6567):294-6
45. Hussey G.D. et al. A randomized, controlled trial of vitamin A in children with severe measles. NEJM. 1990;323(3):160-4
46. Arrieta A.C. et al. Vitamin A levels in children with measles in Long Beach, California. *J. Pediatr.* 1992;121(1):75-8
47. Frieden T.R. et al. Vitamin A levels and severity of measles. New York City. *Am. J. Dis. Child.* 1992;146(2):182-6
48. Butler J.C. et al. Measles severity and serum retinol (vitamin A) concentration among children in the United States. *Pediatrics.* 1993;91(6):1176-81
49. Huiming Y. et al. Vitamin A for treating measles in children. *Cochrane Database Syst Rev.* 2005(4):CD001479
50. Fawzi W.W. et al. Vitamin A supplementation and child mortality. A meta-analysis. JAMA. 1993;269(7):898-903
51. Imdad A. et al. Vitamin A supplementation for preventing morbidity and mortality in children from six months to five years of age. *Cochrane Database Syst Rev.* 2017(12):CD008524
52. Yalçin S.S. et al. The effect of live measles vaccines on serum vitamin A levels in healthy children. *Acta Paediatr Jpn.* 1998;40(4):345-9
53. Yalçin S.S. et al. Sex-specific differences in serum vitamin A values after measles immunization. *Pediatr. Infect. Dis. J.* 1999;18(8):747-8
54. Montella M. et al. Do childhood diseases affect NHL and HL risk? A case-control study from northern and southern Italy. *Leuk Res.* 2006;30(8):917-22
55. Alexander F.E. et al. Risk factors for Hodgkin's disease by Epstein-Barr virus (EBV) status: prior infection by EBV and other agents. *Br. J. Cancer.* 2000;82(5):1117-21
56. Glaser S.L. et al. Exposure to childhood infections and risk of Epstein-Barr virus — defined Hodgkin's lymphoma in women. *Int. J. Cancer.* 2005;115(4):599-605
57. Becker N. et al. Self-reported history of infections and the risk of non-Hodgkin lymphoma: an InterLymph pooled analysis. *Int. J. Cancer.* 2012;131(10):2342-8
58. Albonico H.U. et al. Febrile infectious childhood diseases in the history of cancer patients and matched controls. *Med. Hypotheses.* 1998;51(4):315-20

59. Kölmel K.F. et al. Febrile infections and malignant melanoma: results of a case-control study. *Melanoma Res.* 1992;2(3):207-11
60. Kölmel K.F. et al. Infections and melanoma risk: results of a multicentre EORTC case-control study. European Organization for Research and Treatment of Cancer. *Melanoma Res.* 1999;9(5):511-9
61. Parodi S. et al. Childhood infectious diseases and risk of leukaemia in an adult population. *Int J Cancer.* 2013;133(8):1892-9
62. van Steensel-Moll H.A. et al. Childhood leukemia and infectious diseases in the first year of life: a register-based case-control study. *Am. J. Epidemiol.* 1986;124(4):590-4
63. Ribeiro K.B. et al. Socioeconomic status and childhood acute lymphocytic leukemia incidence in São Paulo, Brazil. *Int. J. Cancer.* 2008;123(8):1907-12
64. Ariad S. et al. A sharp rise in the incidence of Hodgkin's lymphoma in young adults in Israel. *Isr Med Assoc J.* 2009;11(8):453-5
65. Benharroch D. et al. Does the measles virus contribute to carcinogenesis? – a review. J *Cancer.* 2014;5(2):98-102
66. Newhouse M.L. et al. A case control study of carcinoma of the ovary. *Br. J. Prev. Soc. Med.* 1977;31(3):148-53
67. Zygiert Z. Hodgkin's disease: remissions after measles. *Lancet.* 1971;1(7699):593
68. Mota H.C. Infantile Hodgkin's disease: remission after measles. *BMJ.* 1973;2(5863):421
69. Taqi A.M. et al. Regression of Hodgkin's disease after measles. *Lancet.* 1981;1(8229):1112
70. Bluming A.Z. et al. Regression of Burkitt's lymphoma in association with measles infection. *Lancet.* 1971;2(7715):105-6
71. Pasquinucci G. Possible effect of measles on leukaemia. *Lancet.* 1971;1(7690):136
72. Russell S.J. et al. Remission of disseminated cancer after systemic oncolytic virotherapy. *Mayo Clin. Proc.* 2014;89(7):926-33
73. Russell S.J. et al. Measles virus for cancer therapy. *Curr. Top Microbiol. Immunol.* 2009;330:213-41
74. Heinzerling L. et al. Oncolytic measles virus in cutaneous T-cell lymphomas mounts antitumor immune responses in vivo and targets interferon-resistant tumor cells. *Blood.* 2005;106(7):2287-94
75. Galanis E. et al. Phase I trial of intraperitoneal administration of an oncolytic measles virus strain engineered to express carcinoembryonic antigen for recurrent ovarian cancer. *Cancer Res.* 2010;70(3):875-82
76. Galanis E. et al. Oncolytic measles virus expressing the sodium iodide symporter to treat drug-resistant ovarian cancer. *Cancer Res.* 2015;75(1):22-30
77. Sasco A.J. et al. Measles infection and Parkinson's disease. *Am. J. Epidemiol.* 1985;122(6):1017-31
78. Kessler I. Epidemiologic studies of Parkinson's disease. III. A community-based survey. *Am J Epidemiol.* 1972;96(4):242-54
79. Alves R.S. et al. Postvaccinal parkinsonism. *Mov. Disord.* 1992;7(2):178-80
80. Kubota Y. et al. Association of measles and mumps with cardiovascular disease: The Japan Collaborative Cohort (JACC) study. *Atherosclerosis.* 2015;241(2):682-6
81. Pesonen E. et al. Dual role of infections as risk factors for coronary heart disease. *Atherosclerosis.* 2007;192(2):370-5
82. Sullivan C.B. et al. Multiple sclerosis and age at exposure to childhood diseases and animals: cases and their friends. *Neurology.* 1984;34(9):1144-8
83. Alter M. et al. Multiple sclerosis and childhood infections. *Neurology.* 1986;36(10):1386-9

84. Alter M. et al. Does delay in acquiring childhood infection increase risk of multiple sclerosis? *Ital J Neurol Sci.* 1987;Suppl 6:11-6
85. Blumberg R.W. et al. Effect of measles on the nephrotic syndrome. *Am. J. Dis. Child.* 1947;73(2):151-66
86. Gairdner D. A notable case of nephrosis. *Arch. Dis. Child.* 1978;53(5):363-5
87. Rønne T. Measles virus infection without rash in childhood is related to disease in adult life. *Lancet.* 1985;1(8419):1-5
88. Aaby P. et al. Low mortality after mild measles infection compared to uninfected children in rural West Africa. *Vaccine.* 2002;21(1-2):120-6
89. Aaby P. et al. No persistent T lymphocyte immunosuppression or increased mortality after measles infection: a community study from Guinea-Bissau. *Pediatr Infect Dis J.* 1996;15(1):39-44
90. Aaby P. et al. No long-term excess mortality after measles infection: a community study from Senegal. *Am. J. Epidemiol.* 1996;143(10):1035-41
91. Shaheen S.O. et al. Measles and atopy in Guinea-Bissau. *Lancet.* 1996;347(9018):1792-6
92. Bodner C. et al. Childhood exposure to infection and risk of adult onset wheeze and atopy. *Thorax.* 2000;55(5):383-7
93. Rosenlund H et al. Allergic disease and atopic sensitization in children in relation to measles vaccination and measles infection. *Pediatrics.* 2009;123(3):771-8
94. Kucukosmanoglu E et al. Frequency of allergic diseases following measles. *Allergol Immunopathol.* 2006;34(4):146-9
95. Flöistrup H. et al. Allergic disease and sensitization in Steiner school children. *J. Allergy Clin. Immunol.* 2006;117(1):59-66
96. Alm J.S. et al. Atopy in children of families with an anthroposophic lifestyle. *Lancet.* 1999;353(9163):1485-8
97. Spencer P.S. et al. Nodding syndrome in Mundri county, South Sudan: environmental, nutritional and infectious factors. *Afr. Health Sci.* 2013;13(2):183-204
98. Nakayama T. et al. Long-term regulation of interferon production by lymphocytes from children inoculated with live measles virus vaccine. *J. Infect. Dis.* 1988;158(6):1386-90
99. Toraldo R. et al. Effect of measles-mumps-rubella vaccination on polymorphonuclear neutrophil functions in children. *Acta Paediatr.* 1992;81(11):887-90
100. Munyer T.P. et al. Depressed lymphocyte function after measles-mumps-rubella vaccination. *J. Infect. Dis.* 1975;132(1):75-8
101. Zorzon M. et al. Risk factors of multiple sclerosis: a case-control study. *Neurol Sci.* 2003;24(4):242-7
102. Miller H. et al. Multiple sclerosis and vaccination. *BMJ.* 1967;2(5546):210-3
103. Ahlgren C. et al. A population-based case-control study on viral infections and vaccinations and subsequent multiple sclerosis risk. *Eur. J. Epidemiol.* 2009;24(9):541-52
104. O'Leary S.T. et al. The risk of immune thrombocytopenic purpura after vaccination in children and adolescents. *Pediatrics.* 2012;129(2):248-55
105. Miller E. et al. Risks of convulsion and aseptic meningitis following measles-mumps-rubella vaccination in the United Kingdom. *Am. J. Epidemiol.* 2007;165(6):704-9
106. Ward K.N. et al. Risk of serious neurologic disease after immunization of young children in Britain and Ireland. *Pediatrics.* 2007;120(2):314-21
107. Knudsen K.M. et al. Child mortality following standard, medium or high titre measles immunization in West Africa. *Int J Epidemiol.* 1996;25(3):665-73
108. Hall A.J. et al. Lessons from measles vaccination in developing countries. *BMJ.* 1993;307(6915):1294-5

109. Cimons M. CDC Says It Erred in Measles Study. *LA Times*. 1996 Jun 17
110. Szabo L. Measles kills first patient in 12 years. USA *Today*. 2015 Jul 3
111. Epidemiology of measles — United States, 2001-2003. MMWR. 2004;53(31):713-6
112. Bitnun A. et al. Measles inclusion-body encephalitis caused by the vaccine strain of measles virus. *Clin Infect Dis*. 1999;29(4):855-61
113. Yilmaz D. et al. Subacute sclerosing panencephalitis: is there something different in the younger children? *Brain Dev*. 2006;28(10):649-52
114. Dyken P.R. et al. Changing character of subacute sclerosing panencephalitis in the United States. *Pediatr Neurol*. 1989;5(6):339-41
115. Saha N. et al. Clinical and investigation profile of subacute sclerosing panencephatitis (SSPE): an analysis of twenty cases. *J Dhaka Med Coll*. 2008;17(2):72-7
116. Koskiniemi M. et al. Epidemiology of encephalitis in children. A prospective multicentre study. *Eur J Pediatr*. 1997;156(7):541-5
117. Koskiniemi M. et al. Effect of measles, mumps, rubella vaccination on pattern of encephalitis in children. *Lancet*. 1989;1(8628):31-4
118. Fox A et al. Acute measles encephalitis in partially vaccinated adults. *PloS One*. 2013;8(8):e71671
119. Ehrengut W. Measles encephalitis: age disposition and vaccination. *Arch Gesamte Virusforsch*. 1965;16:311-4
120. Iro M. et al. 30-year trends in admission rates for encephalitis in children in England and effect of improved diagnostics and measles-mumps-rubella vaccination: a population-based observational study. *Lancet Infect Dis*. 2017;17(4):422-430
121. Weibel R.E. et al. Acute encephalopathy followed by permanent brain injury or death associated with further attenuated measles vaccines: a review of claims submitted to the National Vaccine Injury Compensation Program. *Pediatrics*. 1998; 101(3 Pt 1):383-7
122. Shanks G.D. et al. Measles epidemics of variable lethality in the early 20th century. *Am J Epidemiol*. 2014;179(4):413-22
123. Barkin R.M. Measles mortality: a retrospective look at the vaccine era. *Am. J. Epidemiol*. 1975;102(4):341-9
124. Capisonda R. et al. Risk factors predictive of severe measles among patients admitted at MCU-hospital from 1988-1992. 2019

Розділ 13. **Паротит**

З усіх тираній тиранія, щиро здійснювана на благо жертв, може бути найбільш гнітючою.

К. С. Льюїс

Свинка (епідемічний паротит) у дітей — це зазвичай настільки тривіальне захворювання, що навіть ВООЗ ним не лякає. Однак, пише ВООЗ, у дорослих свинка може призвести до серйозних ускладнень. Тому важливо вакцинувати немовлят [1].

Згідно із CDC, у довакцинувальну епоху від 15 до 27 % випадків паротиту минало безсимптомно. Скільки випадків сьогодні безсимптомні невідомо, оскільки незрозуміло, яким чином вакцина змінює клінічні симптоми. Орхіт (запалення яєчка) — це найпоширеніше ускладнення свинки, але воно можливе тільки у статевозрілих чоловіків. Зазвичай орхіт буває одностороннім.

Безпліддя від паротитного орхіту трапляється досить рідко, навіть у разі двостороннього орхіту. До початку вакцинації захворюваність на свинку не реєструвалася. Моновалентна вакцина проти паротиту вже практично ніде не доступна, за винятком Японії, де КПК досі заборонена. Вакцину проти паротиту в Японії держава не фінансує, і проти цієї хвороби мало хто вакцинується [2].

Трохи історії

В опублікованій у 1967 році статті в BMJ автори заявляють, що свинка — це порівняно м'яка хвороба у дітей, проте вона завдає незручностей, оскільки діти мусять пропускати школу. Серйозні ускладнення від свинки трапляються рідко. Після щеплення утворюється значно менше антитіл, ніж після хвороби. Автори роблять висновок, що, хоча щеплення нещодавно розробленою вакциною проти паротиту виглядає обнадійливо, у масовій вакцинації у Великій Британії немає потреби [3].

Через 13 років, у 1980 році, BMJ знову ставить собі запитання, чи потрібна Великій Британії ще одна вакцина для немовлят. Свинка не підлягає реєстрації, і кількість випадків невідома, тим паче що в 40 % випадків свинка минає безсимптомно. Можливо, розмірковують автори, комбінована вакцина з кором могла би бути виправданою. Таке щеплення можна було би робити при вступі до школи тим, хто не перехворів ще на свинку або на кір. Чи погодяться ті 50 % батьків, які зважилися сьогодні на щеплення проти кору, на ще одне щеплення на додачу до нього? Тільки якщо необґрунтований, але дуже поширений страх безпліддя від орхіту пересилить недовіру британців до нових вакцин. В іншому разі ця вакцина не користуватиметься попитом. Однак навіть низьке охоплення вакцинацією може призвести до того, що кількість сприйнятливих до свинки дорослих збільшиться, що вже відбувається в США. Автори роблять висновок, що для людини, яка не перехворіла, вакцина може бути благом, але для суспільства загалом — зовсім навпаки, оскільки зміниться існуючий стан, коли 95 % дорослих мають імунітет. Хвороба ця, може, й неприємна, але вона рідко буває небезпечною. Спроба запобігти їй у масовому масштабі може збільшити кількість захворювань серед дорослих, з усіма супутніми ризиками [4].

У статті 1974 року проаналізовано близько 2500 випадків госпіталізації зі свинкою в 1958–1969 роках у 16 лікарнях в Англії. Вони становили більшість випадків свинки в країні, які потребували госпіталізації. Половина пацієнтів були старші 15 років. Ускладнення спостерігалися у 42 %. Троє померло, але у двох із них була інша серйозна хвороба, і свинка, можливо, не мала відношення до смерті, а у третього, найімовірніше, взагалі свинки не було. Єдине ускладнення, яке, можливо, залишилося незворотним серед цих випадків, це глухота у 5 пацієнтів, із них — 4 дорослих. Менінгіт при свинці трапляється настільки часто, що деякі вважають, що його необхідно розглядати не як ускладнення, а як інтегральну частину хвороби. У будь-якому випадку існує консенсус, що менінгіт при свинці не є небезпечним і рідко має наслідки. Це підтвердилось і даним дослідженням. Те, чого зазвичай бояться найбільше, — це орхіт. Існує загальний страх безпліддя від орхіту, проте його ймовірність переоцінена. Хоч безпліддя й неможливо виключити, в невеликому ретроспективному дослідженні безпліддя як наслідок орхіту не було виявлено. Автори роблять висновок, що в масовій вакцинації проти паротиту немає необхідності. Можливо, є сенс вакцинувати статевозрілих підлітків під час вступу до школи-інтернату або в армію. Але й тоді слід пам'ятати, що 90 % хлопчиків до 14 років уже перехворіли на свинку, тому у них слід перевірити антитіла й вакцинувати лише тих, у кого немає антитіл [5].

Якщо свинка може в окремих випадках спричинити глухоту, можливо, є сенс проти неї зробити щеплення? Вакцина, однак, теж може спричинити глухоту. У статті 1993 року описано 9 випадків глухоти після КПК за 4 роки з часу введення вакцини. Автори підсумовують, що 3 випадки не пов'язані зі щепленням (але не пояснюють, чому), а 6 інших, може, пов'язані, а може, й ні. Оскільки односторонню глухоту важко діагностувати у дітей, а вакцинують їх у 12 місяців, то, можливо, існували інші випадки, які не було зареєстровано. У статті 2008 року описано ще 44 випадки глухоти після КПК [6].

У статті 1957 року повідомляється про 119 випадків менінгоенцефаліту внаслідок свинки за 12 років у Сан-Франциско. Минає він зазвичай м'яко, без ускладнень, без неврологічних наслідків, триває менше 5 днів, і госпіталізація рідко необхідна. Смерть внаслідок менінгоенцефаліту від свинки — це дуже рідкісне явище, і у всій медичній літературі описано тільки 3 таких випадки [7].

Ефективність

Через 20 років після появи вакцини та через 10 років після того, як її почали масово використовувати, трапився перший спалах свинки на робітничому підприємстві (Чиказька товарна біржа). Збитки від спалаху становили 120 000 доларів. Автори повідомляють, що історично вакцинній профілактиці свинки не приділяли стільки уваги, як іншим хворобам, оскільки це легка хвороба. Однак $ 1500 за кожен випадок свинки — це занадто висока ціна, тоді як вакцина коштує лише $ 4,47. До початку вакцинації спалахи свинки траплялися переважно у в'язницях, у дитячих будинках і в армійських бараках [8].

Під час спалаху свинки в Лондоні наприкінці 90-х 51 % хворих були щеплені. Ефективність однієї дози вакцини становила 64 %, а двох доз — 88 %. Ця ефективність набагато нижча від заявленої в клінічних випробуваннях, оскільки імуногенність (тобто кількість антитіл) не є точним біологічним маркером ефективності вакцини [9]. У 2010 році, через два тижні після того, як студенток-медсестер у Таїланді щепили вакциною КПК, стався спалах свинки. У хворих виявився вакцинний штам вірусу (Ленінград-Загреб). Цей штам уже неодноразово спричиняв спалахи свинки і раніше [10]. **Існує ще безліч описів спалахів у школах і університетах, де майже всі учні були щепленими.**

У 2013 році у Франції було зареєстровано 15 спалахів свинки. 72 % хворих — щеплені двічі. Ефективність вакцини становила 49 % для однієї дози і 55 % для двох доз. Серед тих, хто був щеплений один раз, ризик захворіти на свинку зростав на 7 % на рік. Серед тих, хто був щеплений двічі, ризик захворіти на свинку зростав на 10 % на рік. У 5 чоловіків виявили орхіт. Один був нещеплений, 2 щеплені однією дозою, і 2 щеплені двічі. Автори зауважують, що в інших країнах також фіксують спалахи свинки серед щеплених. Причина цього явища полягає у зменшенні ефективності вакцини й у відсутності природних «антигенних поштовхів». Автори пишуть, що наявність спалахів серед щеплених і зниження ефективності змушують замислитися про третю дозу вакцини. Такий експеримент проводився у США під час спалахів у 2009 і 2010 роках. Обидва рази спалах пішов на спад через кілька тижнів після вакцинації. Однак спалахи завжди йдуть на спад, і незрозуміло, чи було це пов'язано зі щепленням.

У Нідерландах хотіли ввести третю дозу КПК до національного календаря щеплень, але передумали, оскільки, по-перше, від свинки рідко виникають ускладнення, а по-друге, навряд чи охоплення щепленнями дорослих буде задовільним. Спалахи свинки серед щеплених, а також це дослідження призвели до того, що Міністерство охорони здоров'я Франції рекомендувало третю дозу КПК під час спалахів. Хоча невідомо, чи ефективна вакцина для вже заражених вірусом, цілком можливо, що вакцинація зумовить скорочення періоду заразності. У нідерландському дослідженні було встановлено, що 2/3 хворіють під час спалахів безсимптомно. Роль безсимптомних хворих у поширенні захворювання залишається невідомою [11].

У 2010 році трапився спалах свинки в Ізраїлі (понад 5000 випадків), 78 % були повністю щеплені. Здебільшого хворіли підлітки та дорослі.

В інших країнах спалахи свинки також спостерігалися серед підлітків і студентів, тоді як у країнах, де проти свинки не вакцинують, на неї хворіють діти від 5 до 9 років.

Незважаючи на високе охоплення щепленнями (90–97 %), антитіла до свинки виявлені лише у 68 % населення. Автори пишуть, що спалахи свинки останніх років були спричинені вірусом генотипу G, тоді як вакцина містить вірус генотипу A. Але вони не вважають, що різниця між вакцинним і диким вірусом пов'язана зі спалахами, і пропонують вводити третю дозу вакцини [12].

У нідерландському дослідженні 2018 року повідомляється, що при зараженні свинкою виробляються поліфункціональні

Т-клітини пам'яті, які не виробляються при вакцинації. Це, можливо, пояснює, чому щеплення дає тільки тимчасовий імунітет [13].

У ході чеського дослідження 2018 року виявилося, що серед 18–29-річних щеплених проти паротиту лише у 19 % є антитіла, а серед нещеплених із тієї самої вікової категорії антитіла були у 48 %. Серед 40-річних і старших (які не були щеплені) у 63 % був імунітет до паротиту. Автори зробили висновок, що, незважаючи на охоплення щепленнями 98 %, спалахи свинки в Чехії не припинилися, просто захворюваність на свинку змістилася на старший вік [14].

У 2010 році двоє вірусологів, які працювали раніше в «Мерк», подали на компанію до суду. Вони заявили, що «Мерк» підробляла результати клінічних випробувань вакцини проти паротиту, що дало змогу компанії залишатися єдиним виробником КПК у США [15]. У позові було заявлено, що «Мерк» організувала фіктивну програму тестування вакцини наприкінці 90-х. Компанія зобов'язувала науковців брати участь у програмі, обіцяла їм високі премії, якщо вакцина пройде сертифікацію, та погрожувала ув'язненням, якщо вони повідомлять про це шахрайство в FDA.

Ефективність вакцини проти паротиту перевіряють у такий спосіб. У дітей беруть аналіз крові до і після щеплення. Потім у кров додають вірус, який, заражаючи клітини, формує бляшки. Порівняння кількості цих бляшок у крові до щеплення та після щеплення свідчить про ефективність вакцини. Замість того, щоби тестувати, як кров дітей нейтралізує дикий штам вірусу, «Мерк» тестувала, як вона нейтралізує вакцинний штам. Однак цього все одно було недостатньо, щоб продемонструвати необхідну ефективність 95 %. Тому в тестовану дитячу кров додавали антитіла кроликів, що давало вже стовідсоткову ефективність. Але навіть і це ще не все. Оскільки додавання антитіл тварин показувало превакцинну ефективність 80 % (замість 10 %), було зрозуміло, що тут є обман. Тому превакцинні тести довелося переробляти. Спочатку пробували додавати різну кількість антитіл кроликів, але це не дало потрібних результатів. Тоді просто почали підробляти підрахунок бляшок. Фальшиві дані заносили відразу в «Ексель», оскільки міняти паперові бланки забирало дуже багато часу, і до того ж така тактика не залишала слідів фальсифікації. Вірусологи все-таки звернулися до FDA, і звідти прийшла агентка з перевіркою. Вона півгодини ставила запитання, отримала брехливі відповіді, не опитувала самих вірусологів, не перевірила лабораторію й написала тільки односторінковий звіт, де вказала на невеликі проблеми в процесі, не згадуючи антитіла кроликів чи фальсифікацію даних. У результаті «Мерк» отримала сертифікацію КПК і КПКВ і є єдиним виробником цих вакцин у США. Коли суд зажадав у «Мерк» надати документи про ефективність вакцини, вони надали дані 50-річної давнини [16]. У 2019 році суд все ще тривав.

Після великих спалахів свинки в 2006 і 2009 роках CDC, яке планувало елімінувати свинку до 2010 року, посунуло цю мету на 2020 рік.

Безпечність

Усі дослідження безпечності КПК, наведені в розділі про кір, стосуються також паротиту. Ось іще кілька.

У 1997 році після масової кампанії вакцинації КПК з японським штамом паротиту (Урабе) в Бразилії почався спалах асептичного менінгіту. Ризик захворювання був підвищений у 14–30 разів. Те, що штам Урабе пов'язаний із асептичним менінгітом, було відомо й раніше, але бразильська влада все одно вирішила використовувати саме цей штам, оскільки він дешевший і ефективніший за штам Джером-Лінн (який використовують у США) і тому що вони порахували, що ризик менінгіту досить низький.

У Франції вакцинація з тим самим штамом не призвела до спалаху менінгіту. Автори пояснюють цей феномен тим, що в Бразилії спалахи було зафіксовано переважно у великих містах, де люди живуть неподалік лікарень. Крім того, велику кількість дітей було щеплено в дуже короткий термін. Ці чинники й дали можливість виявити спалах. Автори побоюються, що такі побічні прояви можуть призвести до відмови від вакцинації. Вони пишуть, що віра людей у благо вакцинації сама собою вже є недостатньою, і що дедалі більше людей відмовляються від щеплень, і що не завадило б також реєструвати й побічні прояви вакцинації [17].

У Великій Британії штам Урабе почали використовувати в 1988 році, а перестали — в 1992, лише після того, як виробники заявили, що припиняють його випускати. Однак, судячи з опублікованих документів, влада знала про небезпечність цього штаму вже в 1987 році [18].

Наступного року навчена гірким досвідом бразильська влада закупила КПК з іншим штамом паротиту — Ленінград-Загреб і щепила ним 845 000 дітей. Знову почався спалах асептичного менінгіту, і цього разу ризик захворювання був вищим у 74 рази. Звичайно, і про цей штам було заздалегідь відомо, що він підвищує ризик менінгіту, але, оскільки кампанія вакцинації на Багамах не призвела до спалаху менінгіту, вирішили подивитися, як воно буде в Бразилії. Крім того, почався також спалах свинки. Одна з кожних 300 доз вакцини призводила до захворювання. Автори переймаються питанням, чи має все фінансування кампанії вакцинації йти на вакцини, чи ж варто залишити деяку суму на реєстрацію побічних проявів. Вони пишуть, що це питання є досить спірним у медичній літературі. Прихильники пріоритету вакцин вважають, що користь кампаній вакцинації незаперечна й нема чого витрачати гроші на дурниці. Прихильники спостереження за побічними проявами переконані, що відсутність інформації про них лякає народ і призводить до відсутності довіри до вакцин [19]. Штам Ленінград-Загреб було розроблено в Сербії на основі штаму Ленінград-3, який теж призводив до менінгіту і який досі використовують у Росії [20].

В італійському дослідженні 2016 року виявилося, що у щеплених КПК ризик геморагічного васкуліту був більший у 3 рази. Зазвичай ця хвороба у дітей минає сама, але в 1% випадків стає причиною відмови нирок [21].

Орхіт може виникнути не тільки від свинки, а й унаслідок щеплення проти свинки [22].

У статті 2017 року описано випадок 14-місячного хлопчика, якому зробили щеплення КПК, а через 4 місяці у нього діагностували тяжкий комбінований імунодефіцит. Після цього йому успішно зробили пересадку кісткового мозку, і у нього почався хронічний енцефаліт, а в 5 років він помер. Коли йому зробили біопсію мозку, то виявили в мозку вакцинний штам вірусу паротиту. Це був перший зареєстрований випадок паненцефаліту, спричиненого вірусом паротиту [23]. Оскільки вакцина проти паротиту жива, після щеплення щеплений може бути заразним для людей з усього оточення [24].

Користь паротиту

У попередньому розділі були, з-поміж іншого, наведені дослідження, згідно з якими свинка в дитинстві пов'язана зі зниженим ризиком онкологічних, неврологічних і серцево-судинних захворювань. У цьому розділі розглянемо докладніше зв'язку паротиту та раку яєчника.

У статті, опублікованій у 1966 році, повідомляється, що, на відміну від інших видів раку, ризик яких зростає з віком, ризик раку яєчника зростає до 70-річного віку, а потім різко падає. Автор проаналізував зв'язок між раком яєчника і 50 різними чинниками й виявив, що єдиним статистично значущим чинником, пов'язаним із раком яєчника, була відсутність свинки в дитинстві ($p = 0{,}007$). Взагалі-то, відсутність краснухи в дитинстві була теж пов'язана із раком яєчника, але в цьому випадку p-значення дорівнювало 0,02. У ті роки науковці мали трохи більше самоповаги, і $p > 0{,}01$ не вважали статистично значущим результатом (сьогодні $p < 0{,}05$ вважають статистично значущим результатом). Також виявилося, що ризик раку яєчника у незаміжніх жінок був значно вищим [25].

У статті 1979 року повідомляють, що клінічна свинка в дитинстві пов'язана зі зниженим ризиком раку яєчника. До того ж виявилося, що у хворих на рак яєчника було менше антитіл до паротиту. Автори вважають, що на ризик раку яєчника впливає не зараження вірусом паротиту, а субклінічний перебіг хвороби. При субклінічній формі хвороби (без симптомів, як після щеплення) виробляється менше антитіл, які згодом оберігають від раку [26].

Крім цих 2, було опубліковано ще 7 досліджень про зв'язок свинки зі зниженим ризиком раку яєчника. Проте біологічний механізм цього явища не досліджувався, а з початком вакцинації зв'язок між свинкою і раком яєчника став нерелевантним, і про нього забули. Всі дослідження, крім 2, виявили захисний ефект свинки від раку яєчника. Одне з 2 досліджень, які не виявили зв'язку, не виявило навіть відомого зв'язку між вагітністю та зниженим ризиком раку яєчника. Друге дослідження було проведено в 2008 році і охоплювало вже набагато більше щеплених, ніж попередні, що робить його менш релевантним.

Муцин-1 — це мембранний білок, пов'язаний із раковими пухлинами. Автори дослідження Гарвардського університету виявили, що у жінок, які перехворіли на свинку, було набагато більше антитіл до цього білка, ніж у тих, хто не перехворів. Цей біологічний механізм і пояснює захисну функцію свинки. Вакцинація проти паротиту створює антитіла до вірусу, але не створює антитіла до муцину-1. Щоб створити ці антитіла, необхідно перехворіти на свинку. Звідси можна зробити висновок, що, оскільки симптоматичні випадки свинки після початку вакцинації трапляються набагато рідше, це призведе до збільшення захворюваності на рак яєчника. І дійсно, захворюваність на рак яєчника зросла. Автори провели метааналіз 8 досліджень і зробили висновок, що свинка знижує ризик раку на 19 % [27].

Рак яєчника є четвертою провідною причиною смерті від онкологічних захворювань серед американських жінок. 25 000 жінок на рік хворіють на нього, і 16 000 із них помирають. Автори з клініки Мейо проаналізували три віруси — рекомбінантний вірус кору й вакцинні штами кору та паротиту для лікування раку яєчника в пробірці й на мишах. Усі три віруси успішно вбивали ракові клітини. Попри чудові результати, вірус чомусь не стали використовувати у звичайній терапії раку. Можливо, тому, що цей штам може спричиняти ускладнення нервової системи. Автори зауважують, що, оскільки більшість людей у західних країнах щеплені проти кору та паротиту, імунна система може перешкодити такому виду терапії [28].

У дослідженні 1974 року 90 пацієнтів на термінальній стадії раку спробували лікувати вірусом паротиту (диким або майже диким штамом). Вірус вводили інгаляційно, перорально, ректально, внутрішньовенно, через місцеву ін'єкцію або просто наносячи зовні на пухлину. Оскільки вірусу у дослідників було недостатньо, пацієнти отримували тільки невеликі кількості. Результати були дуже гарні у 37 пацієнтів (цілковите зникнення пухлини або зменшення більш ніж на 50 %) і гарні у 42 пацієнтів (зменшення пухлини або припинення збільшення). Уже через кілька днів у пацієнтів минав біль і покращувався апетит, а протягом 2 тижнів у багатьох спостерігалося зникнення пухлини. Побічні прояви були мінімальні. 19 пацієнтів повністю вилікувалися [29].

У дослідженні 1978 року 200 хворим на рак пацієнтам увели внутрішньовенно вірус паротиту (штам Урабе). Єдиним побічним проявом було невелике підвищення температури у половини з них. У 26 пацієнтів спостерігалася регресія пухлини, у більшості зник біль, у 30 з 35 зменшилась або припинилася кровотеча, у 30 з 41 зменшились або зникли асцит і набряки [30].

Два попередні дослідження проводилися в Японії, і за її межами ці результати нікого не зацікавили. Але в 2016 році клініка Мейо вирішила взяти в Японії зразки цього вірусу й перевірити їх у пробірці та на мишах. Виявилося, що, справді, вірус має протираковий ефект [31].

Ембріональна бичача сироватка

Одним зі складників КПК та деяких інших вакцин є ембріональна бичача сироватка. Клітини, в яких вирощують віруси, повинні розмножуватись, і для цього їм потрібне живильне середовище з гормонами, факторами росту, білками, амінокислотами, вітамінами тощо.

У ролі такого середовища зазвичай використовують ембріональну бичачу сироватку. Оскільки бажано, щоб сироватка була стерильною, для її виробництва використовують не кров корів, а кров зародків телят.

У статті 2002 року описано процес виробництва сироватки. Вагітну корову вбивають і виймають із неї матку. Потім плід виймають із матки, відрізають пуповину й дезінфікують. Після цього плодові протикають серце і викачують кров. Іноді для цього використовують насос, а іноді масаж. Потім кров згортається й за допомогою центрифугування з неї відокремлюють тромбоцити та фактори згортання. Те, що залишається в результаті, це і є ембріональна бичача сироватка.

> *Крім корисних складників, сироватка також може містити віруси, бактерії, дріжджі, грибки, мікоплазми, ендотоксини та, можливо, пріони*[17]*. Багато складників бичачої сироватки ще не визначені, а функція багатьох із тих, що визначені, — невідома.*

Із 3-місячного зародка виробляють 150 мл сироватки, а з 9-місячного — 550 мл (вагітність корів триває 9 місяців). На початок 2000 років світовий ринок бичачої сироватки становив 500 000 літрів на рік, для чого було потрібно приблизно 2 мільйони вагітних корів. (Сьогодні ринок сироватки становить уже 700 000 літрів.)

Далі автори досліджують літературу на тему того, чи страждає плід під час того, як йому протикають серце й

[17] Дослідження останніх років показали, що кров тварин і людини нестерильна — *прим. ред.*

викачують кров. Оскільки плід, який відокремлюють від плаценти, відчуває аноксію (гострий брак кисню), можливо, це призводить до того, що сигнали болю не доходять до мозку і плід не страждає. Однак виявляється, що, на відміну від дорослих кроликів, які вмирають уже через 1,5 хвилини аноксії, передчасно народжені кролики живуть без кисню 44 хвилини. Це відбувається тому, що зародки й новонароджені компенсують брак кисню за допомогою анаеробного метаболізму. Крім того, мозок плода споживає набагато менше кисню, ніж дорослий мозок. Серед інших видів тварин спостерігається схожа картина, проте саме телят ніхто не досліджував.

Наука лише недавно перейнялася питанням, чи відчуває біль плід ссавця або новонароджений. Усього 10 років тому вважалося, що немовлята менш чутливі до болю, ніж дорослі, тому операції недоношеним і народженим вчасно немовлятам робили без анестезії. Сьогодні вважають, що людський плід відчуває біль починаючи з 24-го тижня й може страждати починаючи з 11-го тижня після зачаття. Ба більше, ембріони й немовлята чутливіші до болю, ніж дорослі, оскільки у них ще не розвинений механізм придушення фізіологічного болю. Тому плід може відчувати біль, навіть якщо до нього просто торкаються. Автори роблять висновок, що під час протикання серця у плода спостерігається нормальна мозкова активність, він відчуває біль і страждає, коли з нього викачують кров, а можливо, і після закінчення цієї процедури, аж поки не помре.

Далі автори міркують, чи можна анестезувати плід, щоб він не відчував болю. Деякі вважають, що аноксія сама по собі відіграє роль анестетика, але це не так. Крім того, новонароджені ссавці дуже погано засвоюють ліки. Та й наявність самих цих ліків у сироватці небажана. Електрошок теж не підходить, оскільки призводить до зупинки серця. Автори вважають, що, можливо, шворінь, правильним чином забитий у мозок, призведе до мозкової смерті плода. Деякі виробники стверджують, що вони вбивають плід, перш ніж витягти з нього кров. Але це неправда, оскільки кров згортається відразу після смерті, і, щоб її витягти, плід мусить бути живим. Автори доходять висновку, що процедура збору ембріональної бичачої сироватки негуманна [32].

Згідно з дослідженням 1999 року, 20–50 % ембріональної бичачої сироватки заражено вірусом діареї великої рогатої худоби, а також іншими вірусами [33]. Йдеться лише про відомі науці віруси, які становлять лише незначну частину всіх існуючих вірусів [34]. У гарвардському дослідженні 2016 року виявилося, що ембріональна бичача сироватка містить позаклітинну РНК, яку неможливо відокремити від сироватки. Ця РНК взаємодіє з РНК людських клітин, у яких вирощують віруси для вакцин [35].

Японські дослідники проаналізували 5 видів живих вакцин і виявили у вакцинах КПК двох різних виробників, а також у двох моновалентних вакцинах проти паротиту та проти краснухи — РНК вірусу діареї великої рогатої худоби, який, імовірно, потрапив туди з ембріональної бичачої сироватки. У немовлят цей вірус, можливо, призводить до гастроентериту, а у вагітних жінок — до народження дітей із мікроцефалією [36].

Те, що ембріональна бичача сироватка заражена вірусом діареї великої рогатої худоби, було відомо ще в 1977 році. Відомо також, що цей вірус проходить через плаценту й може заражати ембріон теляти в матці. 60 % проб сироватки в Австралії були заражені вірусом. 8 % вакцин проти ринотрахеїту великої рогатої худоби також були заражені. Вірус виявили також у коров'ячих ниркових клітинах, які використовують для виробництва вакцини проти кору [37].

Як ембріональна бичача сироватка може взаємодіяти з іншими складниками вакцини? Коли мишам вкололи кашлюковий токсин, жодна з них не загинула. А коли їм вкололи кашлюковий токсин разом із бичачим сироватковим альбуміном (компонент ембріональної бичачої сироватки), то у більшості з них спостерігалася енцефалопатія з летальним результатом [38].

Висновки

Свинка – це хвороба, на яку краще перехворіти в дитинстві, а не в дорослому віці. Щеплення призводить до зміщення захворюваності на дорослий вік, коли ризик ускладнень, таких як орхіт, значно вищий.

Низьку ефективність вакцини виявлено в численних дослідженнях.

Перенесений у дитинстві паротит знижує ризик раку яєчника та інших захворювань.

Джерела

1. *https://www.who.int/immunization/diseases/mumps/en/*
2. Mumps. CDC *Pink Book*
3. Vaccine against mumps. *BMJ*. 1967;2(5555):779-80
4. Prevention of mumps. *BMJ*. 1980;281(6250):1231-2
5. A retrospective survey of the complications of mumps. *J R Coll Gen Pract*. 1974; 24(145):552-6
6. Asatryan A. et al. Live attenuated measles and mumps viral strain-containing vaccines and hearing loss: Vaccine Adverse Event Reporting System (VAERS), United States, 1990-2003. *Vaccine*. 2008;26(9):1166-72
7. Bruyn H.B. et al. Mumps meningoencephalitis; a clinical review of 119 cases with one death. *Calif Med*. 1957;86(3):153-60
8. Kaplan K.M. et al. Mumps in the workplace. Further evidence of the changing epidemiology of a childhood vaccine-preventable disease. *JAMA*. 1988;260(10):1434-8
9. Harling R. et al. The effectiveness of the mumps component of the MMR vaccine: a case control study. *Vaccine*. 2005;23(31):4070-4
10. Gilliland S.M. et al. Vaccine-related mumps infections in Thailand and the identification of a novel mutation in the mumps fusion protein. *Biologicals*. 2013;41(2):84-7
11. Vygen S. et al. Waning immunity against mumps in vaccinated young adults, France 2013. *Euro Surveill*. 2016;21(10):30156
12. Anis E. et al. Mumps outbreak in Israel's highly vaccinated society: are two doses enough? *Epidemiol Infect*. 2012;140(3):439-46
13. de Wit J. et al. Mumps infection but not childhood vaccination induces persistent polyfunctional CD8+ T-cell memory. *J Allergy Clin Immunol*. 2018;141(5):1908-11.e12
14. Smetana J. et al. Serological survey of mumps antibodies in adults in the Czech Republic and the need for changes to the vaccination strategy. *Hum VacCIN Immunother*. 2018;14(4):887-93
15. Koleva G. Merck Whistleblower Suit A Boon to Vaccine Foes Even As It Stresses Importance of Vaccines. *Forbes*. 2012 Jun 27
16. Pierson B. Merck accused of stonewalling in mumps vaccine antitrust lawsuit. *Reuters*. 2015 Jun 4

17. Dourado I. et al. Outbreak of aseptic meningitis associated with mass vaccination with a urabe-containing measles-mumps-rubella vaccine: implications for immunization programs. *Am. J. Epidemiol.* 2000;151(5):524-30
18. Watts M. Vaccine officials knew about MMR risks. *The Telegraph.* 2007 Mar 5
19. da Cunha S.S. et al. Outbreak of aseptic meningitis and mumps after mass vaccination with MMR vaccine using the Leningrad-Zagreb mumps strain. *Vaccine.* 2002;20(7-8):1106-12
20. Cizman M. et al. Aseptic meningitis after vaccination against measles and mumps. *Pediatr. Infect. Dis. J.* 1989;8(5):302-8
21. Da Dalt L. et al. Henoch-Schönlein purpura and drug and vaccine use in childhood: a case-control study. *Ital J Pediatr.* 2016;42(1):60
22. Clifford V. et al. Mumps vaccine associated orchitis: Evidence supporting a potential immune-mediated mechanism. *Vaccine.* 2010;28(14):2671-3
23. Morfopoulou S. et al. Deep sequencing reveals persistence of cell-associated mumps vaccine virus in chronic encephalitis. *Acta Neuropathol.* 2017;133(1):139-47
24. Fanoy E.B. et al. Transmission of mumps virus from mumps-vaccinated individuals to close contacts. *Vaccine.* 2011;29(51):9551-6
25. West R.O. Epidemiologic study of malignancies of the ovaries. *Cancer.* 1966;19(7):1001-7
26. Menczer J. et al. Possible role of mumps virus in the etiology of ovarian cancer. *Cancer.* 1979;43(4):1375-9
27. Cramer D.W. et al. Mumps and ovarian cancer: modern interpretation of an historic association. *Cancer Causes Control.* 2010;21(8):1193-201
28. Myers R. et al. Oncolytic activities of approved mumps and measles vaccines for therapy of ovarian cancer. *Cancer Gene Ther.* 2005;12(7):593-9
29. Asada T. Treatment of human cancer with mumps virus. *Cancer.* 1974;34(6):1907-28
30. Okuno Y. et al. Studies on the use of mumps virus for treatment of human cancer. *Biken J.* 1978;21(2):37-49
31. Ammayappan A. et al. Recombinant mumps virus as a cancer therapeutic agent. *Mol Ther Oncolytics.* 2016;3:16019
32. Jochems C.E. et al. The use of fetal bovine serum: ethical or scientific problem? *Altern Lab Anim.* 2002;30(2):219-27
33. Wessman S.J. et al. Benefits and risks due to animal serum used in cell culture production. *Dev Biol Stand.* 1999;99:3-8
34. Cantalupo P.G. et al. Raw sewage harbors diverse viral populations. *mBio.* 2011;2(5)
35. Wei Z. et al. Fetal Bovine Serum RNA Interferes with the Cell Culture derived Extracellular RNA. *Sci Rep.* 2016;6:31175
36. Harasawa R. et al. Evidence of pestivirus RNA in human virus vaccines. *J. Clin. Microbiol.* 1994;32(6):1604-5
37. Nuttall P.A. et al. Viral contamination of bovine foetal serum and cell cultures. *Nature.* 1977;266(5605):835-7
38. Steinman L. et al. Pertussis toxin is required for pertussis vaccine encephalopathy. PNAS. 1985;82(24):8733-6

Розділ 14. **Краснуха**

Ви, лікарі, відповідальні навіть більше ніж ми, генерали, за те, що спроваджуєте людей на той світ.
Наполеон

Краснуха у дітей є ще легшим захворюванням, ніж свинка. Однак для вагітних жінок в першому триместрі краснуха може становити небезпеку. На відміну від кашлюку, коли дорослих і дітей вакцинують для того, щоб захистити немовлят, у випадку з краснухою, навпаки, вакцинують немовлят, щоб захистити вагітних жінок. Чи, точніше кажучи, вакцинують немовлят, щоб захистити ще ненароджених немовлят.

Згідно із CDC, краснуха дуже рідко має ускладнення, і в 50 % випадків вона минає безсимптомно. У дорослих жінок краснуха здебільшого супроводжується артралгією (болі в суглобах) та артритом. У дорослих ускладнення виникають частіше, ніж у дітей. Краснуха в першому триместрі вагітності може призвести до вроджених дефектів плода або до спонтанного аборту.

До початку вакцинації на краснуху хворіли переважно діти віком 5–9 років. У 80-х роках 30 % випадків краснухи реєстрували у дорослих. Сьогодні 60 % випадків реєструють у 20–49-річних.

У 25 % статевозрілих жінок після щеплення розвивається гостра артралгія, а у 10 % — гострий артрит. Попри те, що однієї дози вакцини достатньо для імунітету проти краснухи, дітям доводиться отримувати 2 дози КПК. Просто тому, що окремої вакцини проти краснухи більше не виробляють [1]. (У Росії окрема вакцина все ще доступна.)

В огляді, опублікованому в журналі *Lancet* у 2004 році, йдеться про те, що краснуху зазвичай неможливо відрізнити від парвовірусу B19, герпесу 6-го типу, гарячки денге, стрептокока групи А, кору та інших вірусних захворювань. **Тому для правильного діагнозу необхідне лабораторне підтвердження.** Краснухою можна заразитися знову, і ймовірність повторного зараження після щеплення є вищою, ніж після природної хвороби. Штам RA27/3, який з 1979 року використовують практично в усіх вакцинах проти краснухи, було виділено з абортованого плода. Абревіатура RA означає Rubella Abortus (тобто плід, абортований через краснуху в матері), 27/3 означає — третя тканина (ниркова) 27-го плода. У попередніх 26 плодів, абортованих через краснуху, вірус не було виявлено. Виділений вірус ослаблюють за допомогою 25–30 серійних пасажів крізь клітини легень абортованого ембріона [2]. Тестування вакцини проводили на сиротах у Філадельфії [3]. Після хвороби утворюється в 5–10 разів більше антитіл, ніж після щеплення [4].

Попередній штам вірусу краснухи, HPV77.DK12, було ослаблено за допомогою 77 серійних пасажів через ниркові клітини зелених мавп, а потім 12 пасажів через ниркові клітини собак. Цю вакцину було ліцензовано в 1969 році, але через кілька років знято з виробництва, оскільки вона спричинила занадто багато побічних ефектів (сильний артрит у дітей, який тривав до 3 років).

Штам RA27/3 спричиняє артропатію (ураження суглобів), яка триває більше 18 місяців у 5 % жінок, болі в суглобах у 42 % і висип у 25 %. Одне дослідження засвідчило, що болі в суглобах трапляються рідше в тих, хто був щеплений у період з 6-го по 24-й дні з початку менструації, а інше дослідження показало, що болі в суглобах трапляються найчастіше в тих, хто був щеплений впродовж 7 днів з початку менструації. Автор рекомендує робити щеплення в останні 7 днів циклу. Ревакцинація проти краснухи не дуже ефективна. У людей з низькою кількістю антитіл після повторного щеплення спостерігали лише незначне збільшення їх кількості, а в 28 % збільшення не було взагалі [5].

Існує вдосталь інших вірусів і бактерій, крім краснухи, які при інфікуванні під час вагітності підвищують ризик вроджених дефектів або спонтанного аборту. Наприклад, герпес, вітрянка, цитомегаловірус, гепатит, грип, парвовірус В19, сифіліс, лістерія, токсоплазма, хламідія, трихомонада тощо. Але проти більшості з них щеплення немає, тому їх мало хто боїться [6].

Ефективність

В оглядовій статті ВООЗ повідомляється, що після запровадження КПК у Польщі, Фінляндії та інших країнах захворюваність на краснуху змістилася з дитячого до підліткового та дорослого віку. Математичні моделі передбачають, що, якщо охоплення вакцинацією складе менше 60–70 %, це призведе до збільшення кількості сприйнятливих до краснухи дорослих [7].

У Греції вакцинацію проти краснухи розпочали в 1975 році, проте рівень охоплення був нижче 50 %. Це призвело до того, що кількість вагітних жінок, сприйнятливих до краснухи, постійно зростала. Внаслідок цього в 1993 році у Греції була епідемія краснухи, а через 6–7 місяців — найбільша в історії країни епідемія синдрому вродженої краснухи (25 випадків). Раніше синдром вродженої краснухи в Греції траплявся дуже рідко. Крім того, на краснуху почали хворіти і дорослі. Якщо до початку вакцинації середній вік хворих становив 7 років, то в 1993 році середній вік становив уже 17 років. Хоча загальна кількість випадків краснухи в 1993-му була менша, ніж у 1983-му, кількість хворих віком від 15 років, для яких краснуха є небезпечнішою, зросла [8].

Оскільки краснуху, а також синдром вродженої краснухи дуже складно діагностувати, реальна кількість випадків може бути в 10–50 разів вищою. Автори опублікованої в 2017 році статті зробили мета-аналіз 122 досліджень сприйнятливості до краснухи серед вагітних і жінок репродуктивного віку. В Африці 11 % жінок не мають антитіл до краснухи, в Америці — 10 %, в Європі — 7 %, в Південно-Східній Азії — 19 %. Загалом у світі

9 % вагітних і жінок репродуктивного віку не мають антитіл до краснухи, тоді як метою ВООЗ є досягнення сприйнятливості 5 % і менше. При цьому в жодній з країн Африки до 2011 року щеплення проти краснухи не робили, а у Європі щеплення проводили у всіх країнах. Автори також повідомляють, що для підвищення рівня охоплення вакцинацією серед підлітків і дорослих уряд США витрачає 4 мільярди доларів на рік [9].

У дослідженні, яке проводили у Великій Британії, за 2–4 роки після однієї дози щеплення у 20 % дітей рівень антитіл до кору був нижчим від захисного рівня, у 23 % дітей рівень антитіл до свинки був нижчим від захисного рівня, і в 5 % дітей рівень антитіл до краснухи був нижчим від захисного рівня. Схожі результати було отримано і в інших дослідженнях. Повторне щеплення КПК призводить до збільшення рівня антитіл, але за 2–3 роки він знижується до попереднього рівня. Такі ж результати зафіксували і в інших країнах. Автори роблять висновок, що рівень антитіл у крові погано корелює з рівнем захисту від захворювання [10].

В Італії з 70-х до 90-х років кількість випадків кору знизилась серед дітей і значно збільшилась серед підлітків і дорослих. Кількість випадків свинки значно збільшилась серед дітей до 14 років і практично не змінилась серед дорослих. Можливо, через те, що в Італії використовувався штам Rubini, який виявився дуже неефективним. Цей штам замінили у 2001 році. Кількість випадків краснухи серед дітей зросла у 80-х, а потім знову зменшилась. Серед підлітків і дорослих кількість випадків краснухи значно збільшилась у 80-х і залишилася високою й надалі. Рівень захворюваності на краснуху не змінився за останні десятиліття, незважаючи на те, що вакцинацію проти краснухи для дівчаток ввели в Італії на початку 1970-х. Навпаки, недостатньо високе охоплення щепленнями, яке не веде до викорінення хвороби, призводить, як і у випадку з кором, до того, що захворювання зміщується на дорослий вік, що у випадку з краснухою є набагато небезпечнішим через ризик захворіти під час вагітності. Автори доходять висновку, що недостатня вакцинація в Італії стала причиною лише збільшення кількості сприйнятливих до кору та краснухи дорослих, а у випадку зі свинкою вакцинація взагалі нічого не дала [11].

Під час спалаху синдрому вродженої краснухи 1990 року в Каліфорнії 43 % матерів були щепленими. В італійському дослідженні з'ясувалося, що 10 % жінок заразилися краснухою впродовж 5 років після вакцинації. У дослідженні, яке охоплювало 190 солдатів, під час епідемії 80 % щеплених заразилися. З-поміж тих, хто перехворів на краснуху, лише 3,4 % заразилися. З-поміж тих, хто не перехворів і не був щеплений, заразилися всі. У тих, хто заразився повторно, симптомів хвороби не було, тоді як з-поміж тих, хто заразився вперше, симптоми краснухи були тільки у третини [4].

В опублікованому у 2015 році дослідженні повідомляється, що через те, що завдяки вакцинації дитячі інфекції змістилися на дорослий вік, кір став небезпечнішим у 4 рази, вітрянка — в 2 рази, а краснуха — в 5 разів [12].

Автори систематичного огляду Кокрейн зробили висновок, що не існує жодного дослідження, яке б доводило клінічну ефективність щеплення проти краснухи [13].

Безпечність

Питання безпечності КПК розглядалось у попередніх розділах про кір і свинку. Ось ще кілька досліджень, більше пов'язаних із краснухою.

Згідно з британським дослідженням 2008 року, ризик анафілактичного шоку внаслідок щеплення становить 1 на 5300 для вакцини проти кору і 1 на 4400 для вакцини проти краснухи. Автори вважають, що ці цифри є дуже заниженими, оскільки точна кількість зроблених ін'єкцій вакцин невідома і реальні цифри можуть бути у 3–5 разів вищими. Проте ризик анафілактичного шоку внаслідок КПК було оцінено у 2004 році як 1,4 на 100 000, а ризик анафілактичного шоку від усіх вакцин оцінювався в 0,6 на мільйон [14].

У 1979 році проти краснухи почали вакцинувати штамом RA27/3. Впродовж 3 років у медичній літературі з'явилася нова хвороба — синдром хронічної втоми, що спочатку приписували вірусу Епштейна-Барр. Більшість тих, хто страждав від синдрому хронічної втоми — це дорослі жінки, в яких симптоми з'явилися після щеплення проти краснухи. У хворих на цей синдром спостерігається підвищений рівень антитіл до багатьох вірусів. **Що більше було виявлено антитіл до краснухи, то сильнішими були симптоми хронічної втоми [15].**

Спеціальна комісія Національної академії медицини, яка засідала 20 місяців, дійшла висновку, що штам RA27/3 призводить у жінок до хронічного артриту. Інший звіт тієї самої Академії визнав зв'язок між вакциною і гострим артритом [16].

Згідно з аналізом VAERS, щеплення проти краснухи пов'язується з підвищенням ризику хронічного артриту у 32–59 разів [17].

У 69 % жінок, вакцинованих проти краснухи після пологів, вірус виділявся в грудному молоці. Серед тих, хто отримав штам RA27/3, 87 % виділяли вірус.

56 % немовлят на грудному вигодовуванні, чиїх матерів щепили проти краснухи після пологів, заразилися краснухою [18].

У статті 2013 року описано випадок вакцинації здорового 30-річного чоловіка, якому зробили щеплення проти кору та краснухи. За 10 днів його госпіталізували з діагнозом вірусний енцефаліт, а ще за 3 дні чоловік помер. У мозку та в спинномозковій рідині у нього було виявлено вакцинний штам краснухи RA27/3 [19].

У канадському дослідженні у 24 % немовлят після КПК спостерігали лімфаденопатію (збільшення лімфатичних вузлів), у 4,6 % — висип і в 3,3 % — кон'юнктивіт [20]. В іншому дослідженні виявилося, що КПК підвищувала ризик лімфаденопатії в 1,4–3 рази і ризик паротиту — в 2,4–5,7 раза [21].

Проблемні складники

Одним із складників КПК і КПКВ, а також деяких інших вакцин є желатин. Желатин для вакцин виробляють із кісток свиней. Це, вочевидь, становить певну проблему для євреїв і мусульман.

Євреї вирішують це питання дуже просто. Свинина заборонена для перорального прийому, а про внутрішньом'язовий прийом свинини в Торі нічого не сказано. Мудреці Талмуду також нічого не писали проти внутрішньом'язового або підшкірного прийому свинини, ну а що не заборонено — те дозволено.

Мусульмани підійшли до цього питання серйозніше і провели в 1995 році в Кувейті спеціальний семінар, присвячений цьому, за участі близькосхідної філії ВООЗ. Вони дійшли висновку, що в процесі переробки желатин проходить трансформацію з нечистої субстанції (харам) у чисту субстанцію (халяль), і в процесі виготовлення желатину кістки, сухожилля та шкіра нечистої тварини перетворюються в чистий желатин, який можна навіть вживати в їжу.

Попри те, що КПК містить яєчний білок, ця вакцина не протипоказана при алергії на яйця, оскільки вважають, що складник, який призводить до анафілактичного шоку від КПК, — це желатин [22].

Християн не бентежить свинина у вакцинах, але їм заважають абортовані клітини. Ватикан осуджує використання абортованих клітин та вірусів із абортованих плодів і закликає католиків лобіювати розробку альтернативних вакцин і всіма можливими способами чинити опір вакцинам з абортованими клітинами. За відсутності альтернатив Ватикан дозволяє використання цих вакцин, проте наполягає на тому, що обов'язок кожного католика — боротися за зміну поточного стану речей. Ватикан дозволяє відмовлятись від щеплень, якщо це не призводить до істотних ризиків [23].

Статистика

У 1966–1968 роках, до початку вакцинації, у США реєстрували 10–14 випадків синдрому вродженої краснухи на рік. Після початку вакцинації захворюваність підвищилася до 62–67 випадків на рік, і до початку 1980-х залишалася вищою від початкового рівня [24]. Тобто заради того, щоб запобігти десятку випадків вродженої краснухи, щороку вакцинують 8 мільйонів дітей.

У VAERS із 2000 до 2018 року було зареєстровано близько 1150 випадків смерті або інвалідності після КПК і КПКВ (тобто в середньому 60 на рік). З огляду на те, що в VAERS реєструють 1–10 % всіх випадків, замість 10 випадків синдрому вродженої краснухи ми отримуємо від 600 до 6000 випадків смерті чи інвалідності на рік.

Висновки

Краснуха є цілковито безпечною хворобою в дитинстві, але становить небезпеку на ранньому терміні вагітності. Щеплення призводить до зміщення захворюваності на дорослий вік, коли ризик ускладнень є значно вищим.

Краснуха — це далеко не єдиний вірус, який може спричинити порушення розвитку плода. Він — один із небагатьох, проти якого є вакцина.

Для немовлят і дітей щеплення є значно небезпечнішим, ніж сама хвороба. З точки зору популяції, схоже, що вакцинація спричиняє більш численні жертви, ніж краснуха.

Джерела

1. Rubella. *CDC Pink Book*
2. Banatvala J.E. et al. Rubella. *Lancet*. 2004;363(9415):1127-37
3. Plotkin S.A. et al. Studies of immunization with living rubella virus. Trials in children with a strain cultured from an aborted fetus. *Am. J. Dis. Child*. 1965;110(4):381-9
4. Hutton J. Does rubella cause autism: A 2015 reappraisal? *Front Hum Neurosci*. 2016;10:25
5. Best J.M. Rubella vaccines: past, present and future. *Epidemiol Infect*. 1991;107(1):17-30

6. Silasi M. et al. Viral infections during pregnancy. *Am. J. Reprod. Immunol.* 2015;73(3):199-213
7. Galazka A. Rubella in Europe. *Epidemiol. Infect.* 1991;107(1):43-54
8. Panagiotopoulos T. et al. Increase in congenital rubella occurrence after immunisation in Greece: retrospective survey and systematic review. *BMJ.* 1999;319(7223):1462-7
9. Pandolfi E. et al. Global seroprevalence of rubella among pregnant and childbearing age women: a meta-analysis. *Eur. J. Public. Health.* 2017;27(3):530-7
10. Pebody R.G. et al. Immunogenicity of second dose measles-mumps-rubella (MMR) vaccine and implications for serosurveillance. *Vaccine.* 2002;20(7-8):1134-40
11. Gabutti G. et al. Epidemiology of measles, mumps and rubella in Italy. *Epidemiol. Infect.* 2002;129(3):543-50
12. Fefferman N.H. et al. Dangers of vaccine refusal near the herd immunity threshold: a modelling study. *Lancet. Infect. Dis.* 2015;15(8):922-6
13. Demicheli V. et al. Vaccines for measles, mumps and rubella in children. *Cochrane Database Syst. Rev.* 2012(2):CD004407
14. Erlewyn-Lajeunesse M. et al. Anaphylaxis following single component measles and rubella immunisation. *Arch Dis Child.* 2008;93(11):974-5
15. Allen A.D. Is RA27/3 rubella immunization a cause of chronic fatigue? *Med Hypotheses.* 1988;27(3):217-20
16. Howson C.P. et al. Chronic arthritis after rubella vaccination. *Clin Infect Dis.* 1992;15(2):307-12
17. Geier D.A. et al. A one year followup of chronic arthritis following rubella and hepatitis B vaccination based upon analysis of the VAERS database. *Clin. Exp. Rheumatol.* 2002;20(6):767-71
18. Losonsky G.A. et al. Effect of immunization against rubella on lactation products. *J. Infect. Dis.* 1982;145(5):654-66
19. Gualberto F.A. et al. Fulminant encephalitis associated with a vaccine strain of rubella virus. *J. Clin. Virol.* 2013;58(4):737-40
20. Freeman T.R. et al. Illness after measles-mumps-rubella vaccination. CMAJ. 1993;149(11):1669-74
21. Dos Santos B.A. et al. An evaluation of the adverse reaction potential of three measles-mumps-rubella combination vaccines. *Rev. Panam. Salud. Publica.* 2002;12(4):240-6
22. Pool V. et al. Prevalence of anti-gelatin IgE antibodies in people with anaphylaxis after measles-mumps rubella vaccine in the United States. *Pediatrics.* 2002;110(6):e71
23. Pontifical Academy for Life. Moral Reflections on Vaccines Prepared from Cells Derived from Aborted Human Fetuses. *National Catholic Bioethics Quarterly.* 2006;6:541-8
24. Summary of Notifiable Diseases, United States, 1995

Розділ 15. **Вітрянка**

Що далі суспільство віддаляється від правди,
то більше воно ненавидить тих, хто її каже.
Джордж Оруелл

Ще нещодавно вітрянка була невинною дитячою хворобою, але з року в рік вона стає дедалі небезпечнішою, і недалеко вже той час, коли вона стане небезпечнішою за кір, який вже є небезпечнішим за лихоманку Ебола.

Збудником вітрянки (вітряної віспи) є вірус *варіцелла-зостер*. Той самий вірус спричиняє і оперізувальний лишай. Згідно із CDC, дорослі переносять вітрянку важче, і ризик ускладнень у них вищий. Він вищий також у дітей із лімфомою, лейкозом і ВІЛ. До початку вакцинації летальність вітрянки серед дітей становила 1 на 100 000, а серед дорослих — 25 на 100 000. На дорослих припадало 5 % випадків вітрянки, але 35 % смертей. Вітрянка дуже заразна. Менше, ніж кір, але більше, ніж свинка і краснуха. Вітрянка під час вагітності може призвести до вроджених дефектів. Ризик синдрому вродженої вітрянки при хворобі матері становить менше 2 % [1]. Вітрянка під час пологів теж є дуже небезпечною для немовляти. У США вакцинація проти вітрянки почалася в 1995 році. Але на початку 2000-х були зареєстровані спалахи вітрянки в школах, де майже всі були щеплені, тому в 2006 році додали ще одну дозу вакцини. Після щеплення організм виробляє менше антитіл, ніж після природної хвороби [2].

Автори опублікованої у 2013 році статті пишуть, що впродовж багатьох років медицина не звертала особливої уваги на вітрянку, яка сприймалася лише чимось на кшталт дитячого ритуалу. Але ми не можемо і далі так безтурботно до неї ставитися, оскільки вітрянка може бути серйозною і навіть смертельною хворобою. Вітрянка подібна до поліомієліту, в тому сенсі, що серйозність захворювання є частково наслідком прогресу в розвинених країнах. Характер хвороби радикально змінився після того, як була відкрита хіміотерапія. Радість успіху було затьмарено, коли хлопчика, який вижив після хіміотерапії, вбила вітрянка, яка може бути смертельною при імунодефіцитних станах. Після того як ліки, що знесилюють імунітет, набули широкого розповсюдження, вітрянку не могли більше вважати невинним дитячим ритуалом. Вона стала хворобою, якої боялися і уникали. Поширення хіміотерапії, стероїдів і антиметаболітів, які використовують для лікування аутоімунних захворювань або пригнічення імунітету для пересадки органів, та тривалість життя, яка зросла, призвели до того, що не лише вітрянка, а й оперізувальний лишай перетворилися в серйозну клінічну проблему. Таким чином, виникла необхідність контролювати вірус вітрянки, який ставав щораз небезпечнішим [3].

Вакцинний штам вірусу виробляють за допомогою серійних пасажів через клітинні культури тварин, внаслідок чого вірус слабшає. Але як можна бути впевненими, що ця процедура дійсно ослаблює вірус? Гіпотезу, що вітрянку і оперізувальний лишай спричиняє один і той самий вірус, було запропоновано в 1909 році. Щоб її перевірити, в 1932 році дослідники вилучили рідину з пухирців у хворих на оперізувальний лишай і вкололи її дітям, які ще не перехворіли на вітрянку. 50 % цих дітей захворіли на вітрянку, але висип у них був не настільки сильний, як зазвичай. Тобто якщо вірус, який передається повітряно-крапельним шляхом, ввести за допомогою ін'єкції, він спричиняє атипову хворобу. З цього випливає, що неможливо зробити висновок, що вакцинний штам вірусу ослаблений, тільки на підставі того, що він спричиняє легші симптоми. Також можливо, що введеної дози вірусу недостатньо для зумовлення звичайних симптомів.

У дослідженні 1990 року зробили щеплення хворим на лейкоз дітям і перевірили, наскільки часто вони заражають своїх здорових братів і сестер. Заразилися тільки 17 % із них порівняно з 80 % в разі звичайної вітрянки, і науковці дійшли висновку, що вакцинний штам вірусу дійсно ослаблений [4].

Ефективність

Згідно з дослідженням, проведеним в Єльському університеті, в перший рік після вакцинації ефективність щеплення становить 97 %, а потім знижується до 84 % [5]. Ефективність вакцинації до 14 місяців втричі менша ніж після 14 місяців [6]. Однак, у більшості країн щеплення роблять у 12 місяців.

У дослідженні 2014 року в Південній Кореї ефективність вакцини становила 54 % і, незважаючи на 97 % охоплення щепленнями, практично не вплинула на захворюваність, на відміну від інших країн. **Більшість випадків захворювання реєструють серед щеплених, і щеплення жодним чином не впливає на перебіг хвороби [7].**

У статті 2002 року описано спалах вітрянки в дитячому садочку, де 66 % були щеплені. Ефективність вакцини становила 44 %. Після 3 років ефективність вакцини знизилася в 2,6 раза. У щеплених, проте, було менше висипу, ніж у нещеплених. Спалах почав щеплений хлопчик, який заразив половину своєї групи, що ще не перехворіла. Сам він заразився від своєї сестри, яка хворіла на оперізувальний лишай. Ефективність вакцини виявилась набагато нижчою від встановленої в клінічних випробуваннях. Автори пояснюють це тим, що в клінічних випробуваннях дітей, які не виробили антитіла, щепили знову, або вилучали з аналізу ефективності, або аналізували окремо, що і призвело до завищеної ефективності [8]. У мета-аналізі 14 досліджень спалахів вітрянки ефективність однієї дози вакцини була 72 % [9].

Під час спалаху вітрянки в американській школі, де 97 % були щеплені, ефективність однієї дози і двох доз була практично однаковою [10]. У подібному дослідженні в Китаї з'ясувалося, що з-поміж нещеплених захворіло 14 %, з-поміж щеплених однією дозою — 1,6 %, а з-поміж щеплених двома дозами — 2 % [11]. У канадському дослідженні виявилося, що 62 % 10-річних нещеплених дітей, які не хворіли на вітрянку або не знали, хворіли вони чи ні, мали антитіла до вітрянки, з чого випливає, що у більшості випадків вітрянка минає безсимптомно [12].

Оперізувальний лишай

Після зараження вірус вітрянки залишається в неактивній формі у нейронах спинальних гангліїв і через кілька десятиліть, внаслідок ослаблення клітинного імунітету, може знову активуватися і спричинити **оперізувальний лишай.** Однією із загроз вакцинації, якою зазвичай нехтують, є те, що, тоді як контакт із хворими на вітрянку дійсно знижує ризик повторної реактивації вірусу, то масова вакцинація призводить до підвищення захворюваності на оперізувальний лишай. Припущення, що контакт із хворими на вітрянку знижує ризик оперізувального лишаю, вперше висловили в 1965 році. Цей феномен називають **«екзогенним бустингом», або «антигенним поштовхом».** У дослідженні, проведеному в 1991 році в Англії, з'ясувалося, що дорослі, які живуть із дітьми, хворіють на оперізувальний лишай на 25 % рідше. Ця цифра, швидше за все, занижена, оскільки багато учасників дослідження, які не живуть із дітьми, жили з ними донедавна. Оцінюють, що контакт із хворими на вітрянку забезпечує захист від оперізувального лишаю в середньому на 20 років. На основі цих даних дослідники британської служби охорони громадського здоров'я побудували математичну модель і дійшли висновку, що масова вакцинація призведе до епідемії оперізувального лишаю, яка триватиме від 30 до 50 років. Половина людей віком від 10 до 44 років захворіють на оперізувальний лишай, і тільки через 46 років захворюваність знизиться до рівня довакцинальної епохи [13].

Згідно з дослідженням Лондонської школи гігієни і тропічної медицини, контакт із хворими на вітрянку пов'язаний зі зменшенням ризику оперізувального лишаю на 71%. Ця цифра, ймовірно, занижена, оскільки вітрянка заразна ще до початку висипу. Контакт із хворими на оперізувальний лишай НЕ зменшує ризик на нього захворіти, тому що оперізувальний лишай менш заразний, ніж вітрянка. Педіатри хворіють на оперізувальний лишай значно рідше, ніж дерматологи та психіатри [14]. Згідно з японським дослідженням, педіатри та сімейні лікарі хворіють на оперізувальний лишай на 50–87% рідше, ніж населення в середньому [15].

Офтальмічний оперізувальний лишай становить 15% всіх випадків оперізувального лишаю. Кількість випадків офтальмічного оперізувального лишаю в Бостоні зросла в 2,7 раза в період між 2007 і 2013 роками. Середній вік хворих знизився з 61 до 56 років [16]. Те саме було встановлено і в Оклахомі, де середній вік хворих знизився за 8 років із 65,5 до 59 років [17].

У Массачусетсі з 1998 до 2003 року рівень захворюваності на вітрянку знизився на 79%, а рівень захворюваності на оперізувальний лишай зріс на 90% [18]. Те саме відбулося на Тайвані, де в 2001–2009 роках захворюваність на вітрянку зменшилася, а на оперізувальний лишай збільшилася. Цікаво зауважити, що на вітрянку хворіють більше в зимові місяці, а на оперізувальний лишай — навпаки, більше в літні місяці [19].

В Австралії після початку вакцинації рівень захворюваності на оперізувальний лишай зростає на 2–6% на рік серед дорослих віком від 20 років [20]. До 2012 року вона подвоїлася серед тих, хто молодше 50, і потроїлася серед 50-річних [21]. У США рівень захворюваності на вітрянку знизився в 4 рази, і лікарняні витрати, пов'язані з нею, зменшилися на 100 мільйонів доларів на рік. Натомість, однак, до 2004 року лікарняні витрати, пов'язані з оперізувальним лишаєм, збільшилися на 700 мільйонів доларів на рік [22]. У статті 2013 року повідомляється, що CDC роками не хотіла визнавати, що після початку вакцинації захворюваність на оперізувальний лишай збільшилася, і погрожувала судом досліднику, який хотів опублікувати ці дані [23].

У статті 2002 року автори стверджують, що оперізувальний лишай набагато болючіший за вітрянку. Кількість втрачених років якісного життя в 10 разів більша для хворих на оперізувальний лишай, ніж для хворих на вітрянку. Тому підвищення рівня захворюваності на оперізувальний лишай матиме серйозні наслідки для суспільної охорони здоров'я і перекреслить вигоду від зниження рівня захворюваності на вітрянку [24].

Через підвищення захворюваності на оперізувальний лишай вакцину проти нього було ліцензовано в 2006 році. Вона містить той самий вірус, що і вакцина проти вітрянки, але в ній у 14 разів більше вірусних частинок. Ця вакцина неефективна для людей віком від 80-ти років і збільшує ризик серйозних побічних проявів більше ніж удвічі [25].

У статті 2006 року повідомляється, чому Велика Британія не запровадила вакцинацію проти вітрянки:

1. **Вітрянка в дорослому віці небезпечніша, ніж у дитинстві. Летальність, а також ризик пневмонії та енцефаліту від вітрянки зростають із віком.**
2. **Вакцинація призведе до підвищення захворюваності неонатальною вітряною віспою і вродженою вітряною віспою (оскільки матері не перехворіли в дитинстві).**
3. **Вакцинація може спричинити підвищення захворюваності на оперізувальний лишай.**

Тому Велика Британія проявляє обережність і хоче побачити, що станеться в країнах, які запровадили вакцинацію [26]. У більшості інших європейських країн щеплення проти вітрянки теж не роблять.

Користь вітрянки

У розділі про кір було наведено дослідження, згідно з якими вітрянка в дитинстві пов'язана зі зниженням ризику інфаркту на 33 %, лімфоми — на 47–50, раку яєчника — на 34 та інших видів раку — на 38 %. Перенесена вітрянка також знижує ризик хвороби Паркінсона. Ось іще кілька досліджень.

Згідно з дослідженням 2012 року, захворювання на вітрянку до 8-річного віку пов'язане зі зниженням ризику астми на 88 %, алергічного ринокон'юнктивіту — на 84, атопічного дерматиту — на 43, алергічної сенситизації — на 89 %. У тих, хто перехворів на вітрянку, рівень IgE (антитіл, відповідальних за алергічні реакції) залишається низьким упродовж понад 10 років після хвороби [27]. Відповідно до іншого дослідження, вітрянка в дитинстві пов'язана зі зниженням ризику атопічного дерматиту на 45 %, а тяжкого атопічного дерматиту — на 96 %. Вакцина проти вітрянки, попри те що вона жива, не дає захисту від астми і алергії. Автори роблять висновок, що вакцинація проти вітрянки, схоже, сприяла різкому збільшенню захворюваності на атопічний дерматит. Дослідження, які доводили економічну користь вакцинації проти вітрянки, це до уваги не брали [28].

У німецькому дослідженні герпетична інфекція[18] (включно з вітрянкою) в перші 3 роки життя була пов'язана зі зниженням ризику астми вдвічі. 5–7 вірусних інфекцій в перші 3 роки життя пов'язані зі зниженням ризику астми на 68 %, а 8 і більше інфекцій — на 84 %. Риніт, на який хворіє дитина 2 і більше разів упродовж першого року життя, знижує ризик астми на 48 % [29]. Згідно з іншим німецьким дослідженням, вітрянка в дитинстві пов'язана зі зниженням ризику раку на 34 %. Три застудних захворювання на рік знижують ризик раку на 77–82 %, вірусний гастроентерит — на 57 %. Висока частота інфекцій знижує ризик раку на 53 % [30].

Вітрянка пов'язана зі зниженням ризику гліоми (пухлини мозку) серед людей молодше 40 років на 47 %, а серед людей різного віку — на 21 % [31]. Згідно з іншим дослідженням, вітрянка пов'язується зі зниженням ризику гліоми на 60 %, а оперізувальний лишай — на 50 % [32]. Ці дані було підтверджено в декількох дослідженнях [31]. Відомо також, що вірус вітрянки вбиває ракові клітини [33].

[18] У людини розрізняють вісім типів вірусів герпесу — *прим. ред.*

Безпечність

Згідно з дослідженням 2000 року, вакцинний штам вірусу залишається в організмі і періодично активується на тлі зниження імунітету. Це може спричинити негативні довгострокові наслідки. Вірус реактивується з імовірністю 19–41% на рік у дітей з низькими титрами. З такою самою імовірністю дикий штам вірусу реактивується у людей з дуже ослабленим імунітетом. Оскільки імунітет, який дає щеплення, слабший, ніж імунітет від природної хвороби, довгостроковий вплив реактивації вірусу на тяжкість оперізувального лишаю та на інші ускладнення невідомий [34].

Згідно з американським дослідженням, комбінована вакцина КПКВ підвищує ризик фебрильних судом у 2 рази порівняно з окремими вакцинами (КПК і вітрянка). КПКВ підвищує ризик фебрильних судом у 7 разів, а КПК окремо — в 4 рази [35]. Схожі результати було отримано в дослідженнях у Канаді та Німеччині [36, 37].

Нещодавно щеплені проти вітрянки можуть бути заразними для людей зі свого оточення. Наприклад, у описаному в 1997 році випадку 12-місячному хлопчикові зробили щеплення, в результаті чого він захворів на вакцинний штам вітрянки і заразив свою вагітну матір, якій довелося зробити аборт [38]. Є повідомлення і про інший випадок, коли навпаки, матір, якій зробили щеплення відразу після пологів, заразила немовля, хоча сама не захворіла [39]. В іншій статті йдеться про двох братів, яким зробили щеплення, після чого один з них захворів від вакцини на оперізувальний лишай, а потім заразив свого щепленого брата, який захворів на вітрянку [40].

У статті Гарвардської медичної школи 2018 року повідомляється, що у деяких дітей через кілька років після щеплення на місці ін'єкції утворюється оперізувальний лишай [41]. У дослідженні в Нью-Йорку з-поміж 32 пацієнтів із оперізувальним лишаєм 69% були заражені вакцинним штамом вірусу [42].

Статистика

Зазвичай стверджують, що вакцини є абсолютно безпечними і серйозні побічні ефекти бувають у одного на мільйон щеплених. Як отримують таку статистику? Ось приклад для вітрянки. Дослідники з FDA і CDC опублікували у 2000 році статтю з аналізом бази даних VAERS з 1995 до 1998 року. За цей період було зареєстровано 14 смертей. Щоб порахувати ймовірність смерті після щеплення, вони використовують кількість проданих за цей період вакцин (9,7 мільйона) і роблять висновок, що ймовірність смерті виходить 1 на мільйон (вони дещо заокруглюють, оскільки насправді виходить 1 на 700 000). Але вони не враховують, що у VAERS реєструють 1–10 % всіх побічних проявів і що кількість проданих доз вакцини не дорівнює кількості введених доз. До того ж, 9,7 мільйона проданих доз — це не точна цифра, а оцінка CDC. Всього у VAERS було зареєстровано 6574 несприятливих випадки, з них 4 % — серйозні. Але серед дітей віком до 4 років серйозних було 6 %, серед дітей віком до 2 років — 9 %, а серед дітей до року, яких щепили помилково, — 14 %. Було зафіксовано 271 серйозний несприятливий випадок, тобто 1 на 36 000. Ці цифри слід помножити на 10–100 (тобто їх реальна кількість — від 1 на 3600 до 1 на 360), а з огляду на те, що кількість уведених доз була меншою, ніж кількість проданих доз (яка, цілком можливо, завищена), то потрібно їх помножити на додатковий коефіцієнт [43].

Згідно з VAERS, за 20 років, починаючи з 1998 року, 140 осіб померло після щеплення (майже всі з них діти), і 580 стало інвалідами. Враховуючи, що VAERS реєструє 1–10 % всіх побічних дій, виходить, що від 70 до 700 людей помирає щороку після щеплення і від 290 до 2900 стає інвалідами.

Зважаючи на те, що в США щороку народжується 4 мільйони дітей, а охоплення щепленнями становить приблизно 90 % [44], ймовірність смерті після щеплення становить від 1:5 200 до 1:52 000, а ймовірність інвалідності — від 1:1 200 до 1:12 000. До початку вакцинації ймовірність смерті дитини від вітрянки становила 1 на 100 000, і для цього потрібно було мати вбитий ліками імунітет.

Висновки

Вітрянка – це безневинна дитяча хвороба, яка може призвести до ускладнень у дуже рідкісних випадках, у людей із пригніченою хіміотерапією та іншими ліками імунною системою.

Щеплення проти вітрянки зсуває захворюваність на старший вік, підвищуючи ризик ускладнень і збільшуючи ризик онкологічних та алергічних захворювань. Вакцинація також стала причиною зростання захворюваності на оперізувальний лишай.

Для здорових дітей ризик щеплення значно перевищує ризик захворювання.

Джерела

1. Ghosh S. et al. Pregnancy and varicella infection: a resident's quest. *Indian. J. Dermatol. Venereol. Leprol.* 2013;79(2):264-7
2. Varicella. CDC *Pinkbook*
3. Gershon A.A. et al. Pathogenesis and current approaches to control of varicella-zoster virus infections. *Clin. Microbiol. Rev.* 2013;26(4):728-43
4. Tsolia M. et al. Live attenuated varicella vaccine: evidence that the virus is attenuated and the importance of skin lesions in transmission of varicella-zoster virus. National Institute of Allergy and Infectious Diseases Varicella Vaccine Collaborative Study Group. *J. Pediatr.* 1990;116(2):184-9
5. Vázquez M et al. Effectiveness over time of varicella vaccine. JAMA. 2004;291(7):851-5
6. Galil K. et al. Younger age at vaccination may increase risk of varicella vaccine failure. *J. Infect. Dis.* 2002;186(1):102-5
7. Oh S.H. et al. Varicella and varicella vaccination in South Korea. *Clin. Vaccine. Immunol.* 2014;21(5):762-8
8. Galil K. et al. Outbreak of varicella at a day-care center despite vaccination. NEJM. 2002;347(24):1909-15
9. Bayer O. et al. Metaanalysis of vaccine effectiveness in varicella outbreaks. *Vaccine.* 2007;25(37-38):6655-60
10. Gould P.L. et al. An outbreak of varicella in elementary school children with two-dose varicella vaccine recipients – Arkansas, 2006. *Pediatr. Infect. Dis. J.* 2009;28(8):678-81
11. Suo L. et al. Varicella outbreak in a highly-vaccinated school population in Beijing, China during the voluntary two-dose era. *Vaccine.* 2017;35(34):4368-73

12. Boulianne N. et al. Most ten-year-old children with negative or unknown histories of chickenpox are immune. *Pediatr. Infect. Dis. J.* 2001;20(11):1087-8
13. Brisson M. et al. Exposure to varicella boosts immunity to herpes-zoster: implications for mass vaccination against chickenpox. *Vaccine.* 2002;20(19-20):2500-7
14. Thomas S.L. et al. Contacts with varicella or with children and protection against herpes zoster in adults: a case-control study. *Lancet.* 2002;360(9334):678-82
15. Terada K. et al. Incidence of herpes zoster in pediatricians and history of reexposure to varicella-zoster virus in patients with herpes zoster. *Kansenshogaku Zasshi.* 1995;69(8):908-12
16. Davies E.C. et al. Herpes zoster ophthalmicus: declining age at presentation. *Br. J. Ophthalmol.* 2016;100(3):312-4
17. Chan A.Y. et al. Factors associated with age of onset of herpes zoster ophthalmicus. *Cornea.* 2015;34(5):535-40
18. Yih W.K. et al. The incidence of varicella and herpes zoster in Massachusetts as measured by the Behavioral Risk Factor Surveillance System (BRFSS) during a period of increasing varicella vaccine coverage, 1998-2003. *BMC Public. Health.* 2005;5:68
19. Wu P.Y. et al. Varicella vaccination alters the chronological trends of herpes zoster and varicella. *PloS. One.* 2013;8(10):e77709
20. Jardine A. et al. Herpes zoster in Australia: evidence of increase in incidence in adults attributable to varicella immunization? *Epidemiol. Infect.* 2011;139(5):658-65
21. Kelly H.A. et al. Decreased varicella and increased herpes zoster incidence at a sentinel medical deputising service in a setting of increasing varicella vaccine coverage in Victoria, Australia, 1998 to 2012. *Euro Surveill.* 2014;19(41)
22. Patel M.S. et al. Herpes zoster-related hospitalizations and expenditures before and after introduction of the varicella vaccine in the United States. *Infect. Control. Hosp. Epidemiol.* 2008;29(12):1157-63
23. Goldman G.S. et al. Review of the United States universal varicella vaccination program: Herpes zoster incidence rates, cost-effectiveness, and vaccine efficacy based primarily on the Antelope Valley Varicella Active Surveillance Project data. *Vaccine.* 2013;31(13):1680-94
24. Edmunds W.J. et al. Varicella vaccination: a double-edged sword? *Commun. Dis. Public. Health.* 2002;5(3):185-6
25. Fried R.E. Herpes zoster. NEJM. 2013;369(18):1766
26. Welsby P.D. Chickenpox, chickenpox vaccination, and shingles. *Postgrad. Med. J.* 2006;82(967):351-2
27. Silverberg J.I. et al. Chickenpox in childhood is associated with decreased atopic disorders, IgE, allergic sensitization, and leukocyte subsets. *Pediatr. Allergy. Immunol.* 2012;23(1):50-8
28. Silverberg J.I. et al. Association between varicella zoster virus infection and atopic dermatitis in early and late childhood: a case-control study. *J. Allergy. Clin. Immunol.* 2010;126(2):300-5
29. Illi S. et al. Early childhood infectious diseases and the development of asthma up to school age: a birth cohort study. *BMJ.* 2001;322(7283):390-5
30. Abel U. et al. Common infections in the history of cancer patients and controls. *J. Cancer. Res. Clin. Oncol.* 1991;117(4):339-44
31. Amirian E.S. et al. History of chickenpox in glioma risk: a report from the glioma international case-control study (GICC). *Cancer Med.* 2016;5(6):1352-8

32. Wrensch M. et al. Does prior infection with varicella-zoster virus influence risk of adult glioma? *Am. J. Epidemiol.* 1997;145(7):594-7
33. Leske H. et al. Varicella zoster virus infection of malignant glioma cell cultures: a new candidate for oncolytic virotherapy? *Anticancer. Res.* 2012;32(4):1137-44
34. Krause P.R. et al. Varicella vaccination: evidence for frequent reactivation of the vaccine strain in healthy children. *Nat. Med.* 2000;6(4):451-4
35. Klein N.P. et al. Measles-mumps-rubella-varicella combination vaccine and the risk of febrile seizures. *Pediatrics.* 2010;126(1):e1-8
36. MacDonald SE at al. Risk of febrile seizures after first dose of measles–mumps–rubella–varicella vaccine: a population-based cohort study. CMAJ. 2014;186(11):824–9
37. Schink T et al. Risk of febrile convulsions after MMRV vaccination in comparison to MMR or MMR+V vaccination. Vaccine. 2014;32(6):645–50
38. Salzman M.B. et al. Transmission of varicella-vaccine virus from a healthy 12-month-old child to his pregnant mother. *J. Pediatr.* 1997;131(1 Pt 1):151-4
39. Kluthe M. et al. Neonatal vaccine-strain varicella-zoster virus infection 22 days after maternal postpartum vaccination. *Pediatr. Infect. Dis. J.* 2012;31(9):977-9
40. Brunell P.A. et al. Chickenpox attributable to a vaccine virus contracted from a vaccinee with zoster. *Pediatrics.* 2000;106(2):E28
41. Song H. et al. Herpes zoster at the vaccination site in immunized healthy children. *Pediatr Dermatol.* 2018;35(2):230-3
42. LaRussa P et al. Viral strain identification in varicella vaccinees with disseminated rashes. *Pediatr. Infect. Dis. J.* 2000;19(11):1037-9
43. Wise R.P. et al. Postlicensure safety surveillance for varicella vaccine. JAMA. 2000;284(10):1271-9
44. Hill H.A. et al. Vaccination coverage among children aged 19-35 months — United States, 2015. MMWR. 2016;65(39):1065-7143.

Розділ 16. **Поліомієліт**

Коли ви робите дітям щеплення вакциною проти поліомієліту, ви погано спите впродовж двох або трьох місяців.

Джонас Солк

Попри те, що поліомієліт в розвинених країнах вже десятки років не трапляється, він чомусь продовжує всіх жахати.

Поліовірус — це один із численних кишкових вірусів (ентеровірусів) і, як більшість із них, поширюється фекально-оральним шляхом. Існує три різних серотипи поліовірусу.

Вакцини проти поліомієліту поділяють на 2 типи: **ІПВ** — інактивована (вакцина Солка) і **ОПВ** — жива оральна (вакцина Себіна). Згідно із CDC, вірус для обох вакцин вирощують на ниркових клітинах зелених мавп, і вакцини містять ембріональну бичачу сироватку. ОПВ містить також полісорбат 80, а ІПВ — алюміній.

96 % випадків зараження поліовірусом безсимптомні або супроводжуються незначними симптомами, які минають за кілька днів. 1–5 % випадків супроводжуються асептичним менінгітом, що минає за 2–10 днів. В'ялий параліч трапляється менш ніж у 1 % інфікованих дітей, і у більшості він теж повністю минає [1].

Трохи історії

Альберт Себін, який згодом розробив живу вакцину, у своїй статті 1947 року пише, що, хоча спорадичні випадки паралічу траплялися і в давнину, епідемії поліомієліту раптово з'явилися лише на початку XX століття. Деякі науковці вважали, що поліомієліт просто почали краще діагностувати, але Себін з цим не згоден і вважає, що такі епідемії паралічу не могли пройти непоміченими в минулому. До того ж, пише він, у багатьох країнах поліомієліт досі невідомий. Епідемії лютують переважно у великих містах, у країнах із підвищеними вимогами до санітарних і гігієнічних умов і не трапляються в інших країнах зі схожими кліматичними умовами. У Китаї, наприклад, реєструють лише поодинокі спорадичні випадки, хоча в багатьох містах там працюють західні лікарі, які б не могли пропустити такі епідемії серед місцевого населення, якби вони відбувалися. Паралітичний поліомієліт зазвичай зовсім неактивний протягом більшої частини року і потім вибухає епідемією наприкінці літа та на початку осені, а епідемії поліомієліту завжди починаються у великих містах.

Хоча американські, британські та австралійські солдати на Філіппінах, в Японії, в Китаї і на Близькому Сході хворіли на поліомієліт, випадки паралічу практично не траплялися серед місцевого населення.

Поліомієліт був провідною причиною смерті серед американських солдатів на Філіппінах, тоді як серед місцевого населення жодних епідемій не було, а у 90 % місцевих були антитіла до поліовірусу. Солдати у США хворіли на поліомієліт в 10 разів частіше, ніж солдати за кордоном. У Китаї Себін особисто спостерігав спалах поліомієліту серед американських солдатів, в той час як жодного спалаху серед місцевого населення не було. Лікар із Британії, який працював 25 років у Китаї, часто бачив паралітичний поліомієліт серед іноземців, але рідко серед китайців. Інші дослідники підтвердили ці спостереження [2].

Ксаванте – це плем'я індіанців у Бразилії, якого практично не торкнулась цивілізація. У дослідженні 1964 року виявилося, що вони поголовно заражені поліовірусом, майже у всіх були антитіла до трьох серотипів вірусу, але у них немає ні паралітичного поліомієліту, ні будь-яких симптомів хвороби. У них знайшли антитіла і до інших хвороб: кір, кашлюк, грип, сальмонела, але більшість інфекцій минала у них практично безсимптомно [3].

У статті 1995 року, опублікованій клінікою Мейо, повідомляється, що діагноз «поліомієліт» під час епідемій 1950-х встановлювали на підставі паралітичних симптомів або аналізу спинномозкової рідини. Якщо у пацієнта був в'ялий параліч, то встановлювали діагноз «паралітичний поліомієліт». А якщо кількість лімфоцитів у спинномозковій рідині була підвищена — то це був «непаралітичний поліомієліт». **Сьогодні відомо, що такий лабораторний діагноз типовий для вірусного менінгіту, але в жодному разі не свідчить про поліомієліт.** Такий підхід до встановлення діагнозу призводив до гіпердіагностики поліомієліту під час епідемій. Тільки коли епідемії вже пішли на спад, почали перевіряти хворих на наявність поліовірусу.

Будь-який вид паралічу: периферичну нейропатію, інсульт, мозкову або спинномозкову пухлину, розсіяний склероз, істеричний параліч і багато інших хвороб — могли діагностувати як поліомієліт. Після того як діагноз поліомієліту було встановлено, від нього було важко відмовитися через щедру фінансову допомогу жертвам поліомієліту, до якої не мали доступу пацієнти з іншими видами паралічу. Для лікування поліомієліту використовували багато ліків, зокрема стрихнін, кураре, отруту кобри і різні антибіотики. Ефективність цих препаратів ґрунтувалася на анекдотичній інформації, але пропонували її з упевненістю. Одним із поширених способів лікування було опромінення м'язів і спинного мозку. У XX столітті при гострому поліомієліті почали застосовувати гіпс і медичні шини. Паралізовані пацієнти місяцями лежали в гіпсі, що призводило до атрофії м'язів, які вже не були паралізовані. Багатьом пацієнтам найбільше заважала не сама хвороба, а ізоляція від сім'ї та друзів. Вони почувалися покинутими. Страх поліомієліту призводив до того, що навіть медичний персонал уникав хворих. Тогочасні газети задокументували страх і масову істерію. Поліомієліт був дамокловим мечем, занесеним над кожною дитиною і дорослим. Одна з газет у 1948 році писала, що через епідемію все місто має бути закритим, а діти не повинні виходити з дому. Все місто було обприскане ДДТ[19], і кожній сім'ї рекомендували рясно обприскати ним свій будинок [4].

Ефективність

Слово «поліомієліт» грецькою мовою означає «запалення сірого кісткового мозку». Цей термін виник у XIX столітті, коли про поліовірус ще нічого не знали [5]. Те, що називають словом «поліомієліт» сьогодні, — це зовсім не те, що називали цим терміном до кінця 1950-х. **Тоді слово «поліомієліт» означало деякий синдром. Сьогодні воно означає синдром, спричинений певним вірусом.**

В епідемії поліомієліту в Мічигані в 1958 році лише у 25% паралізованих у крові було виявлено поліовірус. **У більшості з них причиною паралічу був не поліовірус.** Коксакі й еховіруси були причиною більшої кількості випадків непаралітичного поліомієліту та асептичного менінгіту, ніж поліовірус. 11 паралізованих від поліовірусу пацієнтів були щеплені щонайменше трьома дозами [6].

Під час клінічних випробувань ІПВ Солк опублікував статтю, в якій він стверджував, що весь вірус у вакцині був інактивованим, але не надав даних щодо всіх партій вакцини. Пол Мейєр, відомий науковець, вважав, що щось із даними нечисто, і, щоб розібратися з цим, Національний фонд дитячого паралічу (NFIP) сформував консультативний комітет. Коли хтось із членів не погоджувався з ліцензуванням вакцини, його виключали з комітету і підшукували когось іншого, зговірливішого. Так комітет було реформовано кілька разів, поки всі не погодилися. Після клінічних випробувань NFIP виділила комітету 2 години для ознайомлення з матеріалами, після чого ліцензію на виробництво вакцини Солка надали 6 компаніям [7].

Через 2 тижні після видачі ліцензії деяких дітей, щеплених вакциною компанії Cutter Laboratories, було паралізовано.

[19] Дихлородифенілтрихлорометилметан (скор. ДДТ) — інсектицид, що використовують проти комарів, шкідників бавовнику, соєвих бобів, арахісу тощо. Поширена побутова назва ДДТ — «дуст» — *прим. ред.*

Вакцину відкликали, але нею встигли вже зробити щеплення 380 000 дітей. Згодом з'ясувалося, що 40 000 із них захворіло на поліомієліт, 200 було паралізовано і 10 загинуло через те, що вакцина була недостатньо інактивована і містила активний вірус. Вакцина Wyeth теж призводила до паралічу і смерті в деяких випадках. У інших компаній теж були труднощі з інактивацією вірусу. Надто мала кількість формальдегіду вірус не вбивала, а надто велика робила вакцину марною. Залишки різних речовин у вакцині захищали вірусні частки від формальдегіду [8].

Оскільки інші виробники вакцини пригрозили газетам, що вони зменшать кількість реклами, було вирішено звалити всю провину на Cutter. Хоча недбалість Cutter не було доведено, суд зобов'язав її виплатити компенсації. Згодом це зумовило велику кількість позовів проти виробників вакцин, внаслідок чого в 1986 році було прийнято закон, згідно з яким подати в суд на виробників вакцин у США стало неможливо. Компенсації відтоді можна отримувати, лише позиваючись до спеціального федерального суду, який отримує фінансування з податку на вакцини.

Проте одна лазівка залишилася. Якщо спеціальний суд відхилив позов, то можна було подати на компанію до звичайного суду. Вже знайомий нам Пол Офіт вважає, що лазівку необхідно прикрити, оскільки ці суди коштують компаніям мільйони доларів і відволікають їх від виробництва таких важливих препаратів [9].

У 1960 році експерти з проблеми поліомієліту в США провели конференцію, на якій було повідомлено наступні факти, з яких можна зробити висновок, чи мала вакцина вплив на зниження захворюваності на поліомієліт у середині 1950-х.

1. У 1955 році, коли була ліцензована вакцина Солка, визначення поліомієліту змінили. Якщо раніше для встановлення діагнозу було досить, щоб параліч тривав 24 години, то з 1955 року параліч мав тривати як мінімум 60 днів.

Оскільки більшість випадків паралічу короткочасні, кількість випадків поліомієліту зменшилася без будь-якого зв'язку з вакциною. В окрему категорію виділили також віруси Коксакі і асептичний менінгіт, які до цього вважалися поліомієлітом. Змінилося і визначення епідемії. Якщо раніше епідемію оголошували при 20 випадках, то тепер необхідно було 35 випадків.

2. Із тисячі заражених поліовірусом параліч трапляється лише у одного.
3. У 1958–1959 роках кількість випадків паралітичного поліомієліту значно збільшилася, в чому звинуватили нещеплених. Що, як зауважує один з учасників, досить дивно, оскільки кількість нещеплених різко зменшилася, і якщо вакцина відповідальна за зниження захворюваності в 1955–1957 роках, то чому їй у ті роки не заважала набагато більша кількість нещеплених?
4. У клінічних випробуваннях вакцини Солка перевіряли лише ефективність, оскільки передбачалося, що вакцина безпечна. Було встановлено, що вакцина ефективна на 72% проти паралітичного поліомієліту та неефективна проти непаралітичного поліомієліту, але після ліцензування вакцини її склад змінили і додали ще один ступінь фільтрації. Ніхто не знає, як це вплинуло на ефективність вакцини. Фільтрацію додали, сподіваючись прибрати залишковий активний вірус, хоча ефективність цієї процедури не було підтверджено експериментально. Відомо, що кожна фільтрація значно зменшує кількість антигену. В ізраїльському дослідженні з'ясувалося, що додавання фільтрації знижує кількість антигену в 10–30 разів. А антигену у вакцині від початку було і так мало.
5. У 1954 році із 48 перевірених партій вакцини в 10 було виявлено активний вірус. Різні лабораторії виявляли активний вірус у різних партіях. Проте, оскільки Солк доповів, що 7500 дітей щеплені без побічних проявів, клінічні

випробування продовжили. Теоретично інактивування вірусу формаліном — це хімічна реакція першого порядку. Тобто, якщо потрібно X годин для інактивації 50 % вірусу, то наступні X годин інактивують 50 % від залишку вірусу. Однак практично це не було підтверджено. Всі повірили Солку, і ніхто не перевірив повторно його дані, що й призвело згодом до інциденту з Cutter. Вакцини для клінічних випробувань проходили трикратну перевірку безпечності. Після ліцензування для наступних партій цю перевірку скасували. Тому не дивно, що були спалахи вакцинного паралічу. Дивно, що їх не було більше.

6. Для вироблення антитіл необхідний вірулентний штам. Однак, з іншого боку, вірулентний штам призводить до епідемій вакцинного паралічу серед тих, у кого відсутні антитіла.
7. У 57 % щеплених не утворюються антитіла до серотипу 1, у 20 % — до серотипу 2, і в 77 % не утворюються антитіла до серотипу 3. Немає різниці між щепленими та нещепленими в тому, що стосується серотипів 1 і 3.
8. У 1956 році з'ясувалося, що дієвість (potency) вакцин різних виробників відрізнялася в 600 разів. У 1957 році у найбільшого виробника вакцин був товар вартістю в кілька мільйонів доларів, дієвість якого була нижчою від мінімально встановленої. FDA знизила необхідну дієвість, щоб товар можна було збути.
9. Порівнюючи захворюваність серед щеплених і нещеплених, забули порахувати 100 000 нещеплених, що призвело до отримання завищеної ефективності.

Зниження кількості випадків поліомієліту — це результат маніпулювання статистикою.

10. Дуже складно переконати лікарів діагностувати непаралітичний поліомієліт у щеплених. У 1956–1957 роках виявилося, що більшість випадків непаралітичного поліомієліту — це насправді вірус Коксакі та еховірус.

11. Під час епідемії в Ізраїлі в 1958 році не було жодної різниці в захворюваності між щепленими і нещепленими. Під час епідемії в Массачусетсі серед тричі щеплених параліч траплявся частіше, ніж серед нещеплених.
12. Під час випробувань інактивованих вакцин проти плямистої гарячки Скелястих гір, проти висипного тифу та проти японського енцефаліту виявилося, що, коли кількість вірусних частинок у вакцині була меншою ніж 100 мільйонів, щеплені морські свинки і миші вмирали швидше, ніж нещеплені. Вакцина призводила до сенсибілізації, і сприйнятливість до хвороби завдяки щепленню зростала. Цей імунологічний факт було підтверджено службою охорони здоров'я. **Тобто від недостатньо ефективної вакцини шкоди більше, ніж користі.** Це, ймовірно, те, що сталося в Массачусетсі, де 47 % випадків паралічу було зафіксовано у щеплених.
13. Директор у FDA не хотів ліцензувати вакцину, оскільки він не зміг отримати від Солка відповіді на питання, що його цікавили. Але його рішення було скасовано вищим керівництвом.
14. Громадськість впевнена у високій ефективності вакцини, хоча ми знаємо, що це далеко не так. Громадськість важко переконати в користі чого-небудь, тому краще за все не посвячувати її в обговорення цих питань [10].

У 1952 році, під час найбільшої епідемії, у США від поліомієліту померло 3145 людей. Того самого року 200 000 людей померло від раку і 20 000 — від туберкульозу. І оскільки тоді поліомієлітом вважався будь-який параліч, від поліомієліту, спричиненого поліовірусом, померло насправді набагато менше.

Вважають, що завдяки вакцині проти поліомієліту зникли «залізні легені» (спеціальні дихальні апарати). Оскільки параліч респіраторних м'язів, для подолання якого ці «залізні легені» використовували, може бути спричинений не лише поліовірусом, то, звісно, «залізні легені» нікуди не поділися. Просто завдяки технології сьогодні вони виглядають не настільки жахливо.

Поліомієліт, звичайно, теж нікуди не подівся. Адже збудником лише невеликої кількості випадків поліомієліту був саме поліовірус. Поліомієліт просто має сьогодні інші назви. Наприклад, поперечний мієліт, синдром Гієна-Барре, гострий в'ялий параліч тощо. У США щороку діагностують 1400 випадків поперечного мієліту, причина якого залишається незрозумілою.

Гострий в'ялий мієліт (AFM)

У 2014 році в США серед дітей почався спалах дивної нової хвороби, як дві краплі води схожої на поліомієліт. Назвали її гострий в'ялий мієліт (AFM). Припускають, що її спричиняють ентеровіруси. У 2014 році було 1153 серйозних випадки захворювання, 14 смертей і 120 випадків паралічу. CDC поняття не має, що це за хвороба. Ба більше, вони взагалі відмовляються обговорювати її та повідомляти, скільки випадків зареєстровано і в яких штатах. Випадки смерті від AFM приписують іншим хворобам. У внутрішньому листуванні, яке CDC неохоче надали через півтора року після запиту, цю хворобу називають поліомієлітом XXI століття. Ситуація нагадує те, що відбувалося на початку XX століття. Мільйони людей були заражені поліовірусом, але тільки у невеликої кількості людей він призводив до паралічу.

AFM спричиняє більше серйозних ускладнень, ніж кір, Ебола і Зіка разом узяті, але, попри це, статистику по цій хворобі не збирають, і лікарі не зобов'язані повідомляти про неї в CDC [11]. Спалахи AFM реєструють не тільки у США, а і в інших країнах. AFM активно обговорюють у медичній літературі, але мало хто про неї чув. Просто, оскільки для цієї хвороби немає вакцини, немає сенсу нагнітати паніку.

Спровокований поліомієліт

Між 1970 і 1984 роками Румунія брала участь у випробуваннях безпечності оральної вакцини під егідою ВООЗ. Виявилося, що в Румунії чомусь реєструють у 5–17 разів більше випадків вакциноасоційованого поліомієліту (ВАПП), ніж у інших країнах. Спочатку думали, що в Румунії вакцина занадто вірулентна, але, коли її замінили іншою вакциною, частота ВАПП не змінилася. З'ясувалося, що 86 % паралізованих дітей отримували за 30 днів до початку паралічу внутрішньом'язові ін'єкції (в середньому по 17 уколів) на противагу до 51% непаралізованих дітей (в середньому по 3 уколи). Кожен додатковий укол підвищував ризик паралічу на 13%. У тих, хто отримав одну ін'єкцію, параліч спостерігали у 8 разів частіше, а у тих, хто отримав більше 10 уколів — у 182 рази частіше [12].

Те, що ін'єкції та щеплення провокують параліч, було відомо ще в 1950-му.

В епідемії поліомієліту в Мельбурні в 1949 році деяким дітям зробили щеплення проти кашлюку та дифтерії, і незабаром у них розвинувся паралітичний поліомієліт. Медики заперечували будь-який зв'язок. З'ясувалося, проте, що такий зв'язок був, оскільки більшість випадків паралічу розвивалася саме у вколотій нозі або руці. Влада довго думала, чи повідомляти цю інформацію лікарям і населенню, і вирішила про кашлюк повідомити, а про дифтерію не повідомляти. Преса історію не роздмухувала, і майбутнє вакцинації не було поставлено під сумнів [13].

Зв'язок між поліомієлітом та ін'єкціями було визнано в 1950 році в Австралії та Великій Британії, а пізніше і в США. У 1954 році його підтвердили в експериментах на мавпах. Уколи почали робити взимку, і це звело випадки паралічу від них до мінімуму. Автори статті 1985 року зробили огляд літератури і показали, що ризик паралічу через ін'єкції може підвищитись у 25 разів і що численні ін'єкції, особливо миш'яку та пеніциліну, значно підвищують ризик паралічу [14].

У 1998 році провели експеримент на мишах і виявили, що дійсно м'язова травма від уколів може призвести до паралічу від поліовірусу, також було описано механізм його проникнення в нервову систему.

Інші ентеровіруси теж можуть спричинити поліомієліт, хоча невідомо, як саме вони проникають у нервову систему [15].

Але з 1950-х років нічого не змінюється. У 1988-1989 роках у Омані був спалах поліомієліту, незважаючи на охоплення щепленнями на рівні 87%. Не виявили жодного зв'язку між кількістю доз вакцини і паралічем. Однак захворіло набагато більше дітей, які отримали щеплення АКДП протягом попередніх 30 днів. 25% дітей захворіли через АКДП [16]. У 1993 році зі 152 дітей із паралітичним поліомієлітом у Пакистані 89% отримали непотрібну ін'єкцію за 48 годин до початку паралічу. Параліч майже завжди розвивався в місці уколу. В інших дослідженнях у Пакистані спостерігали подібну картину [17]. Те саме спостерігали і в Індії [14].

Видалення гланд пов'язане зі збільшенням ризику поліомієліту в 2,6 раза впродовж наступних 30 днів. Ризик бульбарної та бульбоспинальної форми поліомієліту (найнебезпечніших) збільшується в 16 разів [18].

Пестициди

Автор опублікованої в 1949 році статті пише, що останніми роками у США з'явився новий незвичайний синдром, збудником якого, скоріш за все, є якась інфекція, яку назвали «вірус X». Серед проявів синдрому були гострий гастроентерит, нудота, блювання, біль у животі, діарея, нежить, кашель, хворе горло, біль у суглобах, м'язова слабкість, втома та параліч. Пізніше з'ясувалося, що всі ці симптоми спричиняв ДДТ. Параліч від ДДТ схожий на поліомієліт. Хоча ДДТ — це смертельна отрута, її вважають цілком безпечною в будь-яких дозах. Її використовують у кожному будинку в необмеженій кількості, розприскують на шкіру, на ліжко і на одяг, на їжу і на посуд, на сільськогосподарські врожаї і на худобу. ДДТ — це кумулятивна отрута. Багато маленьких доз так само смертельні, як і одна велика доза. ДДТ неможливо видалити з їжі, він акумулюється в жирових клітинах і виділяється з грудним молоком. Великомасштабна інтоксикація американського населення неодмінно відбудеться [19].

Про високу токсичність ДДТ і навіть про його спроможність спричиняти параліч було відомо вже в 1945 році, що не завадило широко його використовувати в 50-х і 60-х. У США ДДТ заборонили тільки в 1972 році, після того як він призвів до майже повного зникнення орлів, пеліканів та інших птахів [20]. У людських клітинах, оброблених ДДТ, поліовірус розмножується набагато швидше. Низка інсектицидів демонструє подібний ефект [21].

Іншим інсектицидом, який широко використовувався до ДДТ, був миш'як, отруєння яким теж веде до паралічу [22].

Серед інших причин паралічу, який неможливо відрізнити від поліомієліту, є, зокрема, укуси змій, павуків, кліщів і скорпіонів, фосфорорганічні пестициди, а також ентеровірусні та інші інфекції.

У 1975 році в Болгарії був спалах схожої на поліомієліт хвороби, яка виявилася ентеровірусом 71. Спалахи було зареєстровано також у Каліфорнії та Угорщині [23]. У 1930-х роках були зафіксовані епідемії «поліомієліту», спричинені бактеріями в молоці [24].

У статті 1952 року наведено аналіз десятків випадків і спалахів поліомієліту, в яких причиною паралічу були отруєння свинцем, миш'яком, ртуттю, ціанідом, пестицидами, чадним газом тощо. Також повідомляється, що вітамін С, який ефективно лікує поліомієліт, використовували для лікування отруєнь. Автор пише, що раніше спостерігалися епідемії пелагри і бері-бері, і тому їх вважали інфекційними захворюваннями. Через те, що в 1911 році поліомієліт було на законодавчому рівні визнано інфекційним і заразним захворюванням, ним займаються лише вірусологи, а звичайні лікарі не можуть брати участь у дослідженнях. Через це також не отримують фінансування дослідження щодо того, чи може отруєння бути причиною поліомієліту [25].

Індія

У статті, опублікованій у 2006 році в журналі *Science*, повідомляється, що в індійських штатах Біхар і Уттар-Прадеш діти до 5-річного віку отримують у середньому по 15 доз вакцини проти поліомієліту, а в інших штатах — по 10 доз. Лише 4 % дітей отримали менше ніж 3 дози вакцини, майже всі вони віком до 6 місяців. Такий високий рівень вакцинації вже мав призвести до елімінації вірусу. Тому автори перевірили ефективність вакцини і порахували, що ефективність кожної дози в цих штатах становить 9 % [26]. У дослідженні 1991 року повідомляється, що 54 % дітей, які захворіли на паралітичний поліомієліт, були щеплені щонайменше 3-ма дозами [27].

Автори опублікованої у 2012 році статті пишуть, що раніше була надія на те, що після викорінення поліомієліту вакцинацію можна буде скасувати. Однак у 2002 році поліовірус було синтезовано, що робить його викорінення неможливим. Тому всесвітню вакцинацію доведеться продовжувати вічно. Змушувати бідні країни протягом останніх 10 років витрачати свої мізерні ресурси для досягнення нездійсненної мрії було неетично. Ба більше, незважаючи на те, що в Індії вже рік не було жодного випадку поліомієліту, відбувся величезний стрибок у кількості випадків неполіомієлітного гострого в'ялого паралічу (NPAFP). У 2011 році було зареєстровано 47 500 нових випадків, що у 12 разів вище від очікуваного. У штатах Біхар і Уттар-Прадеш, де проти поліомієліту вакцинують майже щомісяця, реєструють у 25–35 разів більше випадків NPAFP, ніж у інших країнах. Клінічно NPAFP не відрізняється від поліомієліту, але він удвічі смертельніший. Кількість випадків NPAFP прямо пропорційна до кількості отриманих доз вакцини. Хоча ці дані були зібрані офіційно, їх ніхто не досліджував. З огляду на індійські реалії,

2,5 мільярда доларів, витрачених на викорінення, ймовірно, краще було б витратити на воду, санітарію та рутинну вакцинацію. Тоді можна було б досягти контролю або елімінації поліовірусу, як це сталося в розвинених країнах. Автори роблять висновок, що величезні кошти у розмірі 8 мільярдів доларів, витрачених на дану програму, це невелика ціна, якщо світ навчиться остерігатися подібних вертикальних програм у майбутньому [28].

У статті 2018 року повідомляється, що захворюваність на неполіомієлітний гострий в'ялий параліч у Індії значно вища за очікувану (13,3 замість 1–2 на 100 000). У 2004 році вона становила 3,11 на 100 000, але вже у 2005 зросла більш ніж удвічі. Саме того року почали використовувати нову живу вакцину, яка містила у 5 разів більше вірусу. Після 2011 року кількість кампаній вакцинації почала знижуватися, і захворюваність на гострий в'ялий параліч теж почала зменшуватись. Автори проаналізували дані з 2000 до 2017 року і дійшли висновку, що з 640 000 випадків паралічу у дітей 491 000 були пов'язані з вакциною проти поліомієліту [29].

Лікування

Ще в 1930-х з'ясувалося, що вітамін С може запобігти паралічу від поліовірусу [30]. У заражених поліовірусом макак, які уникли паралічу, рівень вітаміну С був вищий, ніж у паралізованих [31]. У статті 1955 року описано кілька випадків лікування від гострого поліомієліту великими дозами вітаміну С (по 10 г кожні 3 години). Одужання відбувалося за кілька днів [32].

У статті 1949 року повідомляється про 60 хворих на поліомієліт. Всі отримували 1–2 г вітаміну С внутрішньовенно кожні кілька годин. Через 72 години всі були здорові.

У трьох був рецидив, і їх продовжили лікувати ще 2 дні. Рівень вітаміну С в сечі у хворих на поліомієліт був нижчий, ніж у здорових [33].

Безпечність

1960 році виявилося, що ниркові клітини макак, у яких вирощували віруси для вакцин, були заражені мавпячим вірусом SV40, який спричиняв рак у хом'яків. Пізніше було опубліковано десятки досліджень, у ході яких знаходили цей вірус у людських пухлинах. SV40 знаходять у мезотеліомах, пухлинах мозку, грудей, товстого кишківника, лімфомах і остеосаркомах тощо. Мезотеліома — це агресивний рак плеври легень, який неможливо вилікувати конвенціональними методами, і 90 % хворих помирають від нього впродовж 2 років. Щороку його діагностують у 3000 людей у США, тоді як до 1950 року він практично не траплявся. Основною його причиною вважають азбест, але SV40 відіграє роль коканцерогену і значно підсилює негативний ефект. Зазвичай вірус знаходять у пухлинах і не виявляють у здорових тканинах, що їх оточують.

Із 1963 року виробники перейшли з нирок макак на нирки інших мавп і почали перевіряти вакцини на наявність SV40. Однак перевіряли погано, і в деяких країнах, зокрема в СРСР і країнах Східної Європи, вакцини були заражені до 1978 року, а можливо і пізніше. В Італії заражені вакцини використовували до 1999 року, а в Китаї і в деяких інших країнах, вакцини, можливо, заражені й дотепер.

Оскільки щонайменше 98 мільйонів американців і ще сотні мільйонів людей у всьому світі були щеплені зараженими вакцинами, попри велику кількість досліджень, які доводять канцерогенність SV40, ніхто особливо не прагне визнавати зв'язок цього вірусу з ростом кількості онкологічних захворювань. Тему вважають спірною, не фінансують, рецензенти її не підтримують, через що науковці переходять на інші теми, і вся сфера досліджень SV40 вже багато років паралізована. Проте навіть у дослідженнях, які нібито не підтверджують зв'язку SV40 із пухлинами, насправді знаходять SV40, просто мало, або знаходять ДНК вірусу замість білка вірусу і запитують, чи наявність ДНК є достатнім канцерогенним фактором. Після того як SV40 вилучили з вакцин, він нікуди не зник, оскільки він розмножується в людських клітинах, міститься у спермі, передається статевим шляхом, а також від матері до дитини [34].

У 1963 році виробники перейшли з ниркових клітин макак на ниркові клітини мартишок. Автори американського дослідження виявили в деяких партіях вакцин, що вироблялися до 1992 року, ДНК мавпячого цитомегаловірусу [35]. Окрім ниркових клітин мартишок почали використовувати також ниркові клітини зелених мавп. У половині вакцин на основі цих клітин виявився мавпячий цитомегаловірус [36]. У 1996 році японські дослідники перевірили 43 партії живих вакцин (КПК і ОПВ) різних виробників і знайшли РНК пестивірусів у 28 % із них [37].

Комітет національної академії наук США після 18 місяців засідань дійшов висновку, що ОПВ підвищує ризик синдрому Гієна-Барре у дорослих в 3,5 раза [38].

В опублікованій у журналі NEJM у 1988 році статті повідомляється, що у дітей, народжених матерями, які отримали ІПВ у 1959–1965 роках, ризик неврологічних пухлин був у 13 разів вищим. Це було пов'язано не з SV40, а, ймовірно, з якоюсь іншою, ще не виявленою, інфекцією у вакцинах [39].

У мексиканському дослідженні 2018 року частину дітей у трьох селах щепили проти поліомієліту живою вакциною. Автори вивчали, яким чином поширюється вакцинний вірус. Уже на перший день після вакцинації щеплені почали заражати нещеплених. Деякі щеплені продовжували виділяти вірус через 70 днів після вакцинації. Не було виявлено жодного зв'язку між відстанню до будинку щепленого і помешканням зараженого. Тобто ризик нещепленої дитини заразитися був однаковий, незалежно від того, близько чи далеко вона мешкає від будинку, де була щеплена дитина. Автори роблять висновок, що єдина можливість уникнути зараження — це не використовувати живу вакцину або застосовувати до **щеплених** суворі заходи контролю, такі як карантин або суворі гігієнічні протоколи [40].

Дослідження побічних проявів інактивованої вакцини IPOL тривали тільки 48 годин. До того ж вакцину вводили разом із АКДП [41]. Згідно з VAERS, із 1980 року, тобто з того часу, як у США не було зареєстровано жодного випадку поліомієліту від дикого вірусу, близько 1000 людей померло і більше 500 стали інвалідами після щеплення ОПВ. Після щеплення ІПВ за той самий час померло понад 750 осіб і понад 600 стали інвалідами. Це не враховуючи комбіновані щеплення. Ці дані становлять приблизно 1–10 % усіх випадків.

У 2018 році у всьому світі було зареєстровано 33 випадки дикого поліомієліту (в Афганістані і в Пакистані) і ще 104 випадки циркулюючого вакцинного вірусу. **Ймовірність заразитися поліовірусом сьогодні практично нульова. Заразитися реально лише від живої вакцини.**

Висновки

Поліовірус — це один із сотні кишкових вірусів, який був абсолютно нешкідливим упродовж тисячоліть, але раптом, наприкінці XIX — початку XX століття, він почав проникати в нервову систему і призводити до паралічу. Офіційна наука досі не відповідає на запитання, чому це сталося і чому спочатку хворіли здебільшого в місцях з підвищеною гігієною, а потім почали хворіти переважно в місцях зі зниженою гігієною, незважаючи на те, що відповідь лежить на поверхні і описана в сотнях наукових статей. Немає жодних свідчень того, що вірус раптом мутував, а тим паче, що мутували одночасно всі 3 його серотипи. З чого випливає, що причина раптової вірулентності вірусу полягає в екологічних умовах, які змінилися. Щеплення, ін'єкції миш'яку і антибіотиків, видалення гланд, інсектициди й пестициди – все це чинники, які спричиняли проникнення кишкового вірусу в нервову систему і його раптову вірулентність.

У дослідженні 568 тисяч дітей на Тайвані виявилося, що у дітей, заражених ентеровірусами, ризик захворіти на лейкоз був на 56% нижчим [42]. Тепер проводять випробування використання поліовірусу для лікування гліобластоми (пухлини мозку) [43].

Вакцинація витіснила практично нешкідливий вірус, а натомість, імовірно, призвела до епідемій набагато серйозніших захворювань.

Джерела

1. Polio. CDC *Pink Book*
2. Sabin A.B. The epidemiology of poliomyelitis; problems at home and among the Armed Forces abroad. JAMA. 1947;134(9):749-56
3. Neel J.V. et al. Studies on the Xavante Indians of the Brazilian Mato Grosso. *Am. J. Hum. Genet.* 1964;16(1):52-140
4. Mulder D.W. Clinical observations on acute poliomyelitis. *Ann. N Y Acad. Sci.* 1995;753:1-10
5. Sturge W.A. Three cases of acute anterior poliomyelitis (acute spinal paralysis) in adults. BMJ. 1879;1(962):849-51
6. Brown G.C. et al. Laboratory data on the Detroit poliomyelitis epidemic-1958. JAMA. 1960;172:807-12
7. Meier P. A conversation with Paul Meier. Interview by Harry M Marks. *Clin. Trials.* 2004;1(1):131-8
8. Juskewitch J.E. et al. Lessons from the Salk polio vaccine: methods for and risks of rapid translation. *Clin. Transl. Sci.* 2010;3(4):182-5
9. Offit P.A. The Cutter incident, 50 years later. NEJM. 2005;352(14):1411-2
10. The present status of polio vaccine. *Ill Med. J.* 1960;118:84-93
11. Mystery Virus. *Full Measure with Sharyl Attkisson.* 2017 Jun 4
12. Strebel P.M. et al. Intramuscular injections within 30 days of immunization with oral poliovirus vaccine – a risk factor for vaccine-associated paralytic poliomyelitis. NEJM. 1995;332(8):500-6

13. McCloskey B.P. The relation of prophylactic inoculations to the onset of poliomyelitis. 1950. *Rev Med Virol.* 1999;9(4):219-226
14. Wyatt H.V. et al. Unnecessary injections and paralytic poliomyelitis in India. *Trans. R. Soc. Trop. Med. Hyg.* 1992;86(5):546-9
15. Gromeier M. et al. Mechanism of injury-provoked poliomyelitis. *J. Virol.* 1998;72(6):5056-60
16. Sutter R.W. et al. Attributable risk of DTP (diphtheria and tetanus toxoids and pertussis vaccine) injection in provoking paralytic poliomyelitis during a large outbreak in Oman. *J. Infect. Dis.* 1992;165(3):444-9
17. Wyatt H.V. Unnecessary injections and poliomyelitis in Pakistan. *Trop. Doct.* 1996;26(4):179-80
18. Anderson J. Poliomyelitis and recent tonsillectomy. *J. Pediatr.* 1945;27(1):68–70
19. Biskind M.S. DDT poisoning and elusive virus X; a new cause for gastro-enteritis. *Am. J. Dig. Dis.* 1949;16(3):79-84
20. Gabliks J. et al. Effects of insecticides on mammalian cells and virus infections. *Ann. N-Y Acad. Sci.* 1969;160(1):254-71
21. Gabliks J. Responses of cell cultures to insecticides. 3. Altered susceptibility to poliovirus and diphtheria toxin. *Proc. Soc. Exp. Biol. Med.* 1965;120(1):172-5
22. Bencko V. et al. The history of arsenical pesticides and health risks related to the use of Agent Blue. *Ann. Agric. Environ. Med.* 2017;24(2):312-6
23. Gear J.H. Nonpolio causes of polio-like paralytic syndromes. *Rev. Infect. Dis.* 1984;6 Suppl 2:S379-84
24. Rosenow E. An institutional outbreak of poliomyelitis apparently due to a streptococcus in milk. *J. Infect. Dis.* 1932;50(5/6):377-425
25. Scobey R.R. The poison cause of poliomyelitis and obstructions to its investigation. *Arch Pediatr.* 1952;69(4):172-93
26. Grassly N.C. et al. New strategies for the elimination of polio from India. *Science.* 2006;314(5802):1150-3
27. Srinivasa D..K et al. Poliomyelitis trends in Pondicherry, south India, 1989-91. *J. Epidemiol Community Health.* 1997;51(4):443-8
28. Vashisht N. et al. Polio programme: let us declare victory and move on. *Indian J Med Ethics.* 2012;9(2):114-7
29. Dhiman R. et al. Correlation between non-polio acute flaccid paralysis rates with pulse polio frequency in India. *Int. J. Environ. Res. Public. Health.* 2018;15(8)
30. Jungeblut C.W. Inactivation of poliomyelitis virus in vitro by crystalline vitamin C (ascorbic acid). *J Exp Med.* 1935;62(4):517-21
31. Jungeblut C.W. et al. Vitamin C content of monkey tissues in experimental poliomyelitis. *J. Exp. Med.* 1937;66(4):479-91
32. Greer E. Vitamin C in acute poliomyelitis. *Med. Times.* 1955;83(11):1160-1
33. Klenner F.R. The treatment of poliomyelitis and other virus diseases with vitamin C. *South Med. Surg.* 1949;111(7):209-14
34. Qi F. et al. Simian virus 40 transformation, malignant mesothelioma and brain tumors. *Expert. Rev. Respir. Med.* 2011;5(5):683-97

35. Sierra-Honigmann A.M. et al. Live oral poliovirus vaccines and simian cytomegalovirus. *Biologicals*. 2002;30(3):167-74
36. Baylis S.A. et al. Simian cytomegalovirus and contamination of oral poliovirus vaccines. *Biologicals*. 2003;31(1):63-73
37. Sasaki T. et al. Application of PCR for detection of mycoplasma DNA and pestivirus RNA in human live viral vaccines. *Biologicals*. 1996;24(4):371-5
38. Stratton K.R. et al. Adverse events associated with childhood vaccines other than pertussis and rubella. Summary of a report from the Institute of Medicine. JAMA. 1994;271(20):1602-5
39. Rosa F.W. et al. Absence of antibody response to simian virus 40 after inoculation with killed-poliovirus vaccine of mothers of offspring with neurologic tumors. NEJM. 1988;318(22):1469
40. Jarvis C.I. et al. Spatial analyses of oral polio vaccine transmission in an community vaccinated with inactivated polio vaccine. *Clin. Infect. Dis.* 2018; 67(suppl_1):S18-25
41. IPOL vaccine package insert
42. Lin J.N. et al. Risk of leukaemia in children infected with enterovirus: a nationwide, retrospective, population-based, Taiwanese-registry, cohort study. *Lancet Oncol.* 2015;16(13):1335-43
43. Brown M.C. et al. Oncolytic polio virotherapy of cancer. *Cancer*. 2014;120(21): 3277-86

Розділ 17. **Грип**

Ніяка кількість доказів ніколи не переконає ідіота.
Марк Твен

Вважають, що від грипу помирає більше людей, ніж від усіх інших вакцинокерованих хвороб разом узятих. Тому, теоретично, якщо і є сенс проти чогось робити щеплення, то це проти грипу.

Вірус для вакцини вирощують у запліднених курячих яйцях. Деякі вакцини вирощують на ниркових клітинах собак. Ртутний консервант тіомерсал вже не використовують у дитячих вакцинах, але в багатодозових ампулах вакцин проти грипу його залишили. Вакцина зазвичай містить також полісорбат 80. Двічі на рік ВООЗ вирішує, які штами включити у вакцину. У процесі культивування віруси мутують, тому обраний ВООЗ штам не завжди співпадає з вакцинним штамом [1]. З кожного яйця виготовляють одну дозу вакцини. Виробник вакцин використовує мільйон запліднених яєць щодня [2].

Віруси грипу поділяють на 3 типи: A, B і C. Тип A поділяють на підтипи відповідно до антигенів гемаглютиніну (H) та нейрамінідази (N). Всього є 18 антигенів гемаглютиніну та 9 антигенів нейрамінідази, але для людей значення мають переважно три типи гемаглютиніну: H1, H2 і H3 (які приєднуються до клітинної стінки) і два типи нейрамінідази: N1 і N2 (які проникають у клітину). Вакцина зазвичай містить один штам кожного з 3 типів вірусу: A (H1N1), A (H3N2) і B. З 2013 року доступні чотиривалентні вакцини, які містять додатковий штам вірусу типу B [3]. Оскільки циркулюючі штами грипу щороку змінюються, а вакцина проти грипу щороку нова, її ефективність неможливо перевірити до початку сезону грипу.

Ефективність

Як розраховують ефективність вакцини? Кому як зручно. В обсерваційних дослідженнях, яких більшість, перевіряють усіх госпіталізованих з ГРЗ на зараження вірусами грипу. Але перевіряють тільки зараження тими штамами, які є у вакцині. Тобто ефективність вакцини зазвичай вимірюють лише серед госпіталізованих або серед хворих, що, звісно, не дає адекватної оцінки ефективності.

До того ж більшість досліджень не бере до уваги вакцинацію попередніх сезонів. Наприклад, клінічна ефективність вакцини у сезон 2016/17 у Європі серед госпіталізованих людей похилого віку становила 17 %. Серед тих, хто був щеплений також у попередній сезон, ефективність вакцини була −2 % (негативна) [4]. Медіанний вік госпіталізованих становив 80 років, і 94 % з них мали інше захворювання, яке сприяє ГРЗ. У сезон 2014/15 ефективність вакцини проти вірусу типу А (H3N2) в Канаді була 53 % для тих, хто вакцинувався тільки в цьому році. Серед тих, хто вакцинувався також у попередньому сезоні, ефективність була негативною: −32 %. Серед тих, хто вакцинувався 3 роки поспіль, ефективність становила −54 %. У середньому ефективність становила −17 % [5]. Ефективність вакцини проти вірусу типу А (H3N2) у 2004–2013 роках становила 65 % для тих, хто вакцинувався в одному сезоні. У тих, хто вакцинувався часто, ефективність становила 24 %. Ефективність проти вірусу типу В була 75 % для тих, хто вакцинувався лише в цьому році, і 48 % для тих, хто вакцинується часто [6]. У сезон 2010/11 серед тих, хто був вакцинований два роки поспіль, ефективність була негативна: −45 %. Серед тих, хто вакцинувався тільки в цьому сезоні, ефективність становила 62 %. Ефективність серед тих, хто заразився вдома, становила −51 %. А серед дорослих, які заразилися вдома, ефективність була −283 % [7]. У дослідженні 2019 року було встановлено, що внаслідок повторних вакцинацій виробляються менш ефективні антитіла, ніж після першої вакцинації [8].

Аналіз ефективності вакцини для вагітних у 1997–2002 роках показав, що щеплення ніяк не вплинуло на захворюваність на грип [9]. Згідно з іншим дослідженням, вакцинація проти грипу під час вагітності не знижує ризик респіраторних захворювань у немовлят [10].

В огляді 2005 року повідомляється, що, згідно з обсерваційним дослідженням[20], вакцинація проти грипу знижує смертність серед літніх людей на 50 %.

Охоплення щепленнями серед літніх людей збільшилося з 20 % у 1970-х до 65 % у 2001 році. Парадоксальним чином смертність від грипу в цей період лише зросла.

Менше ніж 10 % смертності зимового періоду пов'язані з грипом, з чого випливає, що обсерваційні дослідження значно завищують користь вакцинації [11]. У статті, опублікованій у журналі *Vaccine* у 2009 році, йдеться, що 90 % смертності від грипу припадає на людей віком від 70-ти років. Але не існує рандомізованих досліджень[21], які б доводили, що вакцинація літніх людей знижує смертність. Деякі дослідження демонструють, що щеплення проти грипу запобігає смертності ще до початку сезону грипу, що свідчить про систематичну помилку відбору. Подібні неякісні дослідження, проте, продовжують публікувати в престижних медичних журналах. Незважаючи на те, що згідно з обсерваційними дослідженнями щеплення проти грипу знижує смертність від усіх причин на 50 %, збільшене охоплення щепленнями не зумовило зниження смертності ані від грипу, ані з інших причин [12].

---

[20] **Обсерваційне дослідження** — клінічне дослідження, в якому дослідник збирає дані шляхом простого спостереження подій в їх природному перебігу, не втручаючись в них активно. Протилежністю о. д. є експеримент — *прим. ред.*

[21] **Рандомізоване контрольоване дослідження** — це тип експерименту, метою якого є зменшення певних джерел систематичної помилки при перевірці ефективності нових методів лікування. Це досягається шляхом випадкового розподілу суб'єктів на дві або більше групи, з різним ставленням до них, а потім порівняння їх результатів — *прим. ред.*

Найбільше дослідження ефективності вакцини проти грипу було опубліковано в 2020 році. Автори проаналізували 170 мільйонів госпіталізацій та більше 7 мільйонів смертей в Англії і виявили, що вакцина є неефективною і не зменшує ані захворюваності, ні смертності [13].

Автор аналізу літератури про зв'язок між вакцинацією медичного персоналу і ступенем захворюваності серед пацієнтів пише, що дослідження, які підтверджують розповсюджене переконання в тому, що вакцинація персоналу сприяє зниженню захворюваності та смертності пацієнтів, — дуже неякісні, а рекомендації — необ'єктивні. **Немає жодних достовірних свідчень того, що вакцинація персоналу приносить якусь користь пацієнтам. Вона не сприяє ні зниженню захворюваності, ні зниженню смертності та навіть не підвищує рівень охоплення щепленнями серед пацієнтів.** Автор підсумовує, що не слід примушувати медичний персонал вакцинуватися [14].

Стаття 2017 року аналізує 4 рандомізовані дослідження щодо впливу вакцинації медичного персоналу на пацієнтів. Згідно з цими дослідженнями, вакцинація кожних 8 медиків рятує одного пацієнта від смерті. З чого випливає, що вакцинація медиків рятує 687 тисяч життів у США щороку, тобто більше людей, ніж померло під час епідемії 1918 року. Пояснено, як саме автори досліджень граються зі статистикою, щоб отримати ці абсолютно божевільні результати, і роблять висновок, що навіть за найоптимістичнішими оцінками потрібно вакцинувати від 6 до 32 тисяч медиків, щоб запобігти одній смерті від грипу. Крім того, згідно з цими дослідженнями, виходить, що 90 % людей помирають від грипу, не маючи респіраторних симптомів, і що вакцинація рятує від смерті більше людей, ніж, власне, хворіє на грип. Автори роблять висновок, що емпіричні дані не підтримують примусову вакцинацію медиків, і що ресурси, які витрачають на вакцинацію, варто було б, можливо, спрямувати на щось більш науково обґрунтоване [15].

Нещеплені

У дослідженні впродовж 8 сезонів ризик госпіталізації внаслідок грипу у щеплених дітей був у 3,7 раза вищий, ніж у нещеплених [16]. За даними опублікованого 2012 року рандомізованого дослідження ризик негрипозних вірусних захворювань у щеплених був у 4,4 раза вищий, ніж у нещеплених [17]. Згідно з дослідженням 2014 року, ризик ГРВІ протягом 13 тижнів після щеплення був на 60 % вищим, ніж у нещеплених. Ризик захворювання на грип був однаковий в обох групах [18]. Стаття 2018 року повідомляє, що щеплені проти грипу (2 сезони поспіль) видихають у 6 разів більше вірусних частинок, ніж нещеплені [19].

Опублікована у 2000 році стаття описує результати рандомізованого дослідження економічної вигоди вакцинації проти грипу. Першого року штам не вгадали, і ефективність вакцини була негативна. Щеплені пропустили через хворобу на 45 % більше робочих днів, ніж нещеплені, а лікарів вони відвідували на 378 % частіше. На другий рік штам вгадали. Нещеплені пропустили на 32 % більше робочих днів, ніж щеплені, а лікарів відвідували на 47 % частіше. В обидва сезони вакцинація призвела до збитків. Автори роблять висновок, що для здорових людей, які працюють, вакцинація не є економічно виправданою [20].

У дослідженні, результати якого було опубліковано в 2006 році, вирішили перевірити, як вакцинація проти грипу впливає на колективний імунітет. Учнів вакцинували в школі ослабленою вакциною. Сім'ї щеплених учнів менше хворіли ГРЗ, ніж сім'ї нещеплених, але, парадоксальним чином, у сім'ях вакцинованих було значно більше випадків госпіталізації. Не було різниці в кількості пропущених днів у школі між щепленими і нещепленими [21].

Згідно з дослідженням 2014 року, ризик госпіталізації у вакцинованих, які захворіли на грип, був такий самий, як у невакцинованих. Автори підсумовують, що ці дані не підтверджують гіпотезу, що вакцинація пом'якшує симптоми грипу [22].

Багато людей вважає, що вакцинація проти грипу може спричинити захворювання на грип. Автори опублікованого в 2018 році дослідження хотіли довести, що це не так. Однак вони виявили, що захворюваність на грип серед щеплених і нещеплених не відрізнялася, а захворюваність на інші респіраторні хвороби у щеплених дітей була на 71% вищою, ніж у нещеплених [23].

Систематичні огляди

У систематичний огляд Кокрейн щодо ефективності вакцин проти грипу **для дітей** увійшло 75 досліджень, із них 17 — російські. Для дітей віком від 2 років ефективність інактивованої вакцини становила 36 %, а у дітей віком до 2 років вона була практично нульовою. Не існує свідчень того, що вакцина проти грипу знижує смертність, госпіталізацію, серйозні ускладнення чи заразність грипу. Автори з подивом виявили тільки одне дослідження безпечності інактивованої вакцини, проведене в 1976 році, яке охоплювало 35 дітей. Вони вважають, що це досить дивно — рекомендувати вакцину всім дітям, незважаючи на практично цілковиту відсутність досліджень безпечності. Для живої вакцини вони виявили 10 досліджень безпечності. Але науковці не змогли проаналізувати дані, оскільки виробники відмовилися надавати всю інформацію про побічні прояви. Автори відзначають, що всі дослідження вакцин були низької якості [24].

До систематичного огляду Кокрейн на тему ефективності вакцин проти грипу **для дорослих** увійшло 90 досліджень. Менше 10 % досліджень були якісними. Автори зробили висновок, що вакцинація має дуже скромний ефект. Необхідно вакцинувати 40 людей, щоб запобігти одному випадку ГРВІ, та 71 особу, щоб запобігти одному випадку грипу. Вакцинація ніяк не впливала на госпіталізацію з грипом або на пропуск робочих днів. Не виявилося жодних свідчень того, що вакцинація знижує ризик серйозних ускладнень [25].

До систематичного огляду Кокрейн щодо ефективності вакцин проти грипу **для літніх людей** увійшло 75 досліджень. Всі дослідження були настільки неякісними, що автори не змогли дійти жодних висновків [26].

Автори систематичного огляду Кокрейн щодо ефективності вакцинації проти грипу **для медичного персоналу**, який працює з літніми людьми, дійшли висновку, що немає жодних свідчень того, що вакцинація медичних працівників знижує кількість випадків грипу, кількість ускладнень або смертність серед літніх людей [27].

У систематичному огляді Кокрейн 259 досліджень вакцин проти грипу зазначено, що 70 % досліджень були неякісними і надто оптимістичними у своїх висновках. Тільки у 18 % досліджень висновки збігалися з результатами.

Лише подумайте: у 82 % досліджень висновки не співпадали з результатами.

У якісних дослідженнях результати узгоджувалися з висновками в 16 разів частіше. Якісні дослідження також у 25 разів рідше стверджували, що вакцини ефективні. Дослідження, фінансовані фарміндустрією, вдвічі частіше доходили висновку, що вакцини ефективні, та їх набагато частіше друкували у престижних журналах, незалежно від якості дослідження чи кількості учасників [28].

У статті 2006 року голова відділу вакцин у Кокрейн пише, що систематичні огляди показують: вакцинація проти грипу практично марна. Більшість досліджень низької якості, безпечність майже не перевіряють. Він рекомендує терміново переглянути програми вакцинації [29]. За таке вільнодумство від нього відвернулися колеги, і навіть на науковій конференції він був змушений обідати на самоті [30].

Гетеросубтиповий імунітет

Інфекція вірусу грипу А підвищує імунітет до більш небезпечних штамів. Це називають **гетеросубтиповим імунітетом.** Вакцинація спричиняє протилежний ефект. У дослідженні 2009 року мишей вакцинували проти сезонного грипу, а потім заразили пандемічним пташиним грипом. Щеплені миші померли, а нещеплені вижили. Автори зробили висновок, що під час наступної пандемії грипу ризик серйозних ускладнень і летального наслідку у щеплених дітей буде вищий, ніж у нещеплених [31]. В іншому дослідженні частину мишей заразили звичайним сезонним грипом, а через місяць усіх мишей інфікували летальним пташиним грипом. Миші, які перехворіли на звичайний грип, майже всі вижили, а ті, що не перехворіли, всі загинули [32]. Згідно з дослідженням, опублікованим у журналі *Science* у 2016 році, грип у дитинстві захищає від небезпечніших штамів грипу у дорослому віці [33].

Первородний антигенний гріх

Оскільки вірус грипу постійно мутує, імунна система, реагуючи на нього, схильна до впливу **первородного антигенного гріха** (детальніше цей ефект описано в розділі про кашлюк). Стикаючись із новим штамом вірусу, імунна система виробляє більше антитіл **до попереднього штаму**, ніж до нового, що призводить до загострення хвороби [34].

Згідно з дослідженням 2011 року, ефективність вакцини не знижується монотонно зі збільшенням антигенної дистанції між вакцинним і циркулюючим штамами. Мінімальна ефективність вакцини припадає на певну проміжну дистанцію між ними. Оскільки ефективність вакцини на цій проміжній антигенній дистанції між вакцинним і циркулюючим штамами нижча за ефективність на більшій антигенній дистанції, первородний антигенний гріх може спричинити те, що щеплені стануть більш чутливими до вірусу, ніж нещеплені [35]. Цей феномен, можливо, пояснює, чому в ті роки, коли вакцинний штам не вгадали, вакцина є не просто неефективною, а, навпаки, тільки ускладнює перебіг хвороби [20]. Вакцинний штам вгадують рідше ніж у 50 % випадків.

У дослідженні 2008 року повідомляють, що вакцинація може суттєво впливати на мутацію вірусу і пришвидшувати його еволюцію, якщо вона (вакцинація) забезпечує частковий або незрілий імунітет. Це було продемонстровано на курчатах. У щеплених проти грипу спостерігалося вдвічі більше мутацій вірусу, ніж у нещеплених курчат. Автори роблять висновок, що в сезони з високим вакцинним охопленням слід очікувати мутованих штамів вірусу [36].

Свинячий грип

Сезонна вакцинація проти грипу в 2009 році підвищувала ризик зараження свинячим грипом у 2,5 раза серед дітей у Канаді. Ці результати підтвердили в 5 інших дослідженнях [37]. Їх перевірили також на тхорах. Частину тхорів вакцинували сезонною вакциною проти грипу, а потім їх заразили свинячим грипом. І, дійсно, виявилося, що щеплені тхори хворіють важче, ніж нещеплені [38].

Солдати, щеплені в минулому сезоні проти грипу, хворіли на свинячий грип значно частіше, ніж нещеплені [39]. У поросят, щеплених проти одного штаму грипу, траплялося значно більше ускладнень, коли їх заразили свинячим грипом. Антитіла, які утворилися від вакцини, допомагали новому штамові грипу проникнути в легені [40].

Ризик нарколепсії у вакцинованих проти свинячого грипу 2009 року в Норвегії був підвищений у 17 разів [41]. Ці дані було підтверджено у 2-х інших дослідженнях в Англії [42, 43]. У схожому шведському дослідженні з'ясували, що нарколепсія після цієї вакцини значно частіше супроводжується психічними відхиленнями [44].

Безпечність

У нідерландському дослідженні 2011 року з'ясували, що щеплення проти грипу пригнічує вироблення цитотоксичних Т-лімфоцитів у дітей, тобто робить їх більш чутливими до інфекцій [45].

Згідно з американським дослідженням 2017 року, щеплення проти грипу під час вагітності підвищує ризик викидня вдвічі. Серед тих, хто отримав також щеплення проти свинячого грипу минулого сезону, ризик викидня був майже у 8 разів вищий [46]. Відповідно до аналізу VAERS, у сезон 2009/10 року, коли щепили двома вакцинами проти грипу (проти звичайного та проти свинячого), ризик викидня був у 11 разів вищий, ніж попереднього року і у 6 разів вищий, ніж наступного року.

Як доказ безпечності вакцини проти грипу для вагітних наводять зазвичай 2 дослідження. У першому брало участь 56, а в другому — 180 жінок. У цих дослідженнях використовували вакцину без тіомерсалу. У третьому дослідженні брала участь 2291 жінка, але викидні не враховували в аналізі. Вважають, що вакцина веде до викидня у 2-х випадках на мільйон щеплених. Але ці дані не враховують того, що у VAERS реєструють досить незначну кількість всіх побічних проявів [47].

Згідно з дослідженням 2017 року, серед 197 000 дітей, щеплення проти грипу, зроблене їхнім мамам під час першого триместру вагітності, підвищувало ризик аутизму на 20 %. Але після корекції на множинне тестування статистична значущість зникала, і автори роблять висновок, що з імовірністю 10 % це лише випадкова кореляція [48].

В італійському дослідженні виявилося, що щеплення проти грипу зумовлює активацію тромбоцитів і, можливо, підвищує ризик серцево-судинних захворювань [49].

Статистика

CDC стверджує, що 36 000 американців помирають від грипу щороку. Однак вони зараховують у цю статистику також смерті від пневмонії, яка далеко не завжди є наслідком грипу. Антациди, наприклад, теж підвищують ризик пневмонії, але їх не об'єднують у одну статистику. Згідно з даними національного центру статистики (який є частиною CDC), щороку від грипу помирає в середньому 1348 осіб.

До 2003 року в CDC стверджували, що від грипу помирає 20 000 осіб на рік. А потім була опублікована стаття в JAMA, яка на підставі статистичної моделі підвищила цю цифру на 80 %, попри те, що насправді смертність від грипу в 90-і роки була на 30 % нижчою, ніж у 80-і.

«У 2003 році був низький попит на вакцину проти грипу, виробники не отримували замовлень навіть у грудні, — заявив доктор Новак, директор CDC зі зв'язків із громадськістю, — тому ми вирішили, що потрібно заохочувати людей вакцинуватися». У своїй презентації доктор Новак пояснює, як саме ЗМІ та медичні експерти повинні залякати населення грипом, щоб підвищити рівень охоплення щепленнями. Слід створювати в суспільстві тривогу та занепокоєння, особливо серед людей, які не вакцинуються щороку [50].

Національний інститут здоров'я проаналізував дані 30 сезонів грипу і не виявив кореляції між зростанням охоплення вакцинації та зниженням смертності в будь-якій віковій групі [51]. У статті 2013 року заявляють, що для більшості людей вакцина проти грипу неефективна, оскільки більшість населення на грип не хворіє. **Віруси грипу є збудниками лише 7 % ГРЗ.** Цитовані CDC дослідження схильні до «ефекту здорового робітника», тобто здорові вакцинуються частіше, ніж хворі, що призводить до підвищення показників ефективності [52].

У своїй статті, опублікованій у 2013 році в BMJ, редактор Пітер Доши пише, що просування вакцин проти грипу сьогодні є однією з найагресивніших стратегій суспільної охорони здоров'я. 20 років тому, в 1990 році, ринок вакцин проти грипу в США становив 32 мільйони доз, тоді як сьогодні він становить 135 мільйонів доз. Цей величезний ріст був спричинений не попитом, а рекламною кампанією, яка твердить нам, що грип — це серйозна хвороба, що ми всі схильні до ризику ускладнень, що щеплення практично безпечне, а вакцинація рятує життя. З цієї точки зору, схоже, що відсутність вакцин для всіх 315 мільйонів громадян США заледве можна вважати етичним явищем. Проте людей по всій країні змушують робити щеплення проти грипу, особливо в медичних установах, саме тому, що не всі цього хочуть, і примус — це єдиний спосіб досягнення високого охоплення вакцинацією.

У 1960 році CDC рекомендувало вакцинацію лише для літніх людей. У 1984 році почали вакцинувати також медичний персонал, а в 1987 році додали ще й тих, хто проживає в одному будинку з літніми людьми. У 1997 році почали робити щеплення вагітним у II та III триместрах. У 2000 році почали вакцинувати тих, кому за 50. У 2004 році почали робити щеплення вагітним у I триместрі, дітям віком з 6 місяців до 2 років, а також усім тим, хто контактує з ними. У 2006 році рекомендація поширилася на дітей до 5 років та всіх, хто контактує з ними. У 2008 році почали вакцинувати всіх дітей до 18 років, а в 2010 році — решту населення, крім немовлят віком до 6 місяців.

У CDC на підставі обсерваційного дослідження, яке вони самі й фінансували, стверджують, що вакцина проти грипу зменшує смертність з усіх причин серед літніх людей на 48 %. Якщо це правда, то вакцина проти грипу може врятувати більше життів, ніж будь-який інший засіб, зареєстрований на планеті. Але якщо грип відповідальний тільки за 5 % зимової смертності, то вакцина проти нього не може запобігати половині всіх смертей.

Якщо обсерваційним дослідженням неможливо вірити, які тоді є свідчення зменшення смертності завдяки вакцинації літніх людей? Практично жодних. Було проведене тільки одне рандомізоване дослідження серед літніх людей. Це було 20 років тому, і воно не виявило зменшення смертності. **Тобто вакцину проти грипу рекомендують, незважаючи на цілковиту відсутність клінічних досліджень, які б доводили її ефективність. Рекомендація ґрунтується лише на факті вироблення антитіл, але немає жодних доказів того, що антитіла ведуть до зниження захворюваності.** І, оскільки на даний момент вакцину рекомендують усім, проводити рандомізоване дослідження вже неетично [53].

У 2002 році CDC почало заохочувати, а у 2004 році вже наполегливо рекомендувати вакцинацію дітей віком від 6 місяців до 2 років. У перший рік дитина отримує 2 дози вакцини. У 2009 році діти отримували додаткову вакцину проти свинячого грипу. З графіка випадків смерті від грипу дітей віком до 5 років можна зробити висновок, що вакцинація проти грипу призвела до збільшення смертності від грипу.

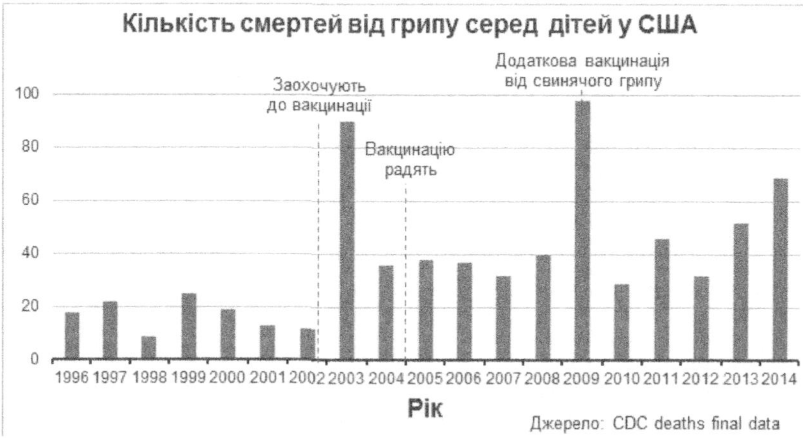

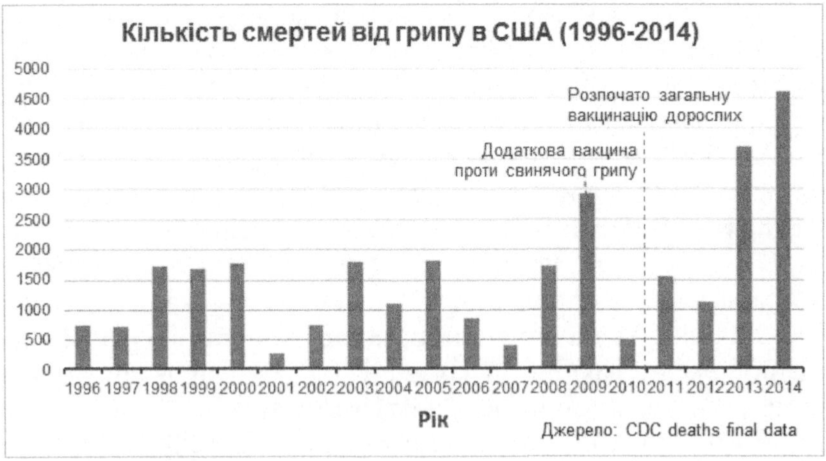

У 2010 році рекомендацію розширили на всіх людей віком від 6 місяців.

Із графіка смертності від грипу серед усіх вікових груп у 1996–2014 роках можна зробити висновок, що вакцинація проти грипу призвела до збільшення смертності від грипу.

Для розуміння пропорції, щороку понад 3000 осіб у США помирають від недоїдання, 40 000 — від отруєння, 30 000 — від алкоголю, 50 000 — від наркотиків, 40 000 — від самогубства, 80 000 — від діабету, 90 000 — від хвороби Альцгеймера і 200–400 тисяч — від лікарської помилки [54].

Згідно з VAERS, із 2000 року більше 900 людей померло після щеплення проти грипу і понад 2700 стало інвалідами. Враховуючи, що у VAERS реєструють лише 1–10 % серйозних побічних проявів, також скидається на те, що вакцина проти грипу вбила більше людей, аніж сам грип.

Користь від грипу, його лікування та профілактика

У дослідженні, проведеному в шести країнах, у тих, хто хворів на грип та ГРВІ, ризик гліоми (пухлини мозку) і менінгіоми (пухлини мозкової оболонки) був на 27 % нижчим [55].

Автори статті 2015 року стверджують, що, судячи з неякісних і необ'єктивних досліджень, в основному неопублікованих, противірусні препарати Таміфлю і Реленза скорочують перебіг грипу на 0,7 дня. Вони не знижують ризик пневмонії та госпіталізації.

Препарати не радять приймати, якщо пройшло вже більше 48 годин від появи симптомів [56]. Ризик смерті впродовж 12 годин після прийому Таміфлю майже вдвічі вищий, ніж після прийому Релензи, а ризик погіршення — у 6 разів вищий [57].

Згідно з систематичним оглядом досліджень на тваринах, застосування жарознижувальних засобів (аспірин, парацетамол, диклофенак) під час грипу підвищувало смертність на 34 % [58].

У невеликому рандомізованому плацебо-контрольованому дослідженні **екстракт бузини** скорочував тривалість перебігу грипу на 4 дні порівняно з плацебо [59]. Для порівняння, Таміфлю скорочує перебіг хвороби на 17 годин, підвищуючи при цьому ризики психічних ускладнень і ниркової недостатності. Але чомусь уряди всіх країн витрачають мільярди доларів на закупівлю запасів Таміфлю, і ніхто не купує бузину.

Мегадози вітаміну С (1 грам щогодини протягом 6 годин, а потім тричі на день) зменшують симптоми грипу та застуди на 85 % [60]. Цинк, можливо, теж лікує застуду, але тільки в досить великих дозах [61]. Також протигрипозний ефект демонструють пробіотики [62].

Вітамін Д

Існує багато гіпотез, чому на респіраторні захворювання хворіють лише в певному сезоні: холод, сухість повітря, перебування в закритих приміщеннях, подорожі, сонячне ультрафіолетове випромінювання, яке вбиває патогени, річний біоритм гормонів тощо. Автори опублікованого у 2009 році дослідження проаналізували кількість смертей від грипу і пневмонії в Норвегії та порівняли з рівнем ультрафіолетового випромінювання і утвореного завдяки йому вітаміну D.

> *Смертність від грипу зростає через 2 місяці після досягнення вітаміном D мінімального рівня, ймовірно, через те, що хвороба зазвичай починається за кілька тижнів до смерті.*

У тропіках сезонність грипу не спостерігається, але починаючи з 20–30 градусів широти вона вже наявна. На перший погляд це неочікувано, проте на 25-й широті наприкінці червня шкіра синтезує у 5 разів більше вітаміну D, ніж наприкінці грудня [63]. У дослідженні у Великій Британії зимова смертність була обернено пропорційна до кількості сонячного світла. Кожна додаткова година сонця знижувала смертність на 2,9 % [64]. Згідно із систематичним оглядом і мета-аналізом 11 досліджень, вітамін D знижує ризик ГРВІ на 36 % [65].

Висновки

Численні дослідження встановили, що ефективність щеплення проти грипу дуже низька, а завдяки ефектам гетеросубтипового імунітету і первородного антигенного гріха її ефективність стає навіть негативною, особливо для тих, хто вакцинується з року в рік.

Статистику смертності від грипу штучно завищують і перекручують.

Збудниками більшості ГРЗ є не вірус грипу, а інші віруси.

Джерела

1. Harding A.T. et al. Rationally designed influenza virus vaccines that are antigenically stable during growth in eggs. *mBio.* 2017;8(3)
2. Buckland B.C. The development and manufacture of influenza vaccines. *Hum VacCIN Immunother.* 2015;11(6):1357-60
3. Influenza. CDC *Pink Book*
4. Rondy M. et al. Low 2016/17 season vaccine effectiveness against hospitalised influenza A(H3N2) among elderly: awareness warranted for 2017/18 season. *Euro Surveill.* 2017;22(41)
5. Skowronski D.M. et al. A perfect storm: impact of genomic variation and serial vaccination on low influenza vaccine effectiveness during the 2014-2015 season. *Clin. Infect. Dis.* 2016;63(1):21-32
6. McLean H.Q. et al. Impact of repeated vaccination on vaccine effectiveness against influenza A(H3N2) and B during 8 seasons. *Clin. Infect. Dis.* 2014;59(10):1375-85
7. Ohmit S.E. et al. Influenza vaccine effectiveness in the community and the household. *Clin. Infect. Dis.* 2013;56(10):1363-9
8. Khurana S. et al. Repeat vaccination reduces antibody affinity maturation across different influenza vaccine platforms in humans. *Nat. Commun.* 2019;10(1):3338
9. Black S.B. et al. Effectiveness of influenza vaccine during pregnancy in preventing hospitalizations and outpatient visits for respiratory illness in pregnant women and their infants. *Am. J. Perinatol.* 2004;21(6):333-9
10. France E. et al. Impact of maternal influenza vaccination during pregnancy on the incidence of acute respiratory illness visits among infants. *Arch. Pediatr. Adolesc. Med.* 2006; 160(12):1277-83
11. Simonsen L. et al. Impact of influenza vaccination on seasonal mortality in the US elderly population. *Arch. Intern. Med.* 2005;165(3):265-72
12. Simonsen L. et al. Influenza vaccination and mortality benefits: new insights, new opportunities. *Vaccine.* 2009;27(45):6300-4
13. Anderson ML et al. The effect of influenza vaccination for the elderly on hospitalization and mortality: an observational study with a regression discontinuity design. Ann Intern Med. 2020;172(7):445-52
14. Abramson Z.H. What, in fact, is the evidence that vaccinating healthcare workers against seasonal influenza protects their patients? A critical review. *Int. J. Family. Med.* 2012;2012:205464
15. De Serres G. et al. Influenza vaccination of healthcare workers: critical analysis of the evidence for patient benefit underpinning policies of enforcement. *PloS One.* 2017;12(1):e0163586
16. Joshi A.Y. et al. Effectiveness of trivalent inactivated influenza vaccine in influenza-related hospitalization in children: a case-control study. *Allergy. Asthma. Proc.* 2012;33(2):e23-7
17. Cowling B.J. et al. Increased risk of noninfluenza respiratory virus infections associated with receipt of inactivated influenza vaccine. *Clin. Infect. Dis.* 2012;54(12):1778-83
18. Dierig A. et al. Epidemiology of respiratory viral infections in children enrolled in a study of influenza vaccine effectiveness. *Influenza Other Respir. Viruses.* 2014;8(3):293-301
19. Yan J. et al. Infectious virus in exhaled breath of symptomatic seasonal influenza cases from a college community. PNAS. 2018;115(5):1081-6
20. Bridges C.B. et al. Effectiveness and cost-benefit of influenza vaccination of healthy working adults: A randomized controlled trial. JAMA. 2000;284(13):1655-63
21. King J.C. et al. Effectiveness of school-based influenza vaccination. NEJM. 2006;355(24):2523-32
22. McLean H.Q. et al. Influenza vaccination and risk of hospitalization among adults with laboratory confirmed influenza illness. *Vaccine.* 2014;32(4):453-7

23. Rikin S. et al. Assessment of temporally-related acute respiratory illness following influenza vaccination. *Vaccine*. 2018;36(15):1958-64
24. Jefferson T. et al. Vaccines for preventing influenza in healthy children. *Cochrane Database Syst. Rev.* 2012(8):CD004879
25. Demicheli V. et al. Vaccines for preventing influenza in healthy adults. *Cochrane Database Syst. Rev.* 2014(3):CD001269
26. Jefferson T. et al. Vaccines for preventing influenza in the elderly. *Cochrane Database Syst. Rev.* 2010(2):CD004876
27. Thomas R.E. et al. Influenza vaccination for healthcare workers who care for people aged 60 or older living in long-term care institutions. *Cochrane Database Syst. Rev.* 2016(6):CD005187
28. Jefferson T. et al. Relation of study quality, concordance, take home message, funding, and impact in studies of influenza vaccines: systematic review. BMJ. 2009;338:b354
29. Jefferson T. Influenza vaccination: policy versus evidence. BMJ. 2006;333:912
30. Brownlee S. et al. Does the Vaccine Matter? *The Atlantic*. 2009 Nov.
31. Bodewes R. et al. Vaccination against human influenza A/H3N2 virus prevents the induction of heterosubtypic immunity against lethal infection with avian influenza A/H5N1 virus. *PloS One*. 2009;4(5):e5538
32. Kreijtz J.H. et al. Infection of mice with a human influenza A/H3N2 virus induces protective immunity against lethal infection with influenza A/H5N1 virus. *Vaccine*. 2009;27(36):4983-9
33. Gostic K.M. et al. Potent protection against H5N1 and H7N9 influenza via childhood hemagglutinin imprinting. *Science*. 2016;354(6313):722-6
34. Kim J.H. et al. Original antigenic sin responses to influenza viruses. *J. Immunol.* 2009;183(5):3294-301
35. Pan K. Understanding original antigenic sin in influenza with a dynamical system. *PloS One*. 2011;6(8):e23910
36. Boni M.F. Vaccination and antigenic drift in influenza. 2008;26 Suppl 3:C8-14
37. Janjua N.Z. et al. Seasonal influenza vaccine and increased risk of pandemic A/H1N1 related illness: first detection of the association in British Columbia, Canada. *Clin. Infect. Dis.* 2010;51(9):1017-27
38. Skowronski D.M. et al. Randomized controlled ferret study to assess the direct impact of 2008-09 trivalent inactivated influenza vaccine on A(H1N1)pdm09 disease risk. *PloS One*. 2014;9(1):e86555
39. Crum-Cianflone N.F. et al. Clinical and epidemiologic characteristics of an outbreak of novel H1N1 (swine origin) influenza A virus among United States military beneficiaries. *CLin. Infect. Dis.* 2009;49(12):1801-10
40. Khurana S. et al. Vaccine-induced anti-HA2 antibodies promote virus fusion and enhance influenza virus respiratory disease. *Sci Transl. Med.* 2013;5(200):200ra114
41. Trogstad L. et al. Narcolepsy and hypersomnia in Norwegian children and young adults following the influenza A(H1N1) 2009 pandemic. *Vaccine*. 2017;35(15):1879-85
42. Stowe J et al. Risk of narcolepsy after AS03 adjuvanted pandemic A/H1N1 2009 influenza vaccine in adults: a case-coverage study in England. Sleep. 2016;39(5):1051-7
43. Miller E et al. Risk of narcolepsy in children and young people receiving AS03 adjuvanted pandemic A/H1N1 2009 influenza iaccine: retrospective analysis. BMJ. 2013;346:f794
44. Szakács A. et al. Psychiatric comorbidity and cognitive profile in children with narcolepsy with or without association to the H1N1 influenza vaccination. *Sleep*. 2015;38(4):615-21
45. Bodewes R et al. Annual vaccination against influenza virus hampers development of virus-specific CD8-T cell immunity in children. *J. Virol.* 2011;85(22):11995-2000
46. Donahue J.G. et al. Association of spontaneous abortion with receipt of inactivated influenza vaccine containing H1N1pdm09 in 2010-11 and 2011-12. *Vaccine*. 2017;35(40):5314-22

47. Goldman G.S. Comparison of VAERS fetal-loss reports during three consecutive influenza seasons: was there a synergistic fetal toxicity associated with the two-vaccine 2009/2010 season? *Hum. Exp. Toxicol.* 2013;32(5):464-75
48. Zerbo O. et al. Association Between Influenza Infection and Vaccination During Pregnancy and Risk of Autism Spectrum Disorder. JAMA *Pediatr.* 2017; 171(1):e163609
49. Lanza GA et al. Inflammation-related effects of adjuvant influenza A vaccination on platelet activation and cardiac autonomic function. *J Intern Med.* 2011;269(1):118-25
50. Doshi P. Are US flu death figures more PR than science? BMJ. 2005;331:1412
51. Doshi P. Trends in recorded influenza mortality: United States, 1900-2004. *Am. J. Public. Health.* 2008;98(5):939-45
52. Doshi P. Influenza vaccines: time for a rethink. JAMA *Intern Med.* 2013;173(11):1014-6
53. Doshi P. Influenza: marketing vaccine by marketing disease. BMJ. 2013;346:f3037
54. Makary M.A. et al. Medical error-the third leading cause of death in the US. BMJ. 2016;353:i2139
55. Schlehofer B. et al. Role of medical history in brain tumour development. Results from the international adult brain tumour study. *Int. J. Cancer.* 1999;82(2):155-60
56. Korownyk C. et al. Antiviral medications for influenza. *Can. Fam. Physician.* 2015;61(4):351
57. Hama R. et al. Oseltamivir and early deterioration leading to death: a proportional mortality study for 2009A/H1N1 influenza. *Int. J. Risk. Saf. Med.* 2011;23(4):201-15
58. Eyers S. et al. The effect on mortality of antipyretics in the treatment of influenza infection: systematic review and meta-analysis. *J. R. Soc. Med.* 2010; 103(10):403-11
59. Zakay-Rones Z. et al. Randomized study of the efficacy and safety of oral elderberry extract in the treatment of influenza A and B virus infections. *J. Int. Med. Res.* 2004;32(2):132-40
60. Gorton H.C. et al. The effectiveness of vitamin C in preventing and relieving the symptoms of virus-induced respiratory infections. *J. Manipulative. Physiol. Ther.* 1999;22(8):530-3
61. Hemilä H. Zinc lozenges may shorten the duration of colds: a systematic review. *Open Respir. Med. J.* 2011;5:51-8
62. Waki N. et al. Oral administration of Lactobacillus brevis KB290 to mice alleviates clinical symptoms following influenza virus infection. *Lett Appl. Microbiol.* 2014;58(1):87-93
63. Moan J. et al. Influenza, solar radiation and vitamin D. *Dermatoendocrinol.* 2009;1(6):307-9
64. Cannell J.J. et al. Epidemic influenza and vitamin D. *Epidemiol Infect.* 2006;134(6):1129-40
65. Bergman P. et al. Vitamin D and Respiratory Tract Infections: A Systematic Review and Meta-Analysis of Randomized Controlled Trials. *PloS One.* 2013;8(6):e65835

Розділ 18. **Гемофільна інфекція**

У часи всезагальної брехні говорити правду — це революційний акт.

Джордж Оруелл

Гемофільна паличка, пневмокок і менінгокок — це три основні види бактерій, що можуть призвести до менінгіту та інших інфекційних захворювань. Бактеріальний менінгіт, на відміну від вірусного, може бути дуже небезпечним.

Гемофільна паличка (*Haemophilus influenzae*) — це бактерія, яку спочатку вважали збудником грипу, завдяки чому вона і отримала свою назву. Бактерія утворює навколо себе полісахаридну капсулу. За типами капсули виділяють 6 серотипів гемофільної палички (a–f). Вакцина існує лише проти серотипу b (Hib), який в довакцинальну епоху спричиняв 95 % випадків гемофільної інфекції. Існують також штами без капсули. Згідно із CDC, до початку вакцинації на кожні 200 дітей на гемофільну інфекцію хворіла одна дитина. Hib виявляли в носоглотці у 0,5–3 % здорових немовлят. Майже всі випадки хвороби припадають на дітей віком до 5 років, і 2/3 — на дітей віком до 18 місяців. Інфекція може призвести до менінгіту, епіглотиту, пневмонії, артриту і целюліту. Летальність менінгіту становить 3–6 %, неврологічні розлади залишаються у 15–30 % тих, хто вижив. Як саме бактерія потрапляє у кровоносну систему — невідомо. У довакцинну епоху у більшості дітей розвивався природний імунітет до 5-річного віку.

Першу (полісахаридну) вакцину проти гемофільної інфекції застосовували з 1985 до 1988 року, проте вона не була ефективною. З 1988 року використовують кон'юговану вакцину [1].

Кон'юговані вакцини — це особливий клас вакцин. Капсула гемофільної бактерії являє собою вуглевод (полісахарид). Створити ефективну вакцину проти полісахариду виявилося неможливим, тому що імунна система погано створює антитіла до вуглеводів. Для того, щоб вирішити цю проблему, до полісахариду приєднали білок (для цього зазвичай використовують дифтерійний або правцевий токсоїд), а отже, імунна система виробляє разом з антитілами до білка також антитіла до вуглеводу. Інші кон'юговані вакцини — це вакцини проти стрептокока і менінгокока.

Фактори ризику

Грудне вигодовування (ГВ) має захисний ефект проти менінгіту, збудником якого є Hib, і цей ефект триває 5–10 років. Короткий період ГВ (менше ніж 13 тижнів) підвищує ризик захворювання майже в 4 рази. Грудне молоко протидіє приєднанню бактерії до слизової оболонки носоглотки. У Швеції після зменшення чисельності дітей на ГВ захворюваність на гемофільну інфекцію зросла, а коли їх відсоток знову підвищився, захворюваність знизилася [2]. Серед дітей віком від одного року короткий період ГВ пов'язують зі зростанням ризику гемофільної інфекції майже у 8 разів. Кожен додатковий тиждень ГВ знижував ризик на 5 %. Захисний ефект починався вже з 13 тижня виняткового грудного вигодовування та тривав місяці й роки [3]. Захисний ефект ГВ від гемофільної інфекції було виявлено і в інших дослідженнях. Виняткове ГВ у дітей віком до 6 місяців пов'язували зі зниженням ризику на 90 %. Відвідування дитячого садка, попередні госпіталізації та пасивне куріння пов'язані з підвищенням ризику гемофільної інфекції. Іншими факторами ризику є тіснота, низький соціально-економічний рівень життя, низький рівень освіти батьків, хронічні хвороби та хіміотерапія [1].

Ефективність та заміна штамів

Полісахаридну вакцину проти гемофільної інфекції було ліцензовано у США в 1985 році. У клінічному дослідженні у Фінляндії з'ясували, що вакцина неефективна для дітей віком до 2 років і на 80 % ефективна для дітей від 2 до 3 років. До ліцензування в єдиному дослідженні у США серед 16 000 дітей ефективності вакцини не виявили, тому на підставі фінського дослідження її було ліцензовано для дітей віком від 2 років, хоча більшість випадків захворювання припадала на дітей віком до року. Щойно вакцину було ліцензовано, з'ясувалося, що провести рандомізоване дослідження неможливо. Але оскільки гемофільна інфекція — це рідкісне захворювання, здійснити таке дослідження все одно складно, оскільки потрібно дуже багато досліджуваних. В обсерваційному дослідженні в Міннесоті було констатовано, що ефективність цієї вакцини негативна і вона підвищує ризик хвороби на 58 %. В інших дослідженнях з'ясувалося, що вакцина збільшує ризик хвороби в перший тиждень після щеплення [4].

Кон'югована вакцина досить ефективна проти серотипу b, але так само, як і в разі ВПЛ, штами серотипу b просто замінюють інші штами та інші бактерії. Як ми побачимо в наступному розділі, зниження захворюваності на гемофільну інфекцію призвело до збільшення захворюваності на пневмококову інфекцію. Через це у 2000 році розпочали вакцинацію проти пневмокока, що своєю чергою спричинило збільшення захворюваності на гемофільну і стрептококову інфекції.

Захворюваність на гемофільну інфекцію в Манітобі (Канада) знизилася завдяки вакцинації, але потім почала знову підвищуватися і до 2006 року вже досягла рівня захворюваності в довакцинну епоху. Якщо раніше тільки 10 % хворих мали вік більше 10 років, то тепер їх стало 56 %. Схожа зміна епідеміології спостерігається і у США. Автори порівняли дані свого дослідження з офіційними даними захворюваності і виявили, що у 2000–2004 роках офіційно зареєстрованими були тільки 3 із 17 випадків хвороби. Вони роблять висновок, що статистика захворюваності на Hib дуже занижена і, швидше за все, також занижена статистика захворюваності на інші штами гемофільної палички [5].

В Онтаріо, іншій канадській провінції, до 2007 року вакцинація зменшила на 57 % захворюваність на серотип b, проте захворюваність на серотип f виросла у 3 рази, а захворюваність на безкапсульні штами — у 2,4 раза. Захворюваність на Hib щороку знижувалася на 7 % серед дітей віком до 5 років, а захворюваність на безкапсульні штами щороку зростала на 7 % серед дітей віком 5–19 років. Загалом, захворюваність на гемофільну інфекцію майже не змінилася [6]. У 2015 році захворюваність на серотип a в Онтаріо вже на 76 % перевищувала захворюваність на Hib у довакцинальну епоху [7]. До початку вакцинації у Британській Колумбії реєстрували 24 випадки Hib щороку. У 2008–2009 роках реєстрували 45–53 випадки на рік. Знизилася захворюваність на серотип b та підвищилася захворюваність на серотип a. Якщо раніше хворіли переважно діти, то тепер почали хворіти й дорослі [8].

В Англії після початку вакцинації захворюваність на Hib серед дорослих знизилась, але загальна кількість випадків гемофільної інфекції підвищилася через різке збільшення інфекцій, спричинених безкапсульними штамами, особливо серед літніх людей [9]. Після того, як захворюваність серед дорослих досягла мінімуму в 1998 році, вона почала рости знову і в 2003 році вже повернулася на довакцинний рівень. Кількість антитіл до Hib у дорослих знизилася після початку вакцинації. У дітей відбулося те саме: спочатку захворюваність різко знизилася, а потім, попри високе охоплення вакцинацією, почала стрімко зростати. З 1998 року кількість випадків хвороби серед дітей подвоюється щороку, і більшість хворих повністю щеплені [10].

Через рік після початку вакцинації у Бразилії кількість випадків менінгіту від Hib знизилася на 69 %. Однак кількість випадків менінгіту від серотипу а зросла у 8 разів. Клінічно вірулентність цих серотипів не відрізняється [11]. До початку вакцинації захворюваність на Hib на Алясці була найвищою в світі. Завдяки вакцині кількість випадків Hib різко знизилась, але почастішали захворювання, збудниками яких є інші серотипи, переважно серотип а та безкапсульні штами [12].

З 1996 до 2004 року захворюваність на Hib у Іллінойсі зросла у 2,5 раза, а серед літніх людей — у 3,5 раза. Кількість випадків інфекції безкапсульною бактерією зросла на 657%. Якщо в 1996-му безкапсульні бактерії були відповідальними за 17% випадків хвороби, то у 2004-му вони відповідали вже за 71% випадків [13]. В Ізраїлі, проте, після початку вакцинації захворюваність на гемофільну інфекцію впала на 90% до 1996 року та залишилася низькою і в наступні роки [14].

У Нідерландах захворюваність на Hib знизилася після початку вакцинації, досягла мінімуму в 1999 році, а потім знову почала зростати. Ймовірно, тому, що через зникнення бактерії «антигенні поштовхи» відбуваються набагато рідше, що призводить до ослаблення імунітету і підвищеної сприйнятливості до інфекції [15]. Згідно з іншою гіпотезою, це сталося через те, що вакцинація знищила штами з тонкою капсулою і залишила штами з товстішою капсулою [16].

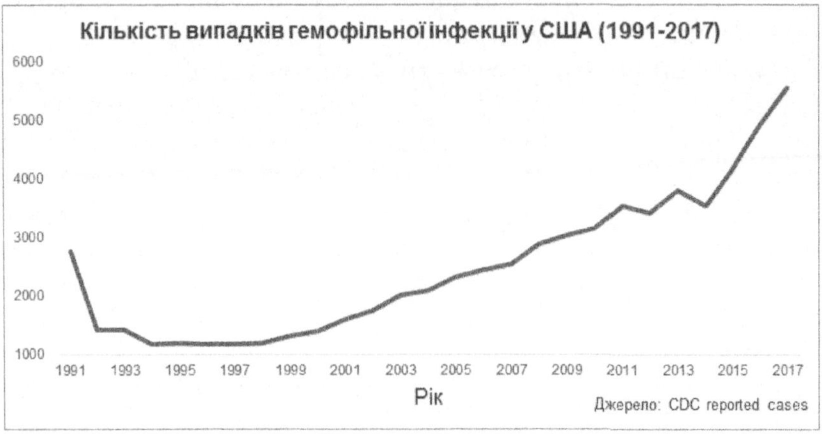

Показовим є і графік кількості випадків гемофільної інфекції у США. Захворюваність знижувалася до середини 90-х, після чого з року в рік неухильно зростає.

Безпечність

У клінічному випробуванні у Фінляндії (116 000 дітей) вакцина проти Hib була пов'язана із підвищенням ризику юнацького діабету на 26 %. Діабет починався через 38 місяців після вакцинації. Вакцину перевірили також на мишах, схильних до діабету. У щеплених мишей діабет розвивався значно частіше. В інших дослідженнях було виявлено схожий підвищений ризик діабету, але, оскільки ці дослідження були невеликими, результати не мали статистичної значущості [17]. В опублікованій у журналі BMJ статті автори стверджують, що тільки один цей побічний ефект (підвищений ризик юнацького діабету) перевищує користь вакцини, яка повинна запобігти 7 випадкам смерті і 7–26 випадкам інвалідності на 100 000 щеплених.

На кожну врятовану від Hib дитину припадатиме 4 дитини, які захворіли на діабет.

У США і Великій Британії захворюваність на діабет різко збільшилася після початку вакцинації, особливо серед дітей віком до 4 років. Автори роблять висновок, що потенційна шкода вакцини перевищує потенційну користь [18]. Щеплення проти Hib майже в 6 разів підвищує ризик утворення антитіл до GAD та в 3 рази — антитіл до IA-2, які вважають аутоімунними маркерами розвитку юнацького діабету [19].

Згідно з VAERS, із 1991 до 2010 року понад 1900 людей померло після щеплення, що містить Hib, і майже 1200 стало інвалідами (це 1–10 % всіх випадків). Від самої хвороби за цей час померло 160 людей [20].

Згідно з британським дослідженням, вакцина АКДП-Hib часто призводить до кардіореспіраторних ускладнень у недоношених дітей, особливо якщо щеплення роблять до 70-денного віку. Побічні прояви були зареєстровані у 38 % немовлят [21]. В іншому дослідженні вакцини АКДП і Hib підвищували ризик зупинки дихання та брадикардії (зниження частоти серцевого ритму) у недоношених дітей [22]. У швейцарському дослідженні стверджують, що щеплення проти Hib іноді призводить до синдрому Гієна-Барре [23].

Ризик гемофільної інфекції в перший тиждень після щеплення зростає в 6 разів. Згідно із CDC, ризик Hib після щеплення зростає в 1,8 раза [24]. Це відбувається через те, що після щеплення через 2–3 дні кількість антитіл знижується, а на сьомий день знову підвищується [25]. Тобто при безсимптомному зараженні щеплення може призвести до інвазивної інфекції. Термін «негативна фаза» було введено ще в 1901 році для опису зниження бактерицидної активності сироватки крові, що спостерігалася впродовж 21 дня після вакцинації проти тифу. Цей феномен спостерігали також у клінічних випробуваннях кон'югованих і некон'югованих вакцин проти Hib: концентрація антитіл після щеплення знижувалася у тих, у кого антитіла до Hib уже були. Припускають, що цей феномен притаманний всім відомим вакцинам. Вважають, що зменшення кількості антитіл відбувається через те, що наявні антитіла приєднуються до вакцинних антигенів. Якщо це трапляється під час безсимптомної колонізації, то ризик інвазивного захворювання зростає [26].

Висновки

Інвазивна гемофільна інфекція — це небезпечна, але дуже рідкісна і опортуністична інфекція. Тобто сама по собі ця бактерія нешкідлива, але при імунодефіцитному стані стає небезпечною.

Тривалий період ГВ значно знижує ризик інфекції.

Вакцинація ефективна проти серотипу b, але призвела до заміни штамів на інші серотипи, внаслідок чого загальна захворюваність на інвазивну інфекцію не знизилася, а, можливо, навіть збільшилася.

Всі вакцини містять також алюміній.

Джерела

1. Haemophilus influenzae type b. *CDC Pink Book*
2. Silfverdal S.A. et al. Protective effect of breastfeeding: an ecologic study of Haemophilus influenzae meningitis and breastfeeding in a Swedish population. *Int. J. Epidemiol.* 1999;28(1):152-6
3. Silfverdal S.A. et al. Protective effect of breastfeeding on invasive Haemophilus influenzae infection: a case-control study in Swedish preschool children. *Int. J. Epidemiol.* 1997; 26(2):443-50
4. Osterholm M.T. et al. Lack of efficacy of Haemophilus b polysaccharide vaccine in Minnesota. JAMA. 1988;260(10):1423-8
5. Tsang R.S. et al. Characterization of invasive Haemophilus influenzae disease in Manitoba, Canada, 2000-2006: invasive disease due to non-type b strains. *Clin. Infect. Dis.* 2007;44(12):1611-4
6. Adam H.J. et al. Changing epidemiology of invasive Haemophilus influenzae in Ontario, Canada: evidence for herd effects and strain replacement due to Hib vaccination. *Vaccine.* 2010;28(24):4073-8
7. Eton V. et al. Epidemiology of invasive pneumococcal and Haemophilus influenzae diseases in Northwestern Ontario, Canada, 2010-2015. *Int. J. Infect. Dis.* 2017;65:27-33
8. Shuel M. et al. Invasive Haemophilus influenzae in British Columbia: non-Hib and non-typeable strains causing disease in children and adults. *Int. J. Infect. Dis.* 2011;15(3):e167-73
9. Sarangi J et al. Invasive Haemophilus influenzae disease in adults. *Epidemiol Infect.* 2000;124(3):441-7
10. McVernon J. et al. Trends in Haemophilus influenzae type b infections in adults in England and Wales: surveillance study. *BMJ.* 2004;329(7467):655-8
11. Ribeiro G.S. et al. Prevention of Haemophilus influenzae type b (Hib) meningitis and emergence of serotype replacement with type a strains after introduction of Hib immunization in Brazil. *J. Infect. Dis.* 2003;187(1):109-16
12. Bruce M.G. et al. Haemophilus influenzae serotype a invasive disease, Alaska, USA, 1983-2011. *Emerg. Infect. Dis.* 2013;19(6):932-7
13. Dworkin M.S. et al. The changing epidemiology of invasive Haemophilus influenzae disease, especially in persons > or = 65 years old.. *Clin. Infect. Dis.* 2007;44(6):810-6
14. Bamberger E.E. et al. Pediatric invasive Haemophilus influenzae infections in Israel in the era of Haemophilus influenzae type b vaccine: a nationwide prospective study. *Pediatr Infect Dis J.* 2014;33(5):477-81
15. Spanjaard L. et al. Increase in the number of invasive Haemophilus influenzae type b infections. *Ned. Tijdsch.r Geneeskd.* 2005;149(49):2738-42

16. Schouls L. et al. Two variants among Haemophilus influenzae serotype b strains with distinct bcs4, hcsA and hcsB genes display differences in expression of the polysaccharide capsule. BMC *Microbiol.* 2008;8:35
17. Classen J.B. et al. Clustering of cases of insulin dependent diabetes (IDDM) occurring three years after hemophilus influenza B (HiB) immunization support causal relationship between immunization and IDDM. *Autoimmunity.* 2002;35(4):247-53
18. Classen J.B. et al. Association between type 1 diabetes and hib vaccine. Causal relation is likely. *BMJ.* 1999;319(7217):1133
19. Wahlberg J. et al. Vaccinations may induce diabetes-related autoantibodies in one-year-old children. *Ann.* N-Y *Acad. Sci.* 2003;1005:404-8
20. Reported Cases and Deaths from Vaccine Preventable Diseases, United States.
21. Sen S. et al. Adverse events following vaccination in premature infants. *Acta Paediatr.* 2001;90(8):916-20
22. Sánchez PJ et al. Apnea after immunization of preterm infants. *J. Pediatr.* 1997;130(5):746-51
23. Gervaix A et al. Guillain-Barré syndrome following immunisation with Haemophilus influenzae type b conjugate vaccine. *Eur. J. Pediatr.* 1993;152(7):613-4
24. Sood S.K. et al. Disease caused by Haemophilus influenzae type b in the immediate period after homologous immunization: immunologic investigation. *Pediatrics.* 1990;85(4 Pt 2):698-704
25. Daum R.S. et al. Serum anticapsular antibody response in the first week after immunization of adults and infants with the Haemophilus influenzae type b-Neisseria meningitidis outer membrane protein complex conjugate vaccine. *J. Infect. Dis.* 1991;164(6):1154-9
26. Greenberg-Kushnir N. et al. Haemophilus influenzae Type b Meningitis in the Short Period after Vaccination: A Reminder of the Phenomenon of Apparent Vaccine Failure. *Case Rep. Infect. Dis.* 2012;2012:950107

Розділ 19. **Пневмокок**

Якби я мовчав, я був би винен у співучасті.
Альберт Ейнштейн

Пневмокок — це розповсюджена бактерія, яка, як і гемофільна паличка, може призвести до менінгіту та до інших інвазивних захворювань. Після початку вакцинації проти Hib захворюваність на гемофільну інфекцію тимчасово знизилася, а захворюваність на пневмококову інфекцією зросла. Але якщо летальність гемофільного менінгіту становить 3 %, то летальність пневмококового менінгіту — вже 19 % [1].

Згідно із CDC, пневмокок (Streptococcus pneumoniae) живе в носоглотці у 5–90 % здорових людей. Серед школярів бактерія трапляється у 20–60 %, серед солдатів — у 50–60 %, а серед бездітних дорослих — у 5–10 %. Пневмокок може спричиняти пневмонію, бактеріємію та менінгіт. Точної статистики щодо пневмокока ніхто не веде, але оцінюють, що щороку в США 400 000 осіб хворіють на пневмококову пневмонію (летальність 5–7 %), 12 000 — на бактеріємію (летальність 20 %, а серед літніх людей — 60 %), і 3000–6000 — на менінгіт (летальність 8 % серед дітей і 22 % серед дорослих). Існує 92 серотипи пневмокока. 10 найпоширеніших серотипів відповідальні за 62 % інвазивних захворювань. Першу кон'юговану вакцину проти пневмокока було ліцензовано у 2000 році і вона містила 7 серотипів. У 2010 році було ліцензовано вакцину проти 13 серотипів. Із 1983 року існує також полісахаридна 23-валентна вакцина проти пневмокока, яку використовують сьогодні для літніх людей. Вакцина містить алюміній та полісорбат 80 [2].

Фактори ризику

ГВ пов'язане зі зниженням ризику пневмококової інфекції на 73 % [3]. Ризик госпіталізації внаслідок пневмонії (не тільки пневмококової) серед дітей на штучному вигодовуванні був у 17 разів вищим, ніж серед дітей на ГВ. Серед немовлят віком до 3 місяців ризик був у 61 раз вищим [4].

Куріння пов'язане з підвищенням ризику інвазивної інфекції в дорослих у 4 рази, а пасивне куріння – у 2,5 раза [5]. Діабет підвищує ризик інфекції у 3 рази, хронічні хвороби серця – у 6, рак – у 23, СНІД – у 48, алкоголізм – у 11 разів. Ризик хронічного хворого померти від пневмококової інфекції підвищений у 2–8 разів [6]. Використання антибіотиків пов'язане з підвищенням ризику пневмококової та гемофільної інфекції, менінгіту, інфекцій золотистого стафілокока, сальмонели та кампілобактера, черевного тифу, фурункульозу, маститу, ГРВІ та інфекцій сечовивідних шляхів [7].

У дослідженні в Техасі люди з низьким доходом хворіли на пневмокок удвічі частіше за людей із середнім доходом і втричі частіше, ніж люди з високим доходом [8]. Схожі дані було отримано в дослідженні у Меріленді. Афроамериканці хворіли на пневмокок у 3 рази частіше ніж білошкірі, а 40–49-річні афроамериканці у 12 разів частіше. Медіанний вік хворих серед афроамериканців на 27 років нижчий, ніж серед білошкірого населення. Автори зробили висновок, що необхідно вакцинувати молодих та бідних людей, які мешкають у містах. І попри те, що на пневмокок переважно хворіють афроамериканці, необхідно вакцинувати всіх, тому що серед білих теж є бідні. Але, оскільки вакцинацію лише груп ризику випробували з гепатитом B і вона зазнала краху, автори вважають, що необхідна універсальна вакцинація проти пневмокока [9].

У США захворюваність на інвазивну пневмококову інфекцію серед дітей віком до 6 років у 3–8 разів вища, ніж у Європі. Це радше тому, що у США беруть кров для бактеріального аналізу в усіх дітей віком до 3 років із температурою 39° і вище та у всіх, у кого виявляють підвищення лейкоцитів, а в Європі подібний аналіз роблять зазвичай тільки госпіталізованим. Оскільки більшість випадків інвазивної пневмококової інфекції — це тимчасова бактеріємія, яка не потребує госпіталізації, в європейських країнах їх, здебільшого, не діагностують [10].

Пневмокок і гемофільна паличка

У період з 1992 по 1994 рік захворюваність на пневмокок у Фінляндії збільшилась вдвічі серед дітей віком до 2 років та втричі — серед дітей віком до 16 років. Автори пов'язують це зі зникненням гемофільної палички типу b [11]. У 1994 році 22 % пневмококових пневмоній у США супроводжувалися ускладненнями. У 1999 році вже 53 % пневмоній були з ускладненнями [12].

За 5 років після початку вакцинації проти гемофільної інфекції захворюваність на пневмококову бактеріємію у Філадельфії зросла вдвічі (з 38 до 73 випадків на рік). Захворюваність на гемофільну бактеріємію знизилася із 34 до 9 випадків на рік, а захворюваність на менінгококову бактеріємією не змінилася (3 випадки на рік).

Захворюваність на пневмококовий менінгіт зросла на 50 %, на гемофільний менінгіт знизилася у 3 рази, а захворюваність на менінгококовий менінгіт не змінилася [13].

In vitro пневмокок виділяє гідроген пероксид, або перекис водню, який вбиває гемофільну паличку. Пневмокок також пригнічує розвиток менінгококів. Інші бактерії, які виділяють пероксид водню, — це лактобацили і оральні стрептококи. Гідроген пероксид вбиває чи пригнічує розвиток золотистого стафілококу, гонококу та дифтерійної палички [14].

Хоча in vitro пневмокок вбиває гемофільну паличку, in vivo на мишах все вийшло навпаки. Хоча пневмокок і гемофільна паличка живуть у носоглотці кожен окремо, при спільній колонізації пневмокок швидко зникає і залишається лише гемофільна паличка. Виявляється, що гемофільна паличка певним чином впливає на нейтрофіли (вид фагоцитів), які і вбивають пневмококові бактерії. Самі нейтрофіли не вбивають пневмококів так ефективно, як у присутності гемофільної бактерії. Яким саме чином гемофільна бактерія впливає на нейтрофіли, поки невідомо. Автори зробили висновок, що такі маніпуляції як застосування антибіотиків або вакцин, які призначені для елімінації одного патогену, можуть ненавмисно змінювати конкурентні взаємодії складних мікробіомів [15].

Пневмокок і золотистий стафілокок

У клінічному дослідженні пневмококової вакцини в Нідерландах з'ясували, що колонізація вакцинними серотипами пневмокока негативно корелює[22] з колонізацією золотистим стафілококом. Між невакцинними серотипами і золотистим стафілококом кореляції не виявили. Ризик гострого середнього отиту, збудником якого є золотистий стафілокок, збільшився після вакцинації [16]. У дослідженні в Ізраїлі також з'ясувалося, що колонізація пневмококом, особливо вакцинними серотипами, негативно корелює з колонізацією золотистим стафілококом у дітей [17]. Перекис водню, який виділяє пневмокок, вбиває золотистий стафілокок [18]. Після вакцинації проти пневмокока відбувається тимчасове зростання колонізації золотистого стафілокока [19].

У дослідженні Єльського університету з'ясувалося, що колонізація пневмококом негативно корелює з колонізацією гемофільною бактерією та з колонізацією золотистим стафілококом. Автори роблять висновок, що елімінація пневмокока і гемофільної палички внаслідок вакцинації може збільшити ризик середнього отиту через колонізацію золотистим стафілококом, що результати впливу даної стратегії втручання у суспільну охорону здоров'я може бути складно передбачити і що варто бути обережними при розробці стратегій контролю над колонізацією верхніх дихальних шляхів [20].

[22] **Негативна кореляція** — кореляція, за якої збільшення однієї змінної пов'язано зі зменшенням іншої — *прим.ред.*

Метицилінрезистентний золотистий стафілокок (MRSA) — це важковиліковна інфекція, стійка до більшості антибіотиків. До 1980-х років вона майже не траплялась, в 1980-х нею можна було заразитися тільки в лікарнях, а з 1990-х нею вже можна було заразитися і за межами лікарень [21]. Щороку близько 11 000 американців помирають від золотистого стафілокока і 5500 помирають від MRSA [22]. Від пневмокока помирають утричі рідше.

Ефективність

Полісахаридну вакцину проти пневмокока було ліцензовано у США в 1977 році. Її вводять людям похилого віку, хворим із хронічними захворюваннями та представникам інших груп ризику. В огляді 1994 року автори проаналізували всі опубліковані дослідження і зробили висновок, що не існує свідчень ефективності вакцини для будь-якої групи населення. FDA ліцензувала цю вакцину на підставі досліджень 30-х і 40-х років, досліджень на південноафриканських працівниках золотих копалень та на горянах Нової Гвінеї. Рандомізовані дослідження, опубліковані після ліцензування, показували нульову ефективність. Найменше вакцина ефективна для тих груп ризику, для яких вона призначена, — літніх людей та хворих на імунодефіцит [23]. Згідно із систематичним оглядом Кокрейн, полісахаридна вакцина ефективна проти інвазивної інфекції, але не веде до зниження смертності, з чого випливає, що, навіть якщо вакцина знижує ризик смерті від пневмокока, вона призводить до зростання смертності з інших причин [24].

В опублікованому у 2006 році дослідженні автори пишуть, що після початку вакцинації захворюваність на пневмококову бактеріємію значно знизилася серед літніх людей і незначною мірою — серед дітей. Захворюваність на пневмококовий менінгіт зменшилась утричі. Те, на чому вони не загострюють увагу, це що **загальна кількість випадків бактеріального менінгіту не змінилася, а кількість випадків бактеріємії тільки збільшилася** [25].

Емпієма плеври (скупчення гною в порожнинах (плевральних), що оточують легені) — це ускладнення пневмонії, яке трапляється у 3 % випадків пневмонії та у третині випадків пневмококової пневмонії. Захворюваність на емпієму плеври у США зросла на 70 % у період із 1997 до 2006 року, незважаючи на зменшення випадків бактеріальної пневмонії та пневмокока. Серед дітей віком до 5 років госпіталізація внаслідок емпієми плеври збільшилася на 100 %. Хоча захворюваність на бактеріальну пневмонію зменшилася на 13 %, а на інвазивний пневмокок зменшилася на 50 %, загальна кількість ускладнень від пневмонії зросла на 44 % [26].

У рандомізованому дослідженні на Філіппінах ефективність кон'югованої вакцини проти пневмонії становила 23 %, а проти дуже тяжкої пневмонії ефективність була негативною: −27 % (немає статистичної значущості). У щеплених траплялося у 2,4 раза більше серйозних негативних випадків у загальному і в 3,6 раза більше серйозних випадків ускладнень пневмонії порівняно з контрольною групою [27].

Заміна штамів

У відповідь на антибіотики та вакцинацію пневмокок швидко мутує. Відомо також, що бактерії пневмокока здатні змінювати свій серотип [28]. Після початку вакцинації у США з'явився новий серотип (35B), який рідко знаходили раніше, але тепер він з року в рік виявляється відповідальним за все більшу кількість пневмококових інфекцій. Цей серотип у 5 разів летальніший від інших серотипів і часто нечутливий до антибіотиків [29].

У Барселоні після початку вакцинації захворюваність на пневмококову інфекцією виросла на 58 %, а серед дітей — на 135 %. Захворюваність на вакцинні серотипи зменшилася на 40 %, а на невакцинні серотипи збільшилася на 531 %. Захворюваність на пневмонію і емпієму серед дітей віком до 5 років зросла на 320 % [30]. У Солт-Лейк-Сіті після початку вакцинації кількість випадків пневмококової інфекції знизилася на 27%. Захворюваність на вакцинні серотипи знизилася з 73 до 50%. Кількість випадків захворювання на невакцинні серотипи зросла втричі. Діти, хворі на невакцинні серотипи, були госпіталізовані на триваліший термін. Частка випадків, ускладнених емпіємою плеври, збільшилася з 16 до 30%, а частка тяжких випадків перебігу хвороби підвищилася з 57 до 71% [31].

За перші 3 роки після початку вакцинації захворюваність на пневмококову інфекцію серед дітей-аборигенів на Алясці знизилася на 67%. Але за наступні 2 роки захворюваність збільшилася на 82%. Захворюваність на вакцинні серотипи знизилася на 96%, а на невакцинні збільшилася на 140%. Частка випадків, ускладнених емпіємою плеври, збільшилася у 6 разів. Частка випадків із пневмонією і бактеріємією збільшилася з 40 до 57% [32].

У Британській Колумбії захворюваність на інвазивну пневмококову інфекцію серед дітей віком до 5 років знизилася на 78% у період між 2002 і 2010 роками, але серед дітей віком від 5 років, дорослих і літніх людей, вона підвищилася. Вакцинні штами замінилися невакцинними. Загалом захворюваність не змінилася [33]. У Західній Вірджинії захворюваність серед дітей знизилася вдвічі у період між 1996 і 2010 роками, але серед дорослих вона зросла на третину. Загалом захворюваність трохи збільшилася [34].

У Північній Франції захворюваність на пневмококовий менінгіт серед дітей віком до 18 років збільшилася вдвічі за період із 2005 до 2008 року. Захворюваність серед дітей віком до 2 років зросла в 6,5 раза. Охоплення вакцинацією за цей час зросло із 56 до 90%. У 2008 році захворюваність на пневмококовий менінгіт зрівнялася з довакцинальною епохою [35]. У Філадельфії захворюваність на вакцинні серотипи серед дорослих знижувалася на 29% на рік у 2002-2008 роках, а на невакцинні серотипи підвищувалася на 13% на рік. Загалом захворюваність зростала на 7% на рік [36].

У науковій літературі опубліковано ще десятки статей, які свідчать про зміну штамів пневмокока з вакцинних на невакцинні і про зміну пневмокока на гемофільні та інші бактерії. Всі дослідження демонструють зменшення захворюваності на вакцинні серотипи і збільшення захворюваності на невакцинні серотипи, але є також дослідження, згідно з якими, попри заміну штамів, загальна захворюваність на пневмокок (або захворюваність певних груп населення) знизилася.

Безпечність

Із 2000 до 2018 року у VAERS зареєстрували понад 1700 смертей від пневмококової вакцини. 15 тисяч осіб госпіталізували і понад 1600 осіб стали інвалідами.

У конфіденційному звіті, який виробник надав європейському агентству лікарських засобів, з-поміж іншого повідомляють таке:

1. За перше півріччя 2011 року було зареєстровано 22 смерті після щеплення Превенар-13. У більшості випадків смерть настала через короткий час після щеплення.
2. За два роки було зареєстровано 1691 випадок побічних ефектів, з них 18 % — неврологічні. Серед дітей, які отримали тільки Превенар-13, 9 % побічних ефектів були неврологічні. Серед тих, хто отримав Превенар-13 разом з іншою вакциною, неврологічні побічні ефекти становили 21 % від усіх побічних ефектів. Серед тих, хто отримав Превенар-13 разом із Інфанрикс Гекса, 34 % побічних ефектів мали неврологічну природу [37].

В іншому конфіденційному звіті, який аналізує клінічні дослідження 13-валентної вакцини, повідомляють таке:

1. Клінічні дослідження безпечності Превенар-13 охоплювали 1365 дітей. Із них тестовану вакцину отримали 493 немовлят і 287 дітей. У ролі плацебо використовували семивалентну вакцину.

2. Серед тих, хто отримав вакцину підшкірно, менше 8 % використовували після щеплення антипіретики. Серед тих, хто отримав вакцину внутрішньом'язово, антипіретики використовували 80 %. Втрата апетиту спостерігалася менш ніж у 19 % у групі підшкірних ін'єкцій і більш ніж у 54 % у групі внутрішньом'язових. Дратівливість: менш ніж у 37 % у групі підшкірних ін'єкцій і більш ніж у 88 % у групі внутрішньом'язових. Сонливість: менш ніж у 41 % у групі підшкірних ін'єкцій і більш ніж у 70 % у групі внутрішньом'язових ін'єкцій. Порушення сну: менше ніж у 24 % у групі підшкірних ін'єкцій і більш ніж у 45 % у групі внутрішньом'язових ін'єкцій. Проте виробник рекомендує вводити цю вакцину внутрішньом'язово.
3. Побічні реакції було зареєстровано у 83–92 %. В одному з досліджень серйозні побічні ефекти було зафіксовано в 11 % дітей. Переважно це були інфекції, що потребують госпіталізації. Їх усіх визнали непов'язаними зі щепленням. Більшість серйозних побічних реакцій було виявлено у немовлят. Усього в групі, яка отримала 13-валентну вакцину, зареєстрували 35 серйозних ускладнень у 25 дітей (із 780). Тобто загальний відсоток серйозних ускладнень у двох дослідженнях становив 3,2 %. Відсоток ускладнень від самого пневмокока набагато нижчий [38].

Висновки

Як і гемофільна паличка, пневмокок — це опортуністична бактерія, яка живе в носоглотці у більшості людей.

Тривалий період ГВ значно знижує ризик інфекції.

Захворюваність на пневмококову інфекцію зросла після початку вакцинації проти гемофільної палички.

Вакцинація призвела до заміни вакцинних штамів на інші, а також до підвищення захворюваності на гемофільну та інші інфекції.

Джерела

1. Wenger J.D. et al. Bacterial meningitis in the United States, 1986: report of a multistate surveillance study. *J. Infect. Dis.* 1990;162(6):1316-23
2. Pneumococcal. CDC *Pink Book*
3. Levine O.S. et al. Risk factors for invasive pneumococcal disease in children: a population-based case-control study in North America. *Pediatrics.* 1999;103(3):E28
4. César J.A. et al. Impact of breast feeding on admission for pneumonia during postneonatal period in Brazil: nested case-control study. *BMJ.* 1999;318(7194):1316-20
5. Nuorti J.P. et al. Cigarette smoking and invasive pneumococcal disease. NEJM. 2000;342(10):681-9
6. Kyaw M.H. et al. The influence of chronic illnesses on the incidence of invasive pneumococcal disease in adults. *J. Infect. Dis.* 2005;192(3):377-86
7. Malik U. et al. Association between prior antibiotic therapy and subsequent risk of community-acquired infections: a systematic review. *J. Antimicrob. Chemother.* 2018;73(2):287-96
8. Pastor P. et al. Invasive pneumococcal disease in Dallas County, Texas: results from population-based surveillance in 1995. *Clin. Infect. Dis.* 1998;26(3):590-5
9. Harrison L.H. et al. Invasive pneumococcal infection in Baltimore, Md: implications for immunization policy. *Arch. Intern. Med.* 2000;160(1):89-94
10. Hausdorff W.P. et al. Geographical differences in invasive pneumococcal disease rates and serotype frequency in young children. *Lancet.* 2001;357(9260):950-2
11. Baer M. et al. Increase in bacteraemic pneumococcal infections in children. *Lancet.* 1995;345(8950):661
12. Tan T.Q. et al. Clinical characteristics of children with complicated pneumonia caused by Streptococcus pneumoniae. *Pediatrics.* 2002;110(1 Pt 1):1-6
13. Foster J.A. et al. Rising rate of pneumococcal bacteremia at the Children's Hospital of Philadelphia. *Pediatr. Infect. Dis. J.* 1994;13(12):1143-4
14. Pericone C.D. et al. Inhibitory and bactericidal effects of hydrogen peroxide production by Streptococcus pneumoniae on other inhabitants of the upper respiratory tract. *Infect. Immun.* 2000;68(7):3990-7
15. Lysenko E.S. et al. The role of innate immune responses in the outcome of interspecies competition for colonization of mucosal surfaces. *PLoS Pathog.* 2005;1(1):e1
16. Bogaert D. et al. Colonisation by Streptococcus pneumoniae and Staphylococcus aureus in healthy children. *Lancet.* 2004;363(9424):1871-2
17. Regev-Yochay G. et al. Association between carriage of Streptococcus pneumoniae and Staphylococcus aureus in Children. JAMA. 2004;292(6):716-20
18. Regev-Yochay G. et al. Interference between Streptococcus pneumoniae and Staphylococcus aureus: In vitro hydrogen peroxide-mediated killing by Streptococcus pneumoniae. *J. Bacteriol.* 2006;188(13):4996-5001
19. van Gils E.J. et al. Effect of seven-valent pneumococcal conjugate vaccine on Staphylococcus aureus colonisation in a randomised controlled trial. *PloS One.* 2011;6(6):e20229
20. Pettigrew M.M. et al. Microbial interactions during upper respiratory tract infections. *Emerg Infect Dis.* 2008;14(10):1584-91
21. Calfee D.P. The epidemiology, treatment, and prevention of transmission of methicillin-resistant Staphylococcus aureus. *J. Infus. Nurs.* 2011;34(6):359-64

22. Klein E. et al. Hospitalizations and deaths caused by methicillin-resistant Staphylococcus aureus, United States, 1999-2005. *Emerg. Infect. Dis.* 2007;13(12):1840-6
23. Hirschmann J.V. et al. The pneumococcal vaccine after 15 years of use. *Arch Intern Med.* 1994;154(4):373-7
24. Moberley S. et al. Vaccines for preventing pneumococcal infection in adults. *Cochrane Database Syst Rev.* 2013:CD000422
25. Shah S.S. et al. Trends in invasive pneumococcal disease-associated hospitalizations. CIN *Infect Dis.* 2006;42(1):e1-5
26. Li S.T. et al. Empyema hospitalizations increased in US children despite pneumococcal conjugate vaccine. *Pediatrics.* 2010;125(1):26-33
27. Lucero M.G. et al. Efficacy of an 11-valent pneumococcal conjugate vaccine against radiologically confirmed pneumonia among children less than 2 years of age in the Philippines: a randomized, double-blind, placebo-controlled trial. *Pediatr Infect Dis J.* 2009;28(6):455-62
28. Croucher N.J. et al. Rapid pneumococcal evolution in response to clinical interventions. *Science.* 2011;331(6016):430-4
29. Olarte L. et al. Emergence of Multidrug-Resistant Pneumococcal Serotype 35B among Children in the United States. *J Clin Microbiol.* 2017;55(3):724-34
30. Muñoz-Almagro C. et al. Emergence of invasive pneumococcal disease caused by nonvaccine serotypes in the era of 7-valent conjugate vaccine. *Clin Infect Dis.* 2008;46(2):174-82
31. Byington C.L. et al. Temporal trends of invasive disease due to Streptococcus pneumoniae among children in the intermountain west: emergence of nonvaccine serogroups. *Clin Infect Dis.* 2005;41(1):21-9
32. Singleton R.J. et al. Invasive pneumococcal disease caused by nonvaccine serotypes among alaska native children with high levels of 7-valent pneumococcal conjugate vaccine coverage. JAMA. 2007;297(16):1784-92
33. Sahni V. et al. The epidemiology of invasive pneumococcal disease in British Columbia following implementation of an infant immunization program. *Can J Public Health.* 2012;103(1):29-33
34. Norton N.B. et al. Routine pneumococcal vaccination of children provokes new patterns of serotypes causing invasive pneumococcal disease in adults and children. *Am J Med Sci.* 2013;345(2):112-20
35. Alexandre C. et al. Rebound in the incidence of pneumococcal meningitis in northern France: effect of serotype replacement. *Acta Paediatr.* 2010;99(11):1686-90
36. Metlay J.P. et al. Exposure to children as a risk factor for bacteremic pneumococcal disease: changes in the post-conjugate vaccine era. *Arch Intern Med.* 2010; 170(8):725-31
37. Prevenar 13 PSUR 04 – Response to RSI Neurological Events. 2012
38. Prevenar 13 (EMEA/H/C/001104) Article 46 of Pediatric Regulation 1901/2006

Розділ 20. **Менінгокок**

Ліки бувають гіршими за хворобу.
Френсіс Бекон

Менінгокок — це третій вид бактерій, який спричиняє менінгіт та бактеріємію. Захворюваність на менінгококову інфекцію значно нижча, ніж захворюваність на пневмококову та гемофільну інфекцію, але оскільки вакцина проти менінгокока є найновішою ліцензованою вакциною, менінгококом останнім часом лякають особливо завзято.

Згідно із CDC, існує 13 серогруп менінгокока, але збудниками інвазивних інфекцій[23] переважно є 5: A, B, C, W, Y. Збудником 60 % інвазивних інфекцій у дітей є серогрупа B. Летальність інвазивної інфекції становить 10–15 %, а летальність менінгококцемії (менінгококового сепсису) досягає 40 %. 98 % випадків захворювання є спорадичними і лише 2 % трапляються внаслідок спалахів.

Перша полісахаридна вакцина з'явилася в 1974 році. Як і інші полісахаридні вакцини, вона неефективна для немовлят. Перші кон'юговані вакцини (Менактра і Менвео) було ліцензовано у 2005 і 2010 роках для підлітків віком від 11 років. Обидві захищають від бактерій серогруп ACWY. Очікували, що ефект від вакцини зберігатиметься 10 років, але згодом виявилося, що кількість антитіл зменшується вже через 3–5 років і щеплені в 11 років уже не будуть захищеними в юнацькі роки, коли ризик менінгококової інфекції вищий. Тому в 2010 році додали ревакцинацію у 16 років.

[23] **Інвазивна інфекція** — інфекція, спричинена проникненням бактерій у частини тіла людини, де бактерій зазвичай немає, такі як кровоносна система, м'які тканини, мозкові оболони.

У 2014-2015 роках було ліцензовано 2 вакцини проти серогрупи В — Бексеро і Труменба [1].

Раніше вважали, що найвища захворюваність припадає на дітей віком 6-24 місяців, але останні дані свідчать про те, що найчастіше хворіють немовлята віком до 6 місяців, які не отримали антитіла від матері. Найбільше випадків захворювання спричинені серогрупою В, але, оскільки капсула бактерій цієї серогрупи містить молекулу, яка дуже схожа на глікопротеїни мозку, полісахаридні вакцини проти цієї серогрупи погано стимулюють вироблення антитіл і можуть призвести до аутоімунної реакції через механізм молекулярної мімікрії. Тому було розроблено вакцини на основі *білків зовнішньої мембрани*. Але оскільки білки зовнішньої мембрани менінгококів здатні змінювати антигени, це може призвести до неефективності вакцини. Оскільки менінгококова інфекція — дуже рідкісне захворювання, всі вакцини проти менінгокока було ліцензовано лише на підставі імуногенності (рівня антитіл), а не на підставі клінічної ефективності [2].

У статті, опублікованій CDC в 2010 році, повідомляється, що між 1998-м і 2007-м роками захворюваність на менінгококову інфекцію в США знизилася на 64 %. У середньому за ці роки захворюваність становила 1 на 200 000, а до 2007 року вона знизилася до 1 на 300 000. Найвища захворюваність була серед немовлят віком до року (1 на 20 000). 50 % випадків хвороби у них були спричинені серогрупою В. Летальність менінгококової інфекції — 11 % і зростає з віком. Серед немовлят летальність становить 3–6 %, а серед літніх людей — 24 %. Найбільше випадків траплялося в січні і в лютому, а найменше — в серпні. Автори роблять висновок, що до початку вакцинації захворюваність на менінгококову інфекцію в США була на рівні історичного мінімуму і що після початку вакцинації не відбулося значного зменшення захворюваності у підлітків, тому що були щеплені лише 32 % [3].

(Мотив, який проходить червоною ниткою практично через усі дослідження: якщо після початку вакцинації не відбулося

зниження захворюваності — то це тому, що охоплення було недостатнім, а якщо відбулося зниження — то це заслуга вакцинації, навіть якщо були щеплені тільки 2 %.)

У результаті безсимптомної колонізації менінгококом до нього впродовж декількох тижнів виробляються антитіла. Немовлята віком до півроку захищені антитілами матері, і концентрація антитіл у них вища, ніж у матері. Зазвичай природний імунітет до менінгокока виробляється в дитинстві [4].

В огляді 2004 року йдеться про те, що 10 % населення є носіями менінгококової бактерії. Серед дітей менше 3 % заражені, а серед 15–24-річних заражені 24–37 %. Високий рівень колонізації спостерігається також серед військовослужбовців. Наприклад, серед норвезьких солдатів більше 70 % були носіями менінгокока.

Нещодавнє дослідження показало, що кількість носіїв менінгокока, яку визначають конвенціональними методами (бакпосів), можливо, є заниженою. Використовуючи метод імуногістохімії[24], визначили, що 45 % були носіями менінгокока, тоді як лише у 10 % із них менінгокок було виявлено конвенціональним методом[25]. Приблизно 50 % штамів, виявлених у носіїв, були безкапсульними. Раніше вважали, що безкапсульні штами не патогенні, але потім з'ясувалося, що менінгококи здатні «вмикати» і «вимикати» вироблення капсул з високою частотою. Є свідчення про те, що втрата капсули підсилює здатність менінгококів до колонізації носоглотки і уникання систем захисту організму. Менше ніж у 1% хворих може розвинутися хронічна доброякісна менінгококцемія. Як ці пацієнти витримують потенційно летальні бактерії у кровотоці[26] протягом декількох тижнів — невідомо [5].

---

[24] **Імуногістохімія** — аналітичний метод визначення протеїнів (антигенів) у клітинах біологічних тканин на основі реакції антиген-антитіло — *прим. ред.*

[25] Сьогодні найбільш інформативним методом дослідження складу мікробіоти є метод Сенгера (британського біохіміка, двічі лауреата Нобелівської премії, який запропонував метод розшифровки геному людини). **Метод секвенування**, розроблений Сенгером, дає можливість виявити в 10–20 разів більше мікробів, ніж бакпосів, а також віруси, які на поживному середовищі не виростають взагалі — *прим. ред.*

Менінгококова хвороба найбільше поширена в «африканському менінгітному поясі», до якого належать країни, розташовані на південь від Сахари. Проте не зареєстровано жодного випадку захворювання туристів. Кожні 6 тижнів CDC розслідує потенційне зараження менінгококом у літаках. Однак відомо лише про 2 таких випадки [6].

Фактори ризику

Ризик менінгококової інфекції в особи віком до 18 років зростає майже в 4 рази, якщо його мати курить. Серед дорослих активне та пасивне куріння збільшують ризик менінгококової інфекції в 2,5 раза, а хронічне захворювання — в 11 разів [7]. Коли обоє батьків курять, ризик захворіти на менінгокок у дітей зростає у 8 разів [8]. У Гані, де менінгококовий менінгіт поширений набагато більше, ніж у розвинених країнах, приготування їжі у дров'яних печах пов'язане з дев'ятикратним ризиком захворювання [9].

Ризик менінгококової інфекції в гомосексуалів у 4 рази вищий, ніж у гетеросексуалів. 45 % хворих на менінгокок повідомили про численних партнерів і про участь в анонімному сексі [10]. У Нью Йорку та Південній Каліфорнії ризик менінгококової інфекції серед гомосексуалів у 50 разів вищий, ніж ризик захворіти в середньому [11, 12]. Гомосексуали також значно частіше є носіями менінгококової бактерії [13]. У 2016 році було відкрито новий штам менінгокока, який може передаватися статевим шляхом [14]. CDC повідомляє, що у 2016 році серед хворих на менінгокок чоловіків віком від 16 років 57 % заявили про гомосексуальний контакт [15]. Зараження ВІЛ підвищує ризик захворіти на менінгококову інфекцію в 11 разів. У 2010 році в Нью-Йорку почався спалах

---

[26] За допомогою методу секвенування зокрема було з'ясовано, що ніяка тканина людського організму, включаючи і кров, не є стерильною. Факти безсимптомної вірусо- і бактеріемії потребують вивчення і пояснення. Власне, як і факти нечутливості деяких людей до летальних доз різноманітних отрут у їхній крові — *прим. ред.*

менінгокока серед гомосексуалів. Це було пов'язано зі зростанням популярності мобільних додатків для знайомств та з відвідуванням гей-барів [16].

У британському дослідженні інтимні поцілунки з численними партнерами були пов'язані з підвищенням ризику менінгококової інфекції серед підлітків майже в 4 рази. Передчасні пологи і попередній хворобливий стан пов'язані з потрійним ризиком. Відвідування релігійних церемоній пов'язане зі зниженням ризику в 11 разів, а вакцинація — зі зниженням ризику у 8 разів [17]. Використання марихуани пов'язане зі збільшенням ризику в 4 рази, а відвідування нічних клубів — зі збільшенням у 3 рази. Відвідування пікніків і танців знижувало ризик у 3–4 рази [18]. У США відвідування барів було пов'язане з підвищенням ризику захворювання у 8 разів, а поцілунки більш ніж із одним партнером — у 13 разів [19][27].

У Чилі факторами ризику менінгококової інфекції були тіснота, низький рівень освіти матері, низький рівень доходу, зловживання алкоголем та хронічна хвороба [20].

Ефективність

Згідно з даними CDC, клінічна ефективність Менактри через рік після щеплення становить 91%, а через 2–5 років зменшується до 58%, при тому, що ця ефективність не має статистичної значущості [21]. У 1999 році в Англії ввели кон'юговану вакцину проти менінгокока C до національного календаря щеплень для немовлят. Ефективність вакцини в перший рік після щеплення становила 93%, але після року ефективність стала негативною (–81%) [22].

[27] З приводу інформації, викладеної в цьому абзаці, слід зауважити читачеві, що вже згадувана вище кореляційна залежність не завжди є причинно-наслідковою. Кореляція двох величин може свідчити про існування загальної причини, хоча самі явища безпосередньо не взаємодіють. Наприклад, обмерзання стає причиною як зростання травматизму через падіння, так і збільшення аварійності на автотранспорті. Ці дві величини будуть корелювати, хоча вони не пов'язані причинно-наслідково, а лише мають сторонню загальну причину — ожеледицю — *прим. ред.*

У Норвегії спостерігається найвища захворюваність на менінгококову інфекцію в Європі, і 80 % випадків припадають на серогрупу B. У 1970–1980-х роках там була епідемія, і захворюваність доходила до 1 на 14 000. Було проведено подвійне сліпе рандомізоване дослідження (170 000 осіб) використання вакцини на основі білків зовнішньої мембрани. Як плацебо використовувався гідроксид алюмінію. Ефективність вакцини становила всього 57 %, тому її вирішили не вносити в календар щеплень [23].

У клінічному випробуванні вакцини проти серогрупи B у Чилі (40 000 осіб) як плацебо було використано вакцину проти інших серогруп менінгококів. Ефективність вакцини впродовж 2,5 років становила 51 %, а серед дітей віком до 5 років ефективність була негативною: –23 % [24].

У 1991 році в Новій Зеландії почалася епідемія менінгокока серогрупи B. У 2001 році вона досягла свого піку і пішла на спад. До 2004 року була розроблена спеціальна вакцина проти новозеландського штаму. Оскільки подумали, що проводити рандомізовані випробування під час епідемії неетично, у 2004 році було розпочато кампанію вакцинації всіх дітей з 6-тижневого віку до 19 років. До 2006 року були щеплені 80 % дітей, і кампанію припинили. Згодом з'ясувалося, що через 7 місяців після третьої дози вакцини кількість антитіл у немовлят повернулася практично до початкового рівня [25].

Так само як і пневмокок, бактерії менінгокока здатні змінювати свою серогрупу [26].

У 2004 році у Квебеку був спалах менінгококової інфекції серогрупи B. Дослідники вважають, що це, ймовірно, сталося через заміну серогрупи внаслідок вакцинації полісахаридною вакциною проти серогрупи C [27].

У 2006–2010 роках у CDC у щеплених було зареєстровано 30 випадків захворювання. Летальність серед них була такою ж, як у нещеплених [1].

Колонізація

На початку 2015 року відбувся «спалах» менінгококової інфекції серогрупи B у коледжі в Род-Айленді (два випадки). Обидва хворих видужали. Внаслідок спалаху було проведено 5 кампаній вакцинації трьома дозами для студентів і викладачів кампусу, а також для їхніх інтимних партнерів. Всього було щеплено близько 4000 людей нещодавно ліцензованою вакциною Труменба. Оскільки не було відомо, як вакцина впливає на колонізацію менінгокока, дослідники використали кампанію вакцинації, щоб це перевірити. Науковці зробили висновок, що вакцинація жодним чином не впливає на колонізацію менінгокока та на колективний імунітет і тому необхідне високе охоплення щепленнями [28]. У дослідженні колонізації менінгокока на базі іншого університету в Род-Айленді та в Орегоні вакцинація також ніяк не вплинула на колонізацію. В одному з університетів Англії перевірили колонізацію менінгокока до та після вакцинації проти серогруп ACWY, і виявилося, що, попри охоплення щепленнями 71%, колонізація збільшилася з 14 до 46 %, а колонізація серогрупи W виросла в 11 разів, із 0,7 до 8 % [29].

Безпечність

Менактру було ліцензовано в січні 2005 року для 11–12-річних, а також для студентів-першокурсників. Серед щеплених першокурсників, у період між 10 червня і 25 липня 2005 року, у VAERS зареєстрували 5 випадків синдрому Гієна-Барре. В одному з випадків у щепленої дівчини вже двічі був синдром Гієна-Барре до цього, в 2 і 5 років, обидва рази впродовж 2 тижнів після вакцинації. У CDC дійшли висновку, що це, ймовірно, випадковий збіг, і рекомендували продовжувати вакцинацію, але виробник додав у вкладку, що синдром Гієна-Барре, можливо, пов'язаний із вакцинацією [30]. Згідно з опублікованим у 2017 році дослідженням, серед тих, хто отримував щеплення проти менінгокока разом з іншими щепленнями, ризик лицьового паралічу впродовж 12 тижнів опісля був у 5 разів вищий порівняно з контрольною групою. Щоправда, в ролі контрольної групи використовували тих самих щеплених, тільки через 12 тижнів після щеплення і пізніше. Ризик хвороби Хашимото (аутоімунного тиреоїдиту) у щеплених був у 5 разів вищий, а епілептичного нападу — в 3 рази вищий. Але потім всі ці випадки переглянули, деякі з них вилучили, і автори зробили висновок, що статистично значущого зв'язку між щепленням і цими хворобами не існує [31].

У клінічних випробуваннях вакцини Менвео 5700 людей отримали Менвео та 5 інших вакцин і 2000 отримали тільки інші вакцини. Серед немовлят, щеплених вакциною Менвео та іншими вакцинами, серйозні системні реакції спостерігалися у 16 %, а серед щеплених тільки іншими вакцинами — у 13 %. Автори дещо «погрались» зі статистикою і підсумували, що ніякої різниці між двома групами не було і вакцина абсолютно безпечна. Також у групі щеплених проти менінгокока було вдвічі більше померлих, але дослідники зробили висновок, що їхні смерті жодним чином не пов'язані з вакцинацією [32].

Згідно з аналізом рандомізованих випробувань, частота серйозних побічних ефектів, потенційно пов'язаних із Бексеро, становить 1 на 185. Це в 4,5 раза більше, ніж частота серйозних побічних ефектів від звичайних вакцин [33]. У клінічних випробуваннях Бексеро в ролі плацебо використовували гідроксид алюмінію, іншу вакцину проти менінгокока або вакцину проти японського енцефаліту. У 2 % щеплених було зареєстровано серйозні негативні наслідки. До того ж вакцина не захищає від усіх штамів серогрупи B. Бексеро містить найбільшу кількість алюмінію серед усіх щеплень — 1,5 мг. Вакцина проти гепатиту B, наприклад, містить 250 мкг [34].

У клінічних випробуваннях Менактри для немовлят контрольна група отримала вакцини проти пневмокока, гепатиту A і КПКВ. У клінічних випробуваннях вакцини для дітей і дорослих у ролі плацебо використовували полісахаридну вакцину проти менінгокока. Серйозні негативні випадки було зареєстровано у 2–2,5 %. У 60 % немовлят спостерігали знервованість, у 30 % — втрату апетиту. Повідомляють, що вакцина, можливо, пов'язана з паралічем лицевого нерва, поперечним мієлітом та гострим розсіяним енцефаломієлітом [35].

У Франції використовують вакцину Meningitec (кон'югована, проти серогрупи C). Щонайменше 680 дітей постраждали від цієї вакцини. Батьки подали до суду на компанію, і їхній адвокат замовив лабораторну перевірку вакцини. Виявилося, що вона містить наночастинки таких металів, як титан, свинець та цирконій [36, 37].

Різне

Директор відділу вакцинації в CDC у 2004 році заявив, що у CDC поганий стан справ із вакцинацією підлітків, і тому залякування батьків наслідками невакцинування дітей стане частиною рекламної кампанії. І що для цих цілей ідеально підходить менінгококова вакцина. Тому що після вакцини проти менінгокока в календар щеплень потрібно буде додати ревакцинацію проти правця, дифтерії і кашлюку, а також вакцини проти ВПЛ та проти герпесу. Також у статті зазначено, що зазвичай вакцинація набагато дешевша, ніж вартість лікування, але у випадку з менінгококом це не так. Вакцинація коштуватиме $3,5 мільярда на рік, і кожне врятоване життя буде коштувати більше мільйона доларів [38].

Статистика

У 2006 році, коли вакцину проти менінгокока додали в національний календар щеплень, захворюваність менінгококовою інфекцією становила 1 на 250 000 [39], а смертність — 1 на 2,5 мільйона [40].

У 2015 році захворюваність становила 1 на мільйон. У 2014 році всього 43 людини померли від менінгокока у США, з них 5 дітей віком до 5 років. Тобто смертність від менінгокока становила 1 на 7 мільйонів [41].

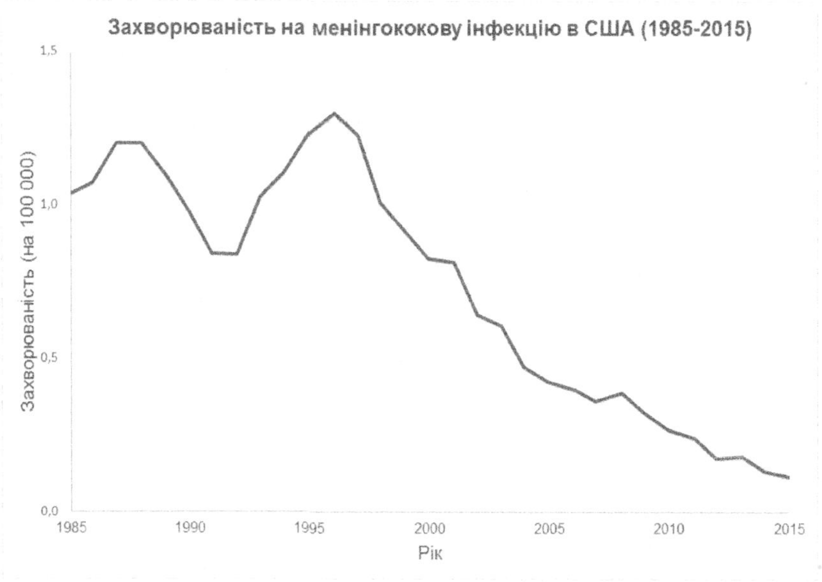

Для порівняння, у 2015 році 1015 людей померло від гемофільної інфекції і 3350 людей — від пневмокока. Захворюваність на менінгококову інфекцію у 2017 році в Росії становить 1 на 200 000, а в Україні — 1 на 100 000.

Смертність від менінгокока серед дітей віком до 5 років у США впала з середини 90-х років більш ніж на 90 %, незважаючи на те, що вакцинація для дітей досі не впроваджена. У Росії, попри відсутність вакцинації, смертність від менінгокока з 1980-х років знизилася на 85 % [42].

Станом на середину 2019 року в системі VAERS було зареєстровано близько 200 випадків смерті після щеплення проти менінгокока і 450 випадків інвалідності. У 2016 році 7 дітей віком до 3 років померли після щеплення, і ще 15 стали інвалідами (не всім дітям у США робили щеплення, це — діти з групи ризику або щеплені помилково). Того самого року 9 дітей віком до 5 років померли від менінгокока або з підозрою на менінгокок [15]. З огляду на те, що у VAERS реєструють лише 1–10 % всіх випадків і що вакцинують тільки дітей із груп ризику, вакцина проти менінгокока, ймовірно, вбиває більше людей, ніж менінгокок.

Висновки

Як і два попередні види бактерій, менінгококова інфекція – це небезпечна, проте дуже рідкісна хвороба, попри те, що 10 % населення є носіями бактерії.

На менінгококову інфекцію хворіють здебільшого представники груп ризику – гомосексуали, люди, заражені ВІЛ, та інші хронічні хворі. Активне та пасивне куріння підвищує ризик інфекції.

Зниження захворюваності на 85–90 % відбулося до початку вакцинації.

Менінгококова вакцина містить величезну кількість алюмінію і спричиняє значно більше побічних проявів порівняно з іншими вакцинами.

Джерела

1. Meningococcal. *CDC Pink Book*
2. Tan L.K. et al. Advances in the development of vaccines against Neisseria meningitidis. NEJM. 2010;362(16):1511-20
3. Cohn A.C. et al. Changes in Neisseria meningitidis disease epidemiology in the United States, 1998-2007: implications for prevention of meningococcal disease. *Clin. Infect. Dis.* 2010;50(2):184-91
4. Goldschneider I. et al. Human immunity to the meningococcus. II. Development of natural immunity. *J Exp Med.* 1969;129(6):1327-48
5. Manchanda V. et al. Meningococcal disease: history, epidemiology, pathogenesis, clinical manifestations, diagnosis, antimicrobial susceptibility and prevention. *Indian. J. Med. Microbiol.* 2006;24(1):7-19
6. Steffen R. The risk of meningococcal disease in travelers and current recommendations for prevention. J Travel Med. 2010;17 Suppl:9-17
7. Fischer M. et al. Tobacco smoke as a risk factor for meningococcal disease. *Pediatr. Infect. Dis. J.* 1997;16(10):979-83

8. Murray R.L. et al. Second hand smoke exposure and the risk of invasive meningococcal disease in children: systematic review and meta-analysis. *BMC Public. Health.* 2012;12:1062
9. Hodgson A. et al. Risk factors for meningococcal meningitis in northern Ghana. *Trans. R. Soc. Trop. Med. Hyg.* 2001;95(5):477-80
10. Folaranmi T.A. et al. Increased risk for meningococcal disease among men who have sex with men in the United States, 2012-2015. *Clin. Infect. Dis.* 2017;65(5):756-63
11. Simon M.S. et al. Invasive meningococcal disease in men who have sex with men. *Ann. Intern. Med.* 2013;159(4):300-1
12. Nanduri S et al. Outbreak of serogroup C meningococcal disease primarily affecting men who have sex with men — Southern California, 2016. *MMWR.* 2016;65(35):939-40
13. Russell J.M. et al. Pharyngeal flora in a sexually active population. *Int J STD AIDS.* 1995;6(3):211-5
14. Taha M.K. et al. Evolutionary events associated with an outbreak of meningococcal disease in men who have sex with men. *PloS One.* 2016;11(5):e0154047
15. CDC. Enhanced Meningococcal Disease Surveillance Report. 2016
16. ECDC. Invasive meningococcal disease among men who have sex with men. 2013
17. Tully J et al. Risk and protective factors for meningococcal disease in adolescents: matched cohort study. *BMJ.* 2006;332(7539):445-50
18. Harrison L.H. et al. Risk factors for meningococcal disease in students in grades 9-12. *Pediatr. Infect. Dis. J.* 2008;27(3):193-9
19. Mandal S. et al. Prolonged university outbreak of meningococcal disease associated with a serogroup B strain rarely seen in the United States. *Clin. Infect. Dis.* 2013;57(3):344-8
20. Olea A. et al. Case-control study of risk factors for meningococcal disease in Chile. *Emerg Infect Dis.* 2017;23(7):1070-8 20. MMWR. 2011;60(3):72-6
21. Updated recommendations for use of meningococcal conjugate vaccines (ACIP), 2010. MMWR. 2011;60(3):72-6
22. Trotter C.L. et al. Effectiveness of meningococcal serogroup C conjugate vaccine 4 years after introduction. *Lancet.* 2004;364(9431):365-7
23. Bjune G. et al. Effect of outer membrane vesicle vaccine against group B meningococcal disease in Norway. *Lancet.* 1991;338(8775):1093-6
24. Boslego J. et al. Efficacy, safety, and immunogenicity of a meningococcal group B (15:P1.3) outer membrane protein vaccine in Iquique, Chile. *Vaccine.* 1995;13(9):821-9
25. Jackson C. et al. Antibody persistence following MeNZB vaccination of adults and children and response to a fourth dose in toddlers. *Arch. Dis. Child.* 2011;96(8):744-51
26. Swartley J.S. et al. Capsule switching of Neisseria meningitidis. PNAS. 1997;94(1):271-6
27. Law D.K. et al. Invasive meningococcal disease in Quebec, Canada, due to an emerging clone of ST-269 serogroup B meningococci with serotype antigen 17 and serosubtype antigen P1.19 (B:17:P1.19). *J. Clin. Microbiol.* 2006;44(8):2743-9
28. Soeters H.M. et al. Meningococcal Carriage Evaluation in Response to a Serogroup B Meningococcal Disease Outbreak and Mass Vaccination Campaign at a College-Rhode Island, 2015-2016. *Clin. Infect. Dis.* 2017;64(8):1115-22
29. Oldfield N.J. et al. Rise in group W meningococcal carriage in university students, United Kingdom. *Emerg. Infect. Dis.* 2017;23(6):1009-11
30. Guillain-Barré syndrome among recipients of Menactra meningococcal conjugate vaccine — United States, June-July 2005.. *MMWR.* 2005;54(40):1023-5
31. Tseng H.F. et al. Safety of quadrivalent meningococcal conjugate vaccine in 11- to 21-year-olds. *Pediatrics.* 2017;139(1):e20162084

32. Abdelnour A. et al. Safety of a quadrivalent meningococcal serogroups A, C, W and Y conjugate vaccine (MenACWY-CRM) administered with routine infant vaccinations: results of an open-label, randomized, phase 3b controlled study in healthy infants. *Vaccine*. 2014;32(8):965-72
33. Flacco M.E. et al. Immunogenicity and safety of the multicomponent meningococcal B vaccine (4CMenB) in children and adolescents: a systematic review and meta-analysis. *Lancet Infect Dis*. 2018;18(4):461-72
34. Bexsero vaccine package insert
35. Menactra vaccine package insert
36. Burgerminister J. VacCIN Meningitec: un lot jugé dangereux pour la santé. 2016
37. Condomines A. VacCIN Meningitec: des composants dangereux repérés par une analyse accablante. LCI. 2016 Apr 5
38. Harris G. Panel reviews new vaccine that could be controversial. NY *Times*. 2004 Oct 27
39. Adams D.A. et al. Summary of notifiable infectious diseases and conditions – United States, 2015. *MMWR*. 2017;64(53):1-143
40. Heron M. et al. Deaths: final data for 2006. *Natl Vital Stat Rep*. 2009;57(14):1-134
41. Kochanek K.D. et al. Deaths: Final Data for 2014. *Natl Vital Stat Rep*. 2016;65(4):1-122
42. WHO Mortality Database

Розділ 21. **Туберкульоз**

Велика трагедія науки — вбивство прекрасної гіпотези потворним фактом.

Томас Хакслі

Мільярди людей були щеплені БЦЖ з 1921 року — більше, ніж будь-якою іншою вакциною. Проте ставлення до БЦЖ є не менш суперечливим, ніж до будь-якої іншої вакцини. Її ефективність обговорюють дотепер і оцінюють у різноманітних випробуваннях значенням від 0 до 80 %.

Хоча БЦЖ вважають однією з найбезпечніших вакцин, справжня статистика таких поствакцинальних ускладнень, як БЦЖ-ит (лімфаденіт) і БЦЖ-остеомієліт, невідома [1]. В огляді БЦЖ, опублікованому 2002 року, йдеться про те, що збудником туберкульозу є бактерія *Mycobacterium tuberculosis*, але у вакцині міститься *Mycobacterium bovis*, яка спричиняє туберкульоз у корів.

Це тому, що Кальмет і Герен, чиїми іменами названа вакцина, розробляли її спочатку для великої рогатої худоби, а не для людей.

Кальмет додав до культури бактерій коров'ячу жовч, щоб вони не злипалися, і зауважив, що через кілька місяців бактерія стала менш вірулентною для морських свинок. Він продовжував послаблювати бактерію за допомогою жовчі впродовж 13 років, змінюючи живильне середовище що два тижні.

З 1921 року БЦЖ почали робити також і людям. У ті часи бактерії неможливо було зберегти, не вбиваючи, тож їх продовжували ослаблювати за тією самою схемою і далі аж до 1961 року, змінюючи субстрат кожні 2 тижні.

Із 1924 року БЦЖ почали поширювати в лабораторії інших країн, які продовжували ослаблювати бактерії з тією самою метою — запобігти поверненню вірулентності, зберігаючи дієвість. Так у різних країнах утворили дочірні штами БЦЖ, які названі за місцем розташування лабораторії (БЦЖ Росія, Токіо тощо).

Зараз штами БЦЖ готують з ліофілізованих (зневоднених методом заморожування) запасів бактерії, які ресуспендують (додають знову воду) перед вакцинацією. У більшості вакцин 90–95% бактерій мертві, але у штамі БЦЖ Токіо 25% бактерій — живі. Важливість пропорції живих бактерій у вакцині ще не вивчали. Наприклад, чи компенсують мертві бактерії живі? Наука ще не знає відповіді на це питання.

Те, що важливо для ослабленої вакцини, — це наявність антигенів за відсутності вірулентності. Але відомо, що певні штами БЦЖ втратили антигени порівняно з початковою бактерією. В експерименті у Чехословаччині змінили штам БЦЖ-Прага на БЦЖ-Росія. Частота дисемінованого туберкульозу, враховуючи БЦЖ-остеїт, внаслідок вакцинації, була вищою у російського штаму.

У 1970-х роках була епідемія БЦЖ-остеїту у Швеції та Фінляндії, після чого Фінляндія перейшла на інший штам, а Швеція скасувала вакцинацію.

Чи змінилися штами БЦЖ за цей час? Безумовно. Чи важливо це? Залежно кого питати. Бактеріолог буде здивований, якщо БЦЖ значно не змінилася за півстоліття вирощування в лабораторії. Для чиновника, який планує вакцинувати мільйони немовлят, потрібно більше інформації. Чи існує найефективніший штам БЦЖ? Або найбезпечніший? Чи відрізняються вони? Відповіді на ці питання, на жаль, поки що невідомі. Автор пише, що незалежно від того, чи будуть у майбутньому використовувати певний штам БЦЖ, його генетично змінену версію або зовсім нову вакцину, будемо сподіватися, що виробники стануть проводити клінічні випробування вакцини, щоб ми знову не залишилися з невизначеністю вакцинації мільйонів немовлят щороку без чіткого розуміння її ризиків і переваг [1].

В огляді 2011 року, опублікованому в журналі Lancet, повідомляють, що 4 мільярди людей були щеплені БЦЖ з 1921 року. Більше 90 % дітей отримують цю вакцину сьогодні, проте це не надто вплинуло на пандемію туберкульозу. Кількість нових випадків сьогодні вища, ніж у будь-який інший період історії.

Хоча вакцина ефективна проти туберкульозного менінгіту і міліарного туберкульозу, її дія слабшає впродовж десятиліття. Туберкульоз залишається хворобою бідності, яка нерозривно пов'язана з перенаселеністю і недоїданням. Автори роблять висновок, що наше фундаментальне розуміння патогенезу цього захворювання неадекватне. Попри значний прогрес у боротьбі з туберкульозом у всьому світі, незрозуміло, чому захворюваність на туберкульоз знижується менше ніж на 1% на рік [2].

Автори статті 2017 року, аналізуючи дослідження БЦЖ останніх 20 років, пишуть, що ефективність БЦЖ дуже залежить від географічного розташування, і ми дуже погано розуміємо, чому вона захищає, коли захищає, або чому не захищає, коли не захищає. До цього часу не ідентифіковані маркери захисту після БЦЖ (*тобто якщо після інших щеплень можна перевірити наявність антитіл, то після БЦЖ ніяк неможливо встановити, дала вакцина якийсь ефект чи ні*). Бактерії БЦЖ знаходять у місці ін'єкції через місяць після щеплення, але невідомо, скільки часу вони виживають (за умов використання живої вакцини). Відомі випадки довготривалого виживання, наприклад, у ВІЛ-інфікованого, у якого почався дисемінований туберкульоз БЦЖ-штаму через 30 років після щеплення [3].

ВООЗ оцінює, що третина населення у світі заражена туберкульозною бактерією, але тільки 10 % із них, лише ті, у кого знижений імунітет, захворіють на туберкульоз.

До появи антибіотиків туберкульоз лікували в санаторіях покращеним харчуванням, гігієною та відпочинком, що обумовило зниження смертності ще в XIX столітті. У 1940-х роках з'явилися антибіотики, а разом з ними і стійкі до них штами.

У Перу захворюваність на туберкульоз знижується на 3,7% на рік, проте захворюваність на стійкі до антибіотиків штами зростає на 4,5% на рік. У Білорусі 35% нових випадків і 76% повторних випадків є стійкими до антибіотиків. Автори опублікованого у 2014 році дослідження проаналізували смертність від туберкульозу в декількох країнах і зробили висновок, що у Швейцарії, Англії та Нью-Йорку смертність знизилася на 80–90% до появи антибіотиків, які практично не вплинули на її подальшу динаміку. У Бразилії та Японії антибіотики дали більший ефект.

У Сьєрра-Леоне смертність від туберкульозу за 20 років зросла втричі, незважаючи на наявність антибіотиків, які не працюють. Різке збільшення смертності спостерігалося і в Японії наприкінці XIX — початку XX століття, в часи індустріалізації, і, швидше за все, в розвинених країнах також, до початку ведення статистики [4].

У 1929 році в місті Любек у Німеччині стався інцидент, який назвали «Любекською трагедією». 251 немовля отримало 3 дози БЦЖ перорально, після чого 90% захворіли на туберкульоз, і 72 з них померли. Згодом з'ясувалося, що у вакцину помилково додали вірулентні бактерії. Автори опублікованого у 2016 році дослідження виносять із цього інциденту три уроки. По-перше, незважаючи на високу смертність (29%), більшість немовлят одужали, з чого випливає, що у людей є вроджений імунітет до бактерій туберкульозу (антибіотиків у той час ще не було). По-друге, ті, хто отримав малу дозу бактерій, впоралися із захворюванням краще за тих, хто отримав високу дозу, з чого випливає, що вроджений імунітет залежить від дози бактерій. По-третє, 2 немовлят, які отримали низьку дозу, все одно дуже швидко померли від туберкульозу. Отже деякі діти, ймовірно, генетично схильні до захворювання [5].

Із західноєвропейських країн тільки в Ірландії БЦЖ усе ще офіційно входить до національного календаря щеплень. Однак фактично запаси вакцини закінчилися ще у 2015 році, відтоді БЦЖ в Ірландії не використовують.

Фактори ризику

Активне та пасивне куріння пов'язане з подвійним ризиком туберкульозу [6]. Курці в минулому і на сьогодні мають підвищений ризик зараження, ризик ускладнень і ризик смерті від туберкульозу [7].

У людей зі зниженою вагою ризик туберкульозу в 12 разів вищий порівняно з людьми із нормальною вагою. У людей з надмірною вагою ризик туберкульозу в 3 рази нижчий, а у тих, хто страждає на ожиріння — в 5 разів нижчий. У 1950-х було встановлено, що люди зі зниженим рівнем вітамінів А і С хворіли на туберкульоз частіше, а добавка вітамінів і мінералів знижувала захворюваність у сім'ях хворих. Відтоді не проводили адекватних досліджень впливу нутрієнтів на ризик туберкульозу [8].

Зв'язок між діабетом і туберкульозом зауважив ще Авіценна, і сьогодні ми його заново відкриваємо [9]. Діабетики хворіють на туберкульоз у 3 рази частіше, заражені ВІЛ — у 20 разів частіше [2]. Ризик туберкульозу підвищують також імунодепресори (або імуносупресивні препарати), такі як кортикостероїди. Зв'язок препаратів для лікування ревматологічних розладів із туберкульозом сьогодні є проблемою розвинених країн. Згідно із CDC, іншими факторами ризику захворювання є алкоголізм, вживання наркотиків, бездомність та ув'язнення[29].

Ефективність

Згідно з опублікованим у 2014 році систематичним оглядом, клінічна ефективність БЦЖ у немовлят становить 59 %. Що далі від екватора, то вакцина ефективніша. Ефективність проти туберкульозного менінгіту і дисемінованої форми туберкульозу становить 90 %. У старшому віці ефективність вакцини нижча [10].

[29] Усі ці «фактори» разом і поодинці радше мають з туберкульозом спільну психічну причину, аніж причинно-наслідковий зв'язок, як уже описувалось раніше — *прим. ред.*

Найбільше рандомізоване плацебо-контрольоване подвійне сліпе дослідження ефективності БЦЖ було проведено у південній Індії. У ньому брали участь 280 000 осіб, за якими спостерігали упродовж 15 років. Було протестовано 2 штами БЦЖ, кожен із них у низькій та у високій дозах. Ефективність вакцини була нульовою. У перші роки після початку дослідження щеплені хворіли на туберкульоз частіше від нещеплених. Згодом, в період 5–12 років після щеплення, нещеплені хворіли частіше. А через 12 років щеплені знову почали хворіти частіше за нещеплених. Такий самий ефект було помічено і в іншому дослідженні БЦЖ в Індії. У британському дослідженні, навпаки, в перші 12 років щеплені хворіли рідше, а потім щеплені почали хворіти частіше [11].

Велике рандомізоване дослідження ефективності ревакцинації БЦЖ було проведено в Малаві (120 000 осіб). Щеплені хворіли на 49 % рідше на проказу, але на 69 % частіше на туберкульоз. У інших дослідженнях у Малаві й Венесуелі також було встановлено, що БЦЖ не захищає від туберкульозу, але захищає певною мірою від прокази [12].

ВООЗ визнала, що не існує жодних свідчень ефективності ревакцинації, і не рекомендує її проводити.

Дослідження ефективності БЦЖ у США, що тривало 14 років, було опубліковано в 1966 році. Ефективність вакцини становила 14 %, а серед афроамериканців ефективність була негативною. Внаслідок цього дослідження було вирішено, що ефективність БЦЖ занадто низька, короткотермінова і менш за все ефективна в групах ризику. **Тому БЦЖ ніколи не входила до календаря щеплень США [13].**

Імуногенність вакцин проти туберкульозу зазвичай визначають за складом речовин, які виділяє імунна система (за цитокіновим профілем). В опублікованому в 2010 році дослідженні з'ясувалося, що цитокіновий профіль після БЦЖ жодним чином не корелює із захистом від туберкульозу [14].

Дослідження 2005 року виявило, що у тих, хто перехворів на туберкульоз, ризик повторно захворіти в 4 рази вищий, ніж у тих, хто ще не хворів. Автори роблять висновок, що той факт, що природне захворювання не забезпечує захист від повторного зараження, може частково пояснити неефективність вакцинації БЦЖ [15].

А ось що пишуть автори опублікованої у 2000 році статті під назвою «Чи можлива розробка нової вакцини проти туберкульозу»:

«На жаль, на сьогодні ми перебуваємо не ближче до елімінації чи навіть до контролю над туберкульозом, ніж ми були, коли Кох уперше відкрив мікобактерію. Незважаючи на те, що методом мета-аналізу було встановлено теоретичну ефективність вакцини на рівні 50 %, згідно з оцінками, лише 5 % смертей від туберкульозу можна було б уникнути за допомогою вакцинації. Тому БЦЖ — це незадовільна вакцина.

У разі туберкульозу вакцинологам доводиться стикатися зі складною перешкодою: розробити вакцину, яка перевершує патоген, спричиняючи сильнішу імунну відповідь, ніж у разі природного інфікування у тому, що стосується викликаної імунної відповіді. З огляду на те, що Т-клітини відіграють центральну роль у захисті проти туберкульозу, майбутня вакцина повинна впливати на Т-лімфоцити. На жаль, це не має прецеденту, оскільки всі успішні вакцини працюють через антитіла, а не через Т-клітини.

Уявіть собі таку ситуацію: один з відомих дослідників у сфері туберкульозу заявляє, що розробив терапевтичну вакцину проти туберкульозу, яка успішно працює на тваринах.

Завдяки репутації науковця держава негайно ініціює контрольовані клінічні випробування, до яких залучають 2000 хворих, а результати стають відомі вже за 6 місяців. Фармацевтична компанія отримує ліцензію на вакцину, що робить дослідника мільйонером. Це сталося наприкінці XIX століття, коли Роберт Кох заявив на медичному конгресі, що знайшов ліки від туберкульозу. Коли офіційний звіт клінічного випробування було опубліковано, з'ясувалося, що лише 2 % одужали. Ми не можемо знову ризикувати зазнати такого фіаско, і тому доречно запитати, чи є завдання розробки протитуберкульозної вакцини занадто складним навіть сьогодні» [16].

Безпечність

Донедавна вважали, що матка стерильна, і що дитина народжується стерильною. Однак останні дані спростували цю парадигму. З'ясувалося, що плацента колонізована непатогенними бактеріями і має свій мікробіом (плацентобіом), що виконує метаболічні функції, який відрізняється у недоношених і доношених дітей.

L-форми – це бактерії, які позбавлені клітинної стінки, але зберегли здатність до розвитку. У вакцині БЦЖ виявлено бактерії L-форми, які здатні розмножуватися та формувати колонії. В опублікованому у 2017 році дослідженні було встановлено, що щеплені в дитинстві проти туберкульозу матері передають своїм новонародженим дітям L-форми бактерій БЦЖ через плаценту. **Бактерії було виявлено в плаценті та в пуповинній крові у немовлят 85 % щеплених матерів, і зараження ними відбувається на ранніх стадіях.** Ці бактерії можуть знову повернутися до своєї первісної форми і стати звичайними мікобактеріями. Останні дослідження вказують також на те, що L-форми – це незалежна форма життя і вони можуть розмножуватися нескінченно. Вони є альтернативною формою бактеріального життя.

Невідомо точно, скільки часу бактерії бичачого туберкульозу БЦЖ живуть у організмі щепленої людини. Бактерії БЦЖ було виявлено у хворих на СНІД через багато років після вакцинації. Нещодавні дослідження показали, що перетворення бактерій в L-форми часто може призводити до хронічних інфекцій, оскільки L-форми довгий час сплять у тканинах. Попри велику кількість опублікованої літератури щодо L-форм, лікарі ними нехтують через труднощі їхнього виявлення, незважаючи на те, що вони можуть бути причиною латентних, хронічних і рецидивуючих інфекцій, а також хвороб невідомого інфекційно-алергічного чи аутоімунного походження [17].

Згідно з мета-аналізом 2017 року, вакцинація БЦЖ пов'язана зі зниженням ризику лейкозу на 27 % [18]. Але якщо взяти до уваги всі види раку, то вакцинація була також пов'язана зі збільшенням ризику онкологічних захворювань на 13 % [19]. Після того як на Південному острові Нової Зеландії перестали вакцинувати БЦЖ, а на Північному острові продовжили, смертність від неходжкінської лімфоми на Північному острові збільшилася, а на Південному острові зменшилася, хоча до цього вона була однакова.

Автори зробили висновок, що пропозиції використовувати БЦЖ проти лейкозу нераціональні [20].

Неспецифічні прояви

В огляді 2006 року повідомляється, що, коли було запроваджено БЦЖ в 1920-ті роки, висловлювали припущення, що вона іноді чинить неспецифічний вплив, що сприяє зростанню смертності. З огляду на те, що БЦЖ відтоді стала найпопулярнішою вакциною у світі, було проведено напрочуд мало досліджень впливу БЦЖ на загальну смертність і захворюваність. Нещодавні дослідження свідчать, що БЦЖ демонструє сприятливий неспецифічний вплив на загальну дитячу захворюваність і смертність у країнах з низьким доходом, особливо серед дівчаток. Крім протиправцевої вакцини для вагітних, жодна вакцина у світі не була запроваджена внаслідок випробувань, що вимірюють їх вплив на загальну смертність і захворюваність [21].

У дослідженні 2010 року повідомляється, що вплив вакцин на виживання дітей у країнах, що розвиваються, не перевіряють рандомізованими випробуваннями до початку їх використання. Припускають, що вплив вакцини на смертність пропорційний її ефективності та внеску захворювання у загальну смертність.

Дослідження останніх 15 років засвідчили, що це припущення не відповідає дійсності, оскільки вакцини мають неспецифічні ефекти. Вакцини проти кору та БЦЖ, наприклад, пов'язані зі зниженням смертності, тоді як АКДП чи вакцина з високими титрами проти кору пов'язані з підвищенням смертності.

Автори вивчали ефективність ревакцинації БЦЖ у Гвінеї-Бісау. Дослідження припинили, оскільки **смертність у групі щеплених зросла майже в 3 рази.** Автори вважають, що це було пов'язано не з самою БЦЖ, а з вакциною АКДП, на яку БЦЖ якимось чином негативно впливає, та з добавками заліза і вітаміну А, які діти отримували під час експерименту [22].

Згідно з проведеними в Африці обсерваційними дослідженнями, багато дівчаток віком до року помирають від неспецифічних ефектів АКДП.

З іншого боку, неспецифічні ефекти БЦЖ рятують життя. З імунологічної точки зору це, найімовірніше, відбувається тому, що імунна реакція на АКДП зміщується у бік Th2 через алюмінієвий ад'ювант і через те, що внутрішньом'язове введення вакцини може призвести до хронічного запалення в місці ін'єкції. БЦЖ, на відміну від АКДП, зміщує імунну реакцію в бік Th1, що, ймовірно, має сприятливий вплив. [23].

У дослідженні неспецифічних ефектів вакцини в Південній Індії брали участь 10 000 немовлят. Серед щеплених однією з вакцин АКДП або БЦЖ смертність була нижчою, ніж у нещеплених. Однак серед щеплених обома вакцинами смертність була такою ж, як у нещеплених. У дівчаток, які отримали обидві вакцини, смертність була в 4,5 раза вищою, ніж у щеплених однією вакциною. **Немовлят, які померли протягом першого тижня після щеплення, автори не враховували, оскільки висока смертність могла затьмарити важливі причинно-наслідкові зв'язки і, на їхню думку, неспецифічні ефекти БЦЖ спричинити її не могли [24].**

Натхненні неспецифічними ефектами БЦЖ в країнах третього світу, автори опублікованої у 2016 році праці вирішили провести рандомізоване дослідження БЦЖ в Данії. Але неспецифічних ефектів не виявили. Щеплені діти хворіли не менше від нещеплених [25].

Згідно з деякими дослідженнями, системні інфекції, такі як кір, гепатит А і туберкульозна інфекція, запобігають алергії та астмі. Це пояснюють тим, що деякі бактеріальні та вірусні інфекції зміщують імунну реакцію в бік Th1. Вакцинація БЦЖ, однак, не запобігає алергії та астмі [26].

БЦЖ, проте, є найефективнішим засобом лікування раку сечового міхура [27].

Вітаміни C і D

У ході дослідження 1933 року морським свинкам додавали в їжу туберкульозні бактерії. Серед тих, хто був на дієті з низьким вмістом вітаміну С, у 70 % розвинувся кишковий туберкульоз. Серед тих, хто отримував вітамін С (у формі томатного соку або капустяного листя), лише у 5 % розвинувся туберкульоз [28]. Захисний ефект вітаміну С проти туберкульозу у тварин було неодноразово описано і в інших дослідженнях. Тварини на дієті, бідній вітаміном С, більш сприйнятливі до туберкульозної інфекції, а заражені тварини більш сприйнятливі до цинги. Хворі на туберкульоз люди виділяють менше вітаміну С із сечею, ніж здорові, з чого, ймовірно, випливає, що потреба організму у вітаміні під час інфекції зростає [29]. У дослідженні 2013 року рівень вітаміну С у плазмі та у спинномозковій рідині у хворих на туберкульозний менінгіт був нижчий, ніж у контрольній групі. У пацієнтів з ускладненнями від туберкульозного менінгіту рівень вітаміну С у плазмі та спинномозковій рідині був значно нижчий, ніж у пацієнтів без ускладнень [30]. Того самого року було виявлено, що вітамін С вбиває туберкульозні бактерії in vitro [31]. Згідно з опублікованим у 2018 році дослідженням, комбінування вітаміну С з ліками проти туберкульозу обумовлює швидше одужання у мишей [32].

До епохи антибіотиків туберкульоз лікували великими дозами вітаміну D у формі риб'ячого жиру або за допомогою сонця. У 1854 році студент-ботанік, що страждав на туберкульоз, поїхав у Гімалаї на навчання, і його туберкульоз минув. Низький рівень вітаміну D пов'язаний з п'ятикратним зростанням ризику туберкульозу [33]. У клінічному дослідженні застосування двох доз вітаміну D (600 000 МО) зумовило покращення стану [34]. В іншому клінічному дослідженні додавання вітаміну D не посприяло зниженню смертності. Однак використовувалася доза лише у 100 000 МО [35].

Статистика

У дослідженні 2008 року порівняли захворюваність на туберкульоз у різних країнах та ВВП. Що вищий дохід на душу населення, то нижча захворюваність [36].

Смертність від туберкульозу в Англії знизилася на 90 % до появи антибіотиків [4]. Те саме відбулося і у США. До початку досліджень вакцини смертність від туберкульозу знизилася на 98 %.

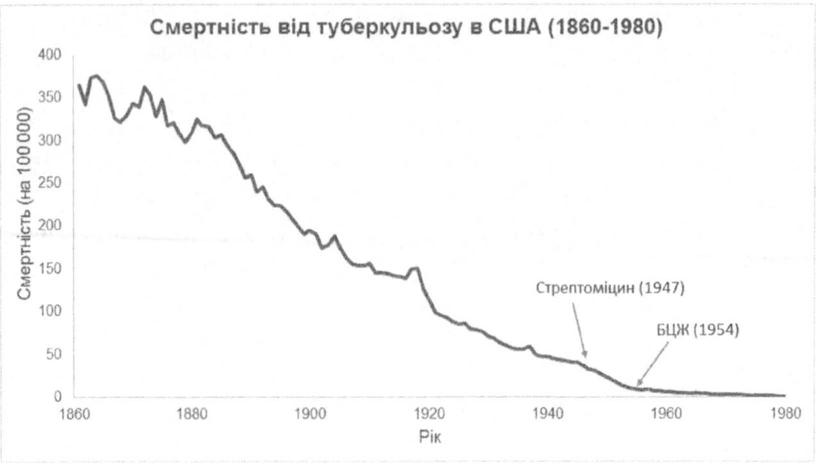

Автори опублікованої в 1997 році статті в *Російському медичному журналі* пишуть, що те, що за майже цілковитої інфікованості (85–90 %) населення захворюваність на туберкульоз обчислюється сотими і тисячними частками відсотка, «дає підставу для визнання, що мікобактерії туберкульозу необхідно оцінювати як мікроби зі слабкою патогенністю. Організм, який має достатню загальну резистентність, у більшості випадків здатний самостійно впоратися з туберкульозною інфекцією... Щороку ревакцинацію БЦЖ в Росії проводять 1,5–2 мільйонам школярів. Таким чином, у щонайменше 500–600 із них можуть бути післявакцинальні ускладнення. Витрати на обстеження і

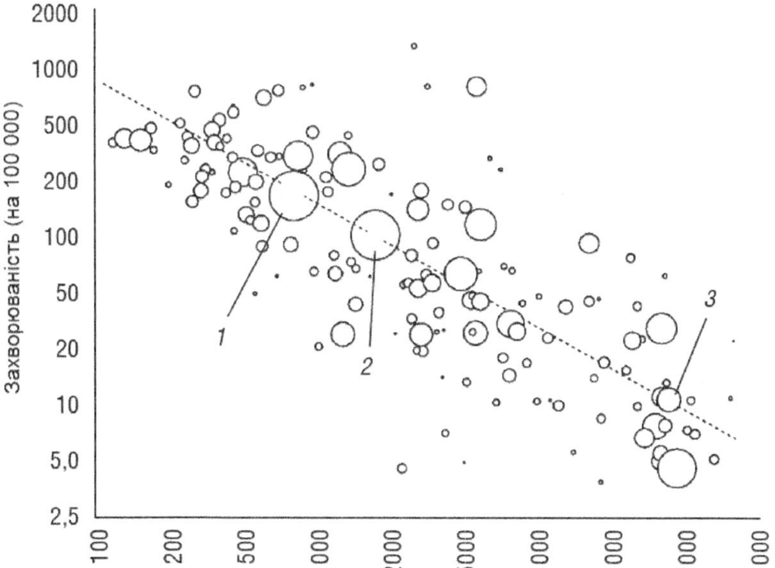

1 – Індія; *2* – Китай; *3* – Велика Британія

«Reproduced with permission of the © ERS 2019: *European Respiratory Journal 32(5) 1415–1416; DOI: 10.1183/09031936.00078708 Published 31 October 2008*» лікування цих дітей не дуже великі. Слід, однак, враховувати, що близько 60 % всіх ускладнень після ревакцинацій припадає на келоїдні рубці, тому щорічно число дітей з даною патологією збільшується на 300–400 осіб. Відомо, що келоїдні рубці практично не піддаються лікуванню. За вираженістю і тривалістю негативного впливу на організм вони значно перевершують не тільки звичайний, а й ускладнений перебіг туберкульозної інфекції. До теперішнього часу не проводили тривалого спостереження за хворими з келоїдами, частотою їх інвалідизації, можливостями соціальної і професійної адаптації. Актуальність даного питання стане очевидною, якщо врахувати, що за 30 років застосування ревакцинацій БЦЖ келоїдні рубці утворилися приблизно у 10–12 тисяч осіб. Отже, ускладнення ревакцинацій БЦЖ мають серйозні соціальні та економічні наслідки... Частота ускладнень після ревакцинацій БЦЖ становила 32 на 100 000 щеплених дітей, що значно вище від захворюваності дітей на туберкульоз у період проведення дослідження (3,1 на 100 000 дитячого населення)» [37].

Висновки

Туберкульоз є хворобою бідних країн. У розвинених країнах, де немає проблем з якісним харчуванням, туберкульоз трапляється рідко.

Третина населення світу заражена туберкульозною паличкою, але хвороба може розвинутися лише у 10 % із них.

Вакцина проти туберкульозу малоефективна і спричиняє більше побічних ефектів, ніж туберкульоз.

Джерела

1. Behr M.A. BCG – different strains, different vaccines? *Lancet Infect Dis*. 2002;2(2):86-92
2. Lawn S.D. et al. Tuberculosis. *Lancet*. 2011;378(9785):57-72
3. Dockrell H.M. et al. What have we learnt about BCG vaccination in the last 20 years? *Front. Immunol*. 2017;8:1134
4. Holloway K.L. et al. Lessons from history of socioeconomic improvements: a new approach to treating multi-drug-resistant tuberculosis. *J. Biosoc. Sci*. 2014;46(5):600-20
5. Fox G.J. et al. Tuberculosis in newborns: The lessons of the «Lübeck Disaster». *PLoS Pathog*. 2016;12(1):e1005271
6. Lindsay R.P. et al. The Association between active and passive smoking and latent tuberculosis infection in adults and children in the United States: results from NHANES. *PloS One*. 2014;9(3):e93137
7. Hassmiller K.M. The association between smoking and tuberculosis. *Salud Publica Mex*. 2006;48 Suppl 1:S201-16
8. Cegielski J.P. et al. Nutritional risk factors for tuberculosis among adults in the United States, 1971-1992. *Am. J. Epidemiol*. 2012;176(5):409-22
9. Restrepo B.I. Convergence of the tuberculosis and diabetes epidemics: renewal of old acquaintances. *Clin. Infect. Dis*. 2007;45(4):436-8
10. Mangtani P. et al. Protection by BCG vaccine against tuberculosis: a systematic review of randomized controlled trials. *Clin. Infect. Dis*. 2014;58(4):470-80
11. Fifteen year follow up of trial of BCG vaccines in south India for tuberculosis prevention. *Indian. J. Med. Res*. 1999;110:56-69
12. Randomised controlled trial of single BCG, repeated BCG, or combined BCG and killed Mycobacterium leprae vaccine for prevention of leprosy and tuberculosis in Malawi. *Lancet*. 1996;348(9019):17-24
13. Comstock GW et al. Long-term results of BCG vaccination in the southern United States. *Am Rev Respir Dis*. 1966;93(2):171-83
14. Kagina B.M. et al. Specific T cell frequency and cytokine expression profile do not correlate with protection against tuberculosis after bacillus Calmette-Guérin vaccination of newborns. *Am. J. Respir. Crit. Care. Med*. 2010;182(8):1073-9
15. Verver S. et al. Rate of reinfection tuberculosis after successful treatment is higher than rate of new tuberculosis. *Am J Respir Crit Care Med*. 2005;171(12):1430-5
16. Kaufmann S.H. Is the development of a new tuberculosis vaccine possible? *Nat. Med*. 2000;6(9):955-60
17. Dimova T et al. Mother-to-newborn transmission of mycobacterial L-forms and V 2 T-cell response in placentobiome of BCG-vaccinated pregnant women. *Sci Rep*. 2017;7(1):17366
18. Morra M.E. et al. Early vaccination protects against childhood leukemia: A systematic review and meta-analysis. *Sci. Rep*. 2017;7(1):15986
19. Kendrick M.A. et al. BCG vaccination and the subsequent development of cancer in humans. *J. Natl. Cancer. Inst*. 1981;66(3):431-7
20. Skegg D.C. BCG vaccination and the incidence of lymphomas and leukaemia. *Int. J. Cancer*. 1978;21(1):18-21
21. Roth A. et al. Bacillus Calmette-Guérin vaccination and infant mortality. *Expert. Rev. Vaccines*. 2006;5(2):277-93

22. Roth A. et al. Effect of revaccination with BCG in early childhood on mortality: randomised trial in Guinea-Bissau. *BMJ*. 2010;340:c671
23. Claesson M.H. Immunological Links to Nonspecific Effects of DTwP and BCG Vaccines on Infant Mortality. *J. Trop. Med.* 2011;2011:706304
24. Moulton L.H. et al. Evaluation of non-specific effects of infant immunizations on early infant mortality in a southern Indian population. *Trop. Med. Int. Health*. 2005;10(10):947-55
25. Kjærgaard J. et al. Nonspecific effect of BCG vaccination at birth on early childhood infections: a randomized, clinical multicenter trial. *Pediat.r Res.* 2016;80(5):681-5
26. von Hertzen L.C.. Puzzling associations between childhood infections and the later occurrence of asthma and atopy. *Ann. Med.* 2000;32(6):397-400
27. Fuge O. et al. Immunotherapy for bladder cancer. *Res. Rep. Urol.* 2015;7:65-79
28. McConkey M. et al. The relation of vitamin C deficiency to intestinal tuberculosis in the guinea pig. *J. Exp. Med.* 1933;58(4):503-12
29. Vitamin C and tuberculosis. JAMA. 1936;107(15):1225-6
30. Miric D. et al. Changes in vitamin C and oxidative stress status during the treatment of tuberculous meningitis. *Int. J. Tuberc. Lung. Dis.* 2013;17(11):1495-500
31. Vilchèze C et al. Mycobacterium tuberculosis is extraordinarily sensitive to killing by a vitamin C-induced Fenton reaction. *Nat. Commun.* 2013;4:1881
32. Vilchèze C. et al. Vitamin C potentiates the killing of mycobacterium tuberculosis by the first-line tuberculosis drugs isoniazid and rifampin in mice. *Antimicrob. Agents Chemother*. 2018;62(3)
33. Luong K.v. et al. Impact of vitamin D in the treatment of tuberculosis. *Am. J. Med. Sci.* 2011;341(6):493-8
34. Salahuddin N. et al. Vitamin D accelerates clinical recovery from tuberculosis: results of the SUCCINCT Study. A randomized, placebo-controlled, clinical trial of vitamin D supplementation in patients with pulmonary tuberculosis'. BMC *Infect. Dis.* 2013;13:22
35. Wejse C. et al. Vitamin D as supplementary treatment for tuberculosis: a double-blind, randomized, placebo-controlled trial. *Am. J. Respir. Crit. Care Med.* 2009;179(9):843-50
36. Janssens J.P. et al. An ecological analysis of incidence of tuberculosis and per capita gross domestic product. *Eu.r Respir J.* 2008;32(5):1415-6
37. Аксенова В. Проблемы массовой противотуберкулезной иммунизации в современных условиях. *Российский медицинский журнал.* 1997;5:31-6

Розділ 22. **Ротавірус**

Вакцинація – це варварство і одна з найзгубніших помилок нашого часу. Добросовісні противники вакцинації за потреби повинні самотужки протистояти цілому світу, для того, щоб захистити свої переконання.

Махатма Ганді

До появи вакцини проти ротавірусу мало хто чув про ротавірусну інфекцію, незважаючи на те, що на неї хворіли практично всі діти.

Ротавірус відкрили в 1973 році, він передається фекально-оральним шляхом і найчастіше є збудником гастроентериту у немовлят та дітей. Згідно із CDC, перша інфекція після тримісячного віку зазвичай проходить найважче. Вона може бути безсимптомною, а може спричинити сильну діарею з високою температурою і блювотою. Симптоми зазвичай минають за 3–7 днів. Схожі симптоми може спричиняти не тільки ротавірус, а й інші патогени, тому для підтвердження діагнозу необхідний лабораторний аналіз. У помірному кліматі хвороба більш поширена восени та взимку.

На сьогодні існує дві оральні вакцини проти ротавірусу: РотаТек і Ротарикс. Вакцини ефективні проти серотипів, які у них містяться, на 74–98 %. Скільки часу триває імунітет – невідомо. У клінічних випробуваннях вакцини РотаТек у щеплених протягом першого тижня після вакцинації частіше реєстрували діарею і блювоту, ніж у групі, що отримувала плацебо. Протягом 42 днів після вакцинації у щеплених частіше спостерігали діарею, блювоту, середній отит, назофарингіт та бронхоспазм. У щеплених Ротариксом частіше спостерігали кашель та нежить упродовж 7 днів, а дратівливість і метеоризм частіше з'являлися упродовж місяця після щеплення порівняно з групою плацебо [1]. У клінічних випробуваннях обох вакцин у ролі плацебо використовували ту саму вакцину, але без антигену [2, 3].

Згідно з оглядом 1996 року, ймовірність діареї при первинній ротавірусній інфекції становить 47%. При наступних інфекціях ймовірність діареї знижується. Перенесена діарея внаслідок ротавірусу зменшує ризик діареї від подальших інфекцій на 77%, а ризик тяжкої діареї — на 87%. Перенесена безсимптомно інфекція зменшує ризик подальших інфекцій на 38%. Дві перенесені інфекції (проявлені або безсимптомні) дають 100%-й захист від тяжкої діареї [4]. Повторне зараження ротавірусом можливе, але воно минає з легкими симптомами або безсимптомно.

У новонароджених інфекція минає зазвичай безсимптомно. Пізніше вони хворіють на ротавірус рідше і легше, ніж ті, хто не був заражений після народження. Інфекція в дитинстві, навіть безсимптомна, дає захист на 2 роки. Після періоду раннього дитинства захворювання трапляється рідко [5]. Короткий період ГВ підвищує ризик ротавірусної інфекції, а виняткове ГВ знижує ризик ротавірусної інфекції на 38% [6]. Низький рівень цинку в крові пов'язаний з підвищеним ризиком діареї від ротавірусу [7].

Наскільки летальний ротавірус?

На початку 90-х почали розробляти вакцини проти ротавірусу, і в CDC задумалися, скільки ж дітей від нього помирає. Для цього було проведено кілька досліджень. У дослідженні 1988 року повідомляють, що смерті від діареї (з усіх причин) становлять 2% від усієї постнеонатальної смертності[30]. На 1983 рік 500 дітей помирали від діареї в США, з них 50% — у лікарні.

Смертність від діареї різко знижується з віком, вона вища взимку, ніж влітку, і вважають, що за це відповідальний ротавірус. Оцінюють, що 70–80 дітей на рік помирає від ротавірусу [8].

[30] **Постнеонатальна смертність** — смертність дітей віком від 1 місяця до 1 року (соціальна смертність) — *прим. ред.*

У дослідженні 1995 року йдеться про те, що з 1968 по 1985 рік смертність від діареї в США знизилася на 75 %, а потім стабілізувалася. Наприкінці 80-х від діареї вмирало 300 осіб на рік, з них 240 дітей. Летальність діареї у дітей становила 1:17 000. З 1985 року половина з них помирали до досягнення 1,5-місячного віку, тобто до віку вакцинації. Автори роблять висновок, що вакцини проти ротавірусу матимуть вимірюваний, але незначний вплив на смертність від діареї [9].

Згідно зі статтею 1996 року, у світі від ротавірусу помирає 873 тисячі людей на рік. Але інформації щодо летальності ротавірусу в розвинених країнах не було, і тому в 1985 році Національна академія медицини зробила висновок, що ця вакцина не є пріоритетною для США. Оскільки жодна дитина у США не померла з діагнозом ротавірусна діарея, багато педіатрів вважали, що ротавірус ніколи не буває важким або летальним. Однак аналіз даних смертності (у попередніх дослідженнях) надав переконливі, хоча і непрямі докази, що від ротавірусу все-таки помирають. На підставі двох попередніх досліджень автори підраховують, що від ротавірусу госпіталізують 55 000 дітей на рік, а помирають 20, тобто 1 на 200 000. Вони вважають, що у цих дітей є якесь супутнє захворювання. Автори роблять висновок, що від ротавірусу помирає менше 40 дітей на рік, хоча вони ніде не пояснюють, звідки вони взяли число 40, якщо в тексті статті вони нарахували тільки 20 [10]. CDC заявляє, що від ротавірусу помирає 20–60 дітей на рік, але не пояснюють, звідки вони взяли 60 дітей, якщо їхнє ж дослідження нараховує тільки 20 [1].

Перша вакцина проти ротавірусу (Роташилд) була ліцензована в 1998-му і містила 4 штами. Її відкликали в 1999-му, оскільки вона була пов'язана з інвагінацією кишківника. Інвагінація кишківника — це стан, коли частина кишківника складається сама у себе, як телескоп. У 1998 році було ліцензовано вакцину Ротарикс. Містить один штам. Виділений штам від зараженої дитини було ослаблено за допомогою 33 серійних пасажів через ниркові клітини африканських зелених мавп. Вакцинний штам добре розмножується в людському кишківнику. У 1996 році була ліцензована вакцина РотаТек, яка містить 5 штамів. На відміну від інших живих вакцин, РотаТек — це не ослаблена вакцина, а **реасортантна**. Геном ротавірусу складається з 11 сегментів РНК. У вакцинних штамах РотаТеку частину сегментів людського ротавірусу замінено на бичачий ротавірус. Такі вакцини, де деякі сегменти РНК-вірусу замінені на сегменти тваринних штамів вірусу, називають реасортантними. Такий вірус погано розмножується в кишківнику, тому РотаТек містить у 100 разів більше вірусних частинок, ніж Ротарикс. Вакцина Роташилд теж була реасортантною, але в ній використовували сегменти вірусу мавп [11].

Розповсюдження вірусу (shedding)

Під час клінічних випробувань Роташилду вакцинні штами почали виявляти у випорожненнях невакцинованих через рік після початку випробувань і перестали виявляти через 100 днів після закінчення цих випробувань, що свідчить про існування «громадського резервуара». У клінічних випробуваннях Ротариксу з'ясувалося, що приблизно 50–80 % немовлят виділяють вірус після першої дози. У дослідженні в Сінгапурі 80 % немовлят виділяли вірус на 7-й день після щеплення, і 20 % продовжували виділяти його через місяць після щеплення. У дослідженні в Домініканській Республіці з'ясували, що 19 % нещеплених близнюків заразилися вакцинним штамом від своїх щеплених братів [12]. У дослідженнях вакцини РотаТек від 13 до 87 % немовлят виділяли вірус після вакцинації [13].

Вважають, що виділення вакцинного вірусу і його поширення — це небажаний побічний ефект. Однак у цього є також потенційна користь. Зараження нещеплених виробить у них імунітет, так само як це відбувається з вакциною проти поліомієліту. Особливо помітну користь буде отримано в бідних країнах, де низьке охоплення щепленнями, смертність висока, а імунодефіцитних людей мало. Звичайно, в розвинених країнах, де смертність низька, а людей з імунодефіцитом багато і більшість з них вважає за краще уникати ризику, виділення вакцинних штамів можна розглядати як небажаний ефект. В 1 г калу зараженої дитини міститься 100 мільярдів вірусних частинок. Для зараження достатньо лише 10 частинок. Тому дорослі, які змінюють підгузки немовлятам, ризикують заразитися самі [11].

Ефективність

Згідно із систематичним оглядом Кокрейн, в розвинених країнах вакцинація знижує ризик діареї приблизно на 40 %, а ризик тяжкої ротавірусної діареї — на 86 %. Не виявили, що вакцинація знижує смертність. Серйозні несприятливі реакції було зареєстровано у 4,6 % щеплених Ротариксом і у 2,4 % щеплених РотаТеком [14].

У Бразилії штам ротавірусу G2P[4], який траплявся у 19–30 % випадків до початку вакцинації, за 15 місяців після початку вакцинації замінив усі інші штами. Ефективність вакцини проти даного штаму становила 77 % серед дітей віком 6-11 місяців, і –24 % (негативна) серед дітей віком від 12 місяців [15]. У іншому дослідженні повідомляють, що після початку вакцинації у Бразилії звичайні штами ротавірусу замінилися новим штамом G12P[8] [16]. Заміна штамів сталася також у Парагваї та в Аргентині. У Колумбії ефективність вакцини серед дітей віком 6–11 місяців становила 79 %, від важких випадків діареї — 63 %, а від дуже важких випадків — 67 %. Ефективність серед дітей віком від 12 місяців становила –40 %, зокрема: –6 % від важких випадків та –156 % від дуже важких випадків (негативна ефективність). Загальна ефективність вакцини для будь-якого віку становила –2 %; зокрема: –54 % від важких випадків та –114 % від дуже важких випадків (негативна ефективність) [17].

У Центральній Австралії ефективність двох доз Ротариксу становила 19 %, а ефективність однієї дози була нульовою [18]. У дослідженні 1995 не виявили кореляції між кількістю антитіл і клінічною ефективністю вакцини [19]. У Бангладеш ефективність Ротариксу проти ротавірусної діареї була 41 %. Але її ефективність від всіх видів діареї виявилася негативною (–2,2 %) [20]. У Кореї провели аналіз калу 1106 немовлят з гастроентеритом і виявили ротавірус у четвертої частини з них. 13 % із виявлених штамів були вакцинними [21].

Реасортація

Оскільки геном ротавірусу складається з окремих сегментів, то коли два різні штами вірусу заражають одну клітину, вони можуть обмінятися сегментами і утворити новий штам. Це та сама реасортація, яка відбувається безконтрольно.

Повідомляють про випадок гастроентериту в 7-річної дівчинки у Фінляндії. З її калу було виділено штам ротавірусу, який являв собою реасортацію двох інших людсько-бичачих штамів із вакцини РотаТек. Однак дівчинка не була щеплена проти ротавірусу. Більше того, вона не контактувала ні з ким, хто був щеплений. У двох її братів теж були схожі симптоми гастроентериту, вони теж не були щеплені і не контактували зі щепленими. Виділений реасортантний штам вірусу виявився стабільним і дуже заразним. Автори вважають, що, найімовірніше, цей новий вірус циркулює серед населення [22].

У Нікарагуа дослідники проаналізували геном ротавірусу у щеплених дітей із гастроентеритом і виявили нові штами вірусу, які утворилися завдяки реасортації між диким штамом і вакцинними штамами з РотаТеку [23]. Раніше реасортантні штами вже виділяли, але тільки у нещодавно щеплених РотаТеком. Повідомляється також про виявлення нових штамів від реасортації дикого вірусу з вакцинним штамом Ротариксу [24].

У дослідженні у Фінляндії було з'ясовано, що 17 % дітей виділяли вірус після щеплення, а 37 % з них виділяли вірус, який був двічі реасортований. Деякі діти виділяли вірус упродовж тривалого часу після щеплення, від 9 до 84 днів після останньої дози [25]. В Австралії серед дітей, у яких була діарея впродовж 2 тижнів після вакцинації, 21 % хворіли від вакцинного штаму, з них 37 % були штами, реасортантні з двох вакцинних штамів РотаТеку [26].

Безпечність

Захворюваність на діабет першого типу серед дітей віком до 18 років у Ізраїлі зростала на 6 % на рік у період із 2000 до 2008 року, а серед дітей віком до 5 років вона зросла на 104 % за 6 років. Дослідники припустили, що одним із чинників захворювання є вірусні інфекції, з чого випливає, що вакцинація проти ротавірусу, можливо, зменшує ризик діабету. Виявилося, однак, що вакцинація пов'язана зі збільшенням ризику діабету першого типу в 7 разів [27, 28].

Після початку вакцинації проти ротавірусу у Франції було зареєстровано 508 побічних проявів (з них 201 серйозний) і 47 випадків інвагінації кишківника. Двоє немовлят померло від інвагінації кишківника, і ще одне померло від некротичного ентероколіту. За 5 років, що передували вакцинації, у Франції було зафіксовано лише один випадок смерті від інвагінації кишківника. **Тому вакцину проти ротавірусу не внесли до національного календаря щеплень і вона не фінансується державою.** Клінічними дослідженнями вакцин не було встановлено, що вакцинація знижує загальну смертність, ні в розвинених країнах, ні у країнах, що розвиваються [29].

У клінічних випробуваннях РотаТеку ризик епілептичного нападу у щеплених був підвищений у 2 рази порівняно з групою плацебо. Синдром Кавасакі було зареєстровано у 5 щеплених РотаТеком і у одного в групі плацебо. Серед недоношених дітей серйозні негативні випадки було зареєстровано у 5,5 % щеплених і у 5,8 % тих, хто отримав плацебо [30]. У клінічних випробуваннях Ротариксу смертність становила 0,19 % у групі щеплених і 0,15 % у групі плацебо. Ризик синдрому Кавасакі був підвищений у щеплених на 71 % [31]. У найбільшому клінічному випробуванні Ротарикс (63 000 дітей) серед щеплених було зафіксовано у 2,7 раза більше смертей від пневмонії порівняно з групою, яка отримувала плацебо [32]. FDA вважає, що це, найімовірніше, випадковість [33].

У 2010 році група незалежних дослідників випадково виявила у вакцині Ротарикс **свинячий цирковірус** (PCV1), і FDA вирішила призупинити вакцинацію [34]. Спочатку FDA заявила, що РотаТек не містить свинячого вірусу, але через 2 місяці з'ясувалося, що РотаТек містить ДНК двох свинячих вірусів (PCV1 і PCV2). FDA зібрала комітет, який зробив висновок, що ці віруси, найімовірніше, нешкідливі для людей і що користь вакцинації перевищує гіпотетичну шкоду. Комітет також порекомендував виробникам розробити вакцини без свинячих вірусів. Через тиждень після виявлення вірусів у РотаТеку FDA рекомендувала педіатрам продовжити вакцинацію обома вакцинами. Виробники, однак, не поспішають розробляти вакцини без свинячих вірусів.

У дослідженні, результати якого було опубліковано у 2014 році, автори хотіли визначити, чи розмножуються свинячі віруси в людському кишківнику. Свинячих вірусів вони не знайшли, але виявили ендогенний вірус бабуїна M7 у вакцині РотаТек, який, імовірно, потрапив туди з ниркових клітин зелених африканських мавп, на яких вирощується вірус для вакцини [35].

Свинячий вірус PCV2, що відомий вже 40 років і який був нешкідливим, раптом мутував, поширився усім світом, на нього почали хворіти поросята, і він став смертельним для свиней [36, 37].

Інвагінація кишківника

Вакцина РотаТек пов'язана з дев'ятикратним ризиком інвагінації кишківника (1 на 65 000) [38]. Ротарикс підвищує ризик інвагінації кишківника у 8 разів [39]. Схожі дані було отримано і в інших дослідженнях. В Австралії вакцина Ротарикс підвищувала ризик інвагінації кишківника у 7 разів, а РотаТек — у 10 разів [40]. Згідно з мета-аналізом 11 досліджень, перша доза вакцини проти ротавірусу підвищує ризик інвагінації кишківника в 3,5–8,5 раза [41]. Повідомляється також, що кількість випадків інвагінації кишківника в дослідженнях, швидше за все, занижено на 44 % [19].

В Італії два близнюки отримали щеплення Ротарикс, через тиждень у одного з них почалися симптоми інвагінації кишківника, і його терміново прооперували. А через кілька годин після операції у іншого близнюка почалися схожі симптоми, і його також прооперували. Але вже не так терміново [42].

Двомісячну дівчинку в Японії щепили Ротариксом, а через 10 днів її дворічну сестру госпіталізували з важким гастроентеритом. Виявилося, що вона заразилася від своєї сестри вакцинним штамом вірусу, який мутував [43]. Повідомляється про точно такий самий випадок у США з вакциною Ротатек. Щеплене немовля через 10 днів заразило свого брата штамом ротавірусу, реасортантним з двох вакцинних штамів [44].

Імунодефіцитні немовлята після щеплення можуть довго хворіти на тяжкий гастроентерит. Однак у двомісячному віці, коли проводиться вакцинація, ще невідомо, є немовля імунодефіцитним, чи ні [45].

За 10 років, у період між 2008 і 2017 роками, в системі VAERS було зареєстровано 539 випадків смерті та понад 250 випадків інвалідності після вакцини проти ротавірусу. До початку вакцинації реєстрували 20 смертей на рік, тобто 1 на 200 000 (і навіть не факт, що вони були саме від ротавірусу). З огляду на те, що у VAERS реєструють 1–10 % усіх випадків, виходить, що ймовірність померти після щеплення у 27–270 разів вища, ніж імовірність померти від ротавірусу.

Висновки

Ротавірус став страшним тільки після появи вакцини.

Виняткове ГВ знижує ризик ротавірусної інфекції.

Є свідчення, що щеплені заражають нещеплених, що може становити загрозу людям зі зниженим імунітетом.

Щеплення підвищує ймовірність інвагінації кишківника в кілька разів, а ймовірність смерті після щеплення в десятки разів перевищує ймовірність смерті від ротавірусу.

Джерела

1. Rotavirus. CDC *Pink Book*
2. Vesikari T. et al. Effects of the potency and composition of the multivalent human-bovine (WC3) reassortant rotavirus vaccine on efficacy, safety and immunogenicity in healthy infants. *Vaccine*. 2006;24(22):4821-9
3. Ruiz-Palacios G.M. et al. Safety and efficacy of an attenuated vaccine against severe rotavirus gastroenteritis. NEJM. 2006;354(1):11-22
4. Velázquez FR et al. Rotavirus infection in infants as protection against subsequent infections. NEJM. 1996;335(14):1022-8
5. Molyneaux P.J. Human immunity to rotavirus. *J. Med. Microbiol.* 1995;43(6):397-404
6. Krawczyk A. et al. Effect of Exclusive Breastfeeding on Rotavirus Infection among Children. *Indian. J. Pediatr.* 2016;83(3):220-5
7. Colgate E.R. et al. Delayed dosing of oral rotavirus vaccine demonstrates decreased risk of rotavirus gastroenteritis associated with serum zinc: a randomized controlled trial. *Clin. Infect. Dis.* 2016;63(5):634-41
8. Ho M.S. et al. Diarrheal deaths in American children. Are they preventable? JAMA. 1988;260(22):3281-5
9. Kilgore P.E. et al. Trends of diarrheal disease — associated mortality in US children, 1968 through 1991. JAMA. 1995;274(14):1143-8
10. Glass R.I. et al. The epidemiology of rotavirus diarrhea in the United States: surveillance and estimates of disease burden. *J. Infect. Dis.* 1996;174 Suppl 1:S5-11
11. Anderson E.J. Rotavirus vaccines: viral shedding and risk of transmission. *Lancet Infect. Dis.* 2008;8(10):642-9
12. Rivera L. et al. Horizontal transmission of a human rotavirus vaccine strain — a randomized, placebo-controlled study in twins. *Vaccine*. 2011;29(51):9508-13
13. Ye S et al. Multivalent rotavirus vaccine and wild-type rotavirus strain shedding in Australian infants: a birth cohort study. Clin Infect Dis. 2018;66(9):1411-8
14. Soares-Weiser K. et al. Vaccines for preventing rotavirus diarrhoea: vaccines in use. *Cochrane Database Syst. Rev.* 2012;11:CD008521
15. Correia J.B. et al. Effectiveness of monovalent rotavirus vaccine (Rotarix) against severe diarrhea caused by serotypically unrelated G2P[4] strains in Brazil. *J. Infect. Dis.* 2010; 201(3):363-9
16. Luchs A. et al. Detection of the emerging rotavirus G12P[8] genotype at high frequency in brazil in 2014: Successive replacement of predominant strains after vaccine introduction. *Acta Trop.* 2016;156:87-94
17. Cotes-Cantillo K. et al. Effectiveness of the monovalent rotavirus vaccine in Colombia: a case-control study. *Vaccine*. 2014;32(25):3035-40
18. Snelling T.L. et al. Case-control evaluation of the effectiveness of the G1P[8] human rotavirus vaccine during an outbreak of rotavirus G2P[4] infection in central Australia. *Clin. Infect. Dis.* 2011;52(2):191-9
19. Ward R.L. et al. Lack of correlation between serum rotavirus antibody titers and protection following vaccination with reassortant RRV vaccines. *Vaccine*. 1995;13(13):1226-32
20. Zaman K. et al. Effectiveness of a live oral human rotavirus vaccine after programmatic introduction in Bangladesh: A cluster-randomized trial. *PLoS Med.* 2017;14(4):e1002282
21. Jeong S. et al. Differentiation of RotaTeq vaccine strains from wild-type strains using NSP3 gene in reverse transcription polymerase chain reaction assay. *J. Virol. Methods.* 2016;237:72-8

22. Hemming M. et al. Detection of rotateq vaccine-derived, double-reassortant rotavirus in a 7-year-old child with acute gastroenteritis. *Pediatr. Infect. Dis. J.* 2014;33(6):655-6
23. Bucardo F et al. Vaccine-derived NSP2 segment in rotaviruses from vaccinated children with gastroenteritis in Nicaragua. *Infect Genet Evol.* 2012;12(6):1282-94
24. Rose T.L. et al. Evidence of vaccine-related reassortment of rotavirus, Brazil, 2008-2010. *Emerg. Infect. Dis.* 2013;19(11):1843-6
25. Markkula J. et al. Detection of vaccine-derived rotavirus strains in nonimmunocompromised children up to 3-6 months after RotaTeq vaccination. *Pediatr. Infect. Dis. J.* 2015;34(3):296-8
26. Donato C.M. et al. Identification of strains of RotaTeq rotavirus vaccine in infants with gastroenteritis following routine vaccination. *J. Infect. Dis.* 2012;206(3):377-83
27. GabrielChodick. Rotavirus immunization and type 1 diabetes mellitus: A nested case-control study. *Pediatr. Infect. IDs.* 2014;6(4):147-9
28. Sella T. et al. A retrospective study of the incidence of diagnosed Type 1 diabetes among children and adolescents in a large health organization in Israel, 2000-2008. *Diabet. Med.* 2011;28(1):48-53
29. Michal-Teitelbaum C. Rotavirus vaccines in France: because of three infant death and too many serious side effects vaccines are no longer recommended for routine children immunization. *BMJ.* 2015:350:h2867/rr-1
30. RotaTeq vaccine package insert
31. Rotarix vaccine package insert
32. Dixon K. Pneumonia deaths seen with Glaxo vaccine: FDA. *reuters.com.* 2008 Feb 15
33. VRBPAC meeting. Feb 20, 2008
34. Victoria J.G. et al. Viral nucleic acids in live-attenuated vaccines: detection of minority variants and an adventitious virus. *J Virol.* 2010;84(12):6033-40
35. Hewitson L. et al. Screening of viral pathogens from pediatric ileal tissue samples after vaccination. *Adv Virol.* 2014;2014:720585
36. Vansickle J. Porcine Circovirus Grows More Deadly. *National Hog Farmer.* 2008 Mar 15
37. Meng X.J. Spread like a wildfire – the omnipresence of porcine circovirus type 2 (PCV2) and its ever-expanding association with diseases in pigs. *Virus Res.* 2012;164(1-2):1-3
38. Yih W.K. et al. Intussusception risk after rotavirus vaccination in U.S. infants. NEJM. 2014;370(6):503-12
39. Weintraub E.S. et al. Risk of intussusception after monovalent rotavirus vaccination. NEJM. 2014;370(6):513-9
40. Carlin J.B. et al. Intussusception risk and disease prevention associated with rotavirus vaccines in Australia's National Immunization Program. *Clin. Infect. Dis.* 2013;57(10):1427-34
41. Kassim P. et al. Risk of intussusception following rotavirus vaccination: An evidence based meta-analysis of cohort and case-control studies. *Vaccine.* 2017;35(33):4276-86
42. La Rosa F. et al. Post-rotavirus vaccine intussusception in identical twins: A case report. *Hum. Vaccin. Immunother.* 2016;12(9):2419-21
43. Sakon N. et al. An infant with acute gastroenteritis caused by a secondary infection with a Rotarix-derived strain. *Eur. J. Pediatr.* 2017;176(9):1275-8
44. Payne D.C. et al. Sibling transmission of vaccine-derived rotavirus (RotaTeq) associated with rotavirus gastroenteritis. *Pediatrics.* 2010;125(2):e438-41
45. Uygungil B. et al. Persistent rotavirus vaccine shedding in a new case of severe combined immunodeficiency: A reason to screen. *J. Allergy Clin. Immunol.* 2010;125(1):270-1

Розділ 23. **Гепатит А**

Я помираю від допомоги занадто великої кількості лікарів.

Александр Македонський

Якщо проти кашлюку вакцинують дітей і дорослих, щоб захистити немовлят, а проти краснухи вакцинують немовлят, щоб захистити ще ненароджених немовлят, то проти гепатиту А вакцинують немовлят, щоб захистити дорослих.

Згідно із CDC, у дітей віком до 6 років гепатит А минає безсимптомно в 70 % випадків. У дітей старшого віку та у дорослих хвороба минає з проявами певних симптомів і в 70 % супроводжується жовтяницею. Перенесена інфекція дає пожиттєвий імунітет.

До групи ризику гепатиту А належать гомосексуали, наркомани, мандрівники до ендемічних країн (регіонів) та ті, хто працює із зараженими приматами. У США доступні 2 вакцини: Хаврикс і Вакта, які були ліцензовані у середині 90-х, і вони ефективні на 94–100 %. Існує також вакцина, комбінована з гепатитом В (Твінрикс). Всі вакцини містять алюміній. Хаврикс містить гідроксид алюмінію, а Вакта — AAHS (ту саму сполуку алюмінію, що і Гардасил). Обидві вакцини вирощують на людських фібробластних клітинах. На відміну від гепатиту В і С, гепатит А — це кишкова інфекція, що передається фекально-оральним шляхом і не переходить у хронічну форму [1].

Згідно з позиційним документом ВООЗ, захворюваність на гепатит А залежить від соціоекономічних умов. Із підвищенням доходів та за наявності доступу до чистої води і адекватної санітарії захворюваність знижується. В ендемічних країнах майже всі переносять безсимптомну інфекцію у дитинстві, що ефективно запобігає клінічному гепатиту серед підлітків і дорослих. У цих країнах ВООЗ не рекомендує універсальну вакцинацію [2].

У США від гепатиту А помирає 70–80 осіб на рік, і це майже винятково люди, старші 50 років. Тяжкі прояви гепатиту А ймовірніші в людей із алкогольним цирозом печінки або з хронічним гепатитом [3].

На Тайвані з 1995 року туземне населення вакцинують проти гепатиту А. В одному дослідженні було встановлено, що захворюваність на Тайвані знизилася у понад 3 рази завдяки вакцинації, і це попри те, що було щеплено лише 2 % населення і більшість щеплених жили в горах та на ізольованих островах.

Однак в іншому дослідженні з'ясувалося, що тільки у 0,4 % нещепленого населення були антитіла до гепатиту А, з чого автори роблять висновок, що за зниження захворюваності відповідальна радше гігієна, ніж вакцинація.

З покращенням гігієни захворюваність змістилася від дітей до людей старшого віку [4].

Ізраїль був першою в світі країною, яка в 1999 році додала щеплення проти гепатиту А до національного календаря щеплень. Упродовж 3 років захворюваність на гепатит А впала більш ніж на 98 % серед щеплених дітей і на 95 % — серед усього населення. До початку вакцинації у 47 % єврейського населення були антитіла, а через 12 років вони були вже у 67 %. Серед арабського населення у 83 % були антитіла до початку вакцинації, і через 12 років вони були у 88 %. Тобто, як і на Тайвані, не факт, що зниження захворюваності пов'язане лише з вакцинацією [5].

Станом на 2019 рік тільки у двох європейських країнах щеплення проти гепатиту А входить до національного календаря (Греція та Австрія), і тільки у Греції вакцина фінансується державою.

У дослідженні у Великій Британії з'ясувалося, що щеплення проти гепатиту А та проти тифу для тих, хто їде у ендемічні країни, економічно недоцільне. Лише 1 з 2000 інфікувався гепатитом А в поїздці, і у 90 % випадків хвороба минала легко [6].

Користь гепатиту А

В Італії в 1970-і роки гепатит А був ендемічним захворюванням, ним зазвичай заражалися в дитинстві, і він минав безсимптомно. Новобранці в Італії, у яких були антитіла до гепатиту А, хворіли на астму та алергічний риніт удвічі рідше, ніж солдати, у яких не було антитіл. Новобранці, у яких були старші брати або сестри, теж хворіли на алергічні захворювання рідше, з чого випливає, що гепатит А — це не єдина інфекція, яка би знизила ризик алергічних захворювань. Інші дослідження також виявляють у останні десятиліття в різних країнах обернений зв'язок між антитілами до гепатиту А та алергіями. У США в 1970-х у старшого покоління частіше виявляли антитіла до гепатиту А, ніж у молодшого покоління, тоді як молодше покоління більше страждає від атопічних захворювань [7].

У Туреччині діти, у яких не було антитіл до гепатиту А, хворіли на астму і алергічний риніт у 9 разів частіше. Ті, у кого не було антитіл до гепатиту В, потерпали від алергічних захворювань у 6 разів частіше [8].

Вважають, що суперінфекція (інфекція, яка розвивається на тлі іншої інфекції) гепатиту А у хронічних хворих на гепатит В і/або С призводить до відмови печінки і високої ймовірності летального результату. Однак також є свідчення, що зараження гепатитом А може призвести до цілковитого або тимчасового одужання від хронічного гепатиту. Механізми цього явища невідомі. У статті 2009 року описано випадок 24-річного наркомана в Італії, у якого був хронічний гепатит С. Він з'їв сиру рибу і захворів на гепатит А, після чого одужав від хронічного гепатиту С. Найімовірніше, за це відповідальний інтерферон гамма (цитокін, що виділяється клітинами Th1), рівень якого значно підвищився після інфекції [9]. Повідомляють також про випадки послаблення симптоматики гепатиту В під час гепатиту А [10, 11].

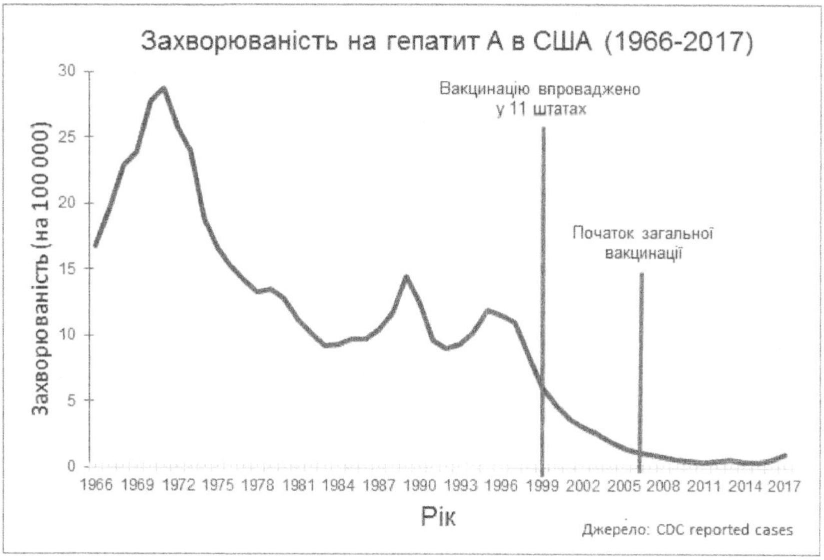

До 1966 року всі види гепатиту називали просто «вірусним гепатитом». У статті 1949 року описано три випадки вірусного гепатиту у хворих на лімфому Ходжкіна. У двох із них після перенесеного гепатиту А минула також і лімфома, але третій помер. Натхненні цим відкриттям, автори заразили гепатитом 21 добровольця з лімфомою Ходжкіна. За попередніми результатами 13 із них захворіли на гепатит, і у 7 симптоми лімфоми зменшилися. На момент написання статті ніхто не помер [12].

До ліцензування вакцини у США захворюваність на гепатит А становила приблизно 1 на 10 000, а смертність — 1 на 3 мільйони. У 1999-му було впроваджено вакцинацію в 11 штатах, де захворюваність була вищою, ніж 1 на 5000. У 2006-му вакцину було додано до національного календаря щеплень. Захворюваність на гепатит А на той момент становила 1 на 100 000, а смертність — 1 на 10 мільйонів [13, 14]. Майже всі померлі були людьми старше 50 років, із супутніми захворюваннями.

Фактори ризику

У Німеччині кількість випадків гепатиту А, що постійно знижувалася, у 2015–2016 роках зросла на 45 %, і середній вік хворих значно знизився. З'ясувалося, що це відбулося через мільйони біженців, яких прийняла Німеччина [15].

У 2001 році консультативний комітет Сан-Дієго (Каліфорнія) наголосив на необхідності збільшення кількості громадських туалетів у центрі міста. У 2010 році було розроблено план фінансування цих туалетів. У 2016 році встановлено два туалети. Один із них згодом було закрито через експлуатаційні витрати та через побоювання з приводу злочинів, і лише один туалет залишався робочим у 2017 році. Загалом у Сан-Дієго було 8 громадських туалетів, але тільки 3 були доступні 24 години на добу. У Сан-Франциско, де кількість безхатченків можна прирівняти до Сан-Дієго, є 25 громадських туалетів, і всі відчинені 24 години на добу. У 2017 році почався спалах гепатиту А в США, переважно серед безхатченків у Сан-Дієго, де понад 500 осіб захворіло і 20 померло. Після цього в місті було встановлено 16 переносних туалетів [16].

У 2016 році в Амстердамі відбувся гей-парад, який привернув півмільйона відвідувачів. Після цього великі міста Європи накрила хвиля спалахів гепатиту А серед гомосексуалів. У Англії було зареєстровано 37 випадків, у Нідерландах — 48 випадків [17, 18]. У більшості спалахів виявлений штам був пов'язаний із гей-парадом. У Барселонській лікарні було зареєстровано 46 випадків, із них 96 % серед чоловіків, з-поміж яких 67 % визначили себе гомосексуалами. Автори пишуть, що головним фактором ризику є орально-анальний контакт і що через ці спалахи гепатит А почали класифікувати як *захворювання, яке поширюється статевим шляхом* [19].

Під час спалаху в Берліні з-поміж 38 випадків 37 були чоловіки, з них 30 повідомили про гомосексуальні стосунки. Жінка теж повідомила про одностатеві стосунки. Один із хворих був щеплений за 11 місяців до початку хвороби [20].

Під час спалаху в Римі з-поміж 513 випадків 87 % були серед молодих чоловіків [21]. У Тель-Авіві з 19 хворих 17 були гомосексуалами [22]. Під час спалаху в Осаці у 2018 році із 13 випадків всі сталися серед гомосексуалів, а виявлений штам був пов'язаний з амстердамським гей-парадом [23]. Загалом у 16 європейських країнах було зареєстровано 1500 випадків гепатиту А і 2660 непідтверджених випадків, переважно серед гомосексуалів [24]. Під час спалаху гепатиту А в Ліоні у першому півріччі 2017 року було зареєстровано 46 випадків, з-поміж них 38 чоловіків, 33 гомосексуали і 15 заражених ВІЛ. Більшість хворих були щеплені або мали антитіла. Також повідомляється, що, оскільки заразитися гепатитом А можна і від повторного використання голок, slamming (внутрішньовенне введення наркотиків під час анального контакту) — практика, яка набирає популярності серед деяких груп гомосексуалів, також може збільшити ризик захворювання [25]. Під час спалаху гепатиту А на Тайвані з понад 1000 випадків 70 % були серед гомосексуалів, 60 % хворих були заражені ВІЛ і понад 60 % були інфіковані сифілісом, гонореєю або шигельозом [26]. Ніде не згадано, щоб у всіх цих спалахах бодай хтось помер від гепатиту А.

Безпечність

У статті 2011 року йдеться про те, що не існує прийнятих критеріїв діагностики аутоімунних захворювань внаслідок вакцинації. Аутоімунні захворювання починаються через тривалий період після вакцинації, і тому важко встановити причинно-наслідковий зв'язок. Вакцини містять ад'юванти, консерванти, антигени та інші інгредієнти, кожен з яких може спричиняти або загострювати аутоімунні реакції. Автори вакцинували 40 дітей проти гепатиту А, і у 25 % із них утворилися аутоантитіла (антитіла до власних тканин), у одного з'явилася тимчасова лейкопенія (зниження кількості лейкоцитів). Через рік після щеплення у 2 дітей все ще виявляли аутоантитіла [27].

У клінічних випробуваннях вакцини Вакта в ролі плацебо використовували алюміній.

У 1–10 % щеплених дітей упродовж 14 днів після вакцинації спостерігали кон'юнктивіт, середній отит, анорексію, безсоння та інші захворювання, а у дорослих також менструальні порушення і болі в спині. У 0,7 % щеплених було зафіксовано серйозні негативні випадки, і у 0,1% вони, на думку дослідників, пов'язані з вакциною [28]. У клінічних випробуваннях вакцини Хаврикс у ролі плацебо використовували вакцину проти гепатиту В. У 0,9 % щеплених спостерігалися серйозні негативні випадки [29].

Станом на 2019 рік у VAERS зареєстровано понад 140 випадків смерті після щеплення проти гепатиту А, 860 випадків інвалідності та понад 4200 серйозних негативних випадків. До початку вакцинації практично не було випадків смерті дітей від гепатиту А.

Висновки

Гепатит А — це легка хвороба у дитинстві, яка проходить зазвичай безсимптомно, особливо у дітей молодшого віку. Останніми роками у розвинених країнах на цю хворобу хворіють здебільшого гомосексуали.

У більшості країн проти гепатиту А не вакцинують.

Серйозні побічні прояви вакцинації, зокрема смерть, трапляються значно частіше, ніж ускладнення від гепатиту А.

Джерела

1. Hepatitis A. CDC *Pink Book*
2. WHO position paper on hepatitis A vaccines – June 2012. *Wkly Epidemiol Rec.* 2012;87(28/29):261-76
3. Lemon S.M. Type A viral hepatitis: epidemiology, diagnosis, and prevention. *Clin. Chem.* 1997;43(8 Pt 2):1494-9
4. Chen C. et al. Hospitalization and mortality due to hepatitis A in Taiwan: a 15-year nationwide cohort study. *J. Viral. Hepat.* 2016;23(11):940-5
5. Bassal R. et al. Seroprevalence of hepatitis A twelve years after the implementation of toddlers' vaccination: a population-based study in Israel. *Pediatr. Infect. Dis. J.* 2017;36(10):e248-51
6. Behrens R.H. et al. Is travel prophylaxis worth while? Economic appraisal of prophylactic measures against malaria, hepatitis A, and typhoid in travellers. *BMJ.* 1994;309(6959):918-22
7. Matricardi P.M. et al. Cross sectional retrospective study of prevalence of atopy among Italian military students with antibodies against hepatitis A virus. *BMJ.* 1997;314(7086):999-1003
8. KocabaŞ E et al. The prevalence of atopy in children with antibodies against hepatitis A virus and hepatitis B virus. *Turk. J. Pediatr.* 2006;48(3):189-96
9. Cacopardo B. et al. Clearance of HCV RNA following acute hepatitis A superinfection. *Dig. Liver. Dis.* 2009;41(5):371-4
10. van Nunen A.B. et al. Suppression of hepatitis B virus replication mediated by hepatitis A-induced cytokine production. *Liver.* 2001;21(1):45-9
11. Davis G..L et al. Acute type A hepatitis during chronic hepatitis B virus infection: association of depressed hepatitis B virus replication with appearance of endogenous alpha interferon. *J. Med. Virol.* 1984;14(2):141-7
12. Hoster H.A. et al. Studies in Hodgkin's syndrome; the association of viral hepatitis and Hodgkin's disease; a preliminary report. *Cancer Res.* 1949;9(8):473-80
13. Daniels D. et al. Surveillance for acute viral hepatitis – United States, 2007. MMWR. 2009;58(3):1-27
14. Reported Cases and Deaths from Vaccine Preventable Diseases, United States
15. Michaelis K. et al. Hepatitis A virus infections and outbreaks in asylum seekers arriving to Germany, September 2015 to March 2016. *Emerg. Microbes. Infect.* 2017;6(4):e26
16. Nelson R. Hepatitis A outbreak in the USA. *Lancet Infect. Dis.* 2018;18(1):33-4
17. Beebeejaun K et al. Outbreak of hepatitis A associated with men who have sex with men (MSM), England, July 2016 to January 2017. *Euro Surveill.* 2017;22(5)
18. Freidl G.S. et al. Hepatitis A outbreak among men who have sex with men (MSM) predominantly linked with the EuroPride, the Netherlands, July 2016 to February 2017. *Euro. Surveill.* 2017;22(8)
19. Rodríguez-Tajes S. et al. Hepatitis A outbreak in Barcelona among men who have sex with men (MSM), January-June 2017: A hospital perspective. *Liver Int.* 2018;38(4):588-93
20. Werber D. et al. Ongoing outbreaks of hepatitis A among men who have sex with men (MSM), Berlin, November 2016 to January 2017 – linked to other German cities and European countries. *Euro. Surveill.* 2017;22(5)
21. Lanini S. et al. A large ongoing outbreak of hepatitis A predominantly affecting young males in Lazio, Italy; August 2016 - March 2017. *PloS One.* 2017;12(11):e0185428

22. Gozlan Y. et al. Ongoing hepatitis A among men who have sex with men (MSM) linked to outbreaks in Europe in Tel Aviv area, Israel, December 2016 – June 2017. *Euro Surveill.* 2017;22(29)
23. Tanaka S. et al. Outbreak of hepatitis A linked to European outbreaks among men who have sex with men in Osaka, Japan, from March to July 2018. *Hepatol Res.* 2019;49(6):705-710
24. Farfour E. et al. Acute hepatitis A breakthrough in MSM in Paris area: implementation of targeted hepatitis A virus vaccine in a context of vaccine shortage. *AIDS.* 2018;32(4):531-2
25. Charre C. et al. Hepatitis A outbreak in HIV-infected MSM and in PrEP-using MSM despite a high level of immunity, Lyon, France, January to June 2017. *Euro Surveill.* 2017;22(48)
26. Chen G.J. et al. Hepatitis A outbreak among men who have sex with men in a country of low endemicity of hepatitis A infection. *J. Infect. Dis.* 2017;215(8):1339-40
27. Karali Z. et al. Autoimmunity and hepatitis A vaccine in children. *J. Investig. Allergol. Clin. Immunol.* 2011;21(5):389-93
28. Vaqta vaccine package insert
29. Havrix vaccine package insert

Розділ 24. **Ртуть**

Медична наука досягла такого величезного прогресу, що майже не залишилося здорових людей.
Олдос Хакслі

Згідно з ВООЗ, ртуть вважають однією з 10 найбільш небезпечних хімічних речовин. Ртуть, пише ВООЗ, особливо небезпечна для внутрішньоутробного розвитку плода і для дитини на ранніх етапах життя. Ртуть небезпечна і як проста речовина (метал), і в складі сполук: неорганічних (хлорид ртуті), і органічних (метил-ртуть). Проте існує, згідно з ВООЗ, одна органічна сполука ртуті, яка настільки безпечна, що її можна спокійно колоти навіть немовлятам і вагітним жінкам. Цю сполуку називають **етилртуть** [1].

Тіомерсал, або орто-*етилртуть*-тіосаліцилат натрію, — це консервант, який додають до мультидозових флаконів вакцин для запобігання мікробної контамінації після відкриття флакона. Мультидозові флакони вакцин у 2,5 раза дешевші за однодозові флакони — багатодозова вакцина коштує 10 центів за дозу, а однодозова — 25 центів. До того ж, однодозові вакцини займають більше місця в холодильнику. Це і є основні причини використання тіомерсалу. Концентрація тіомерсалу у вакцинах становить 0,01%, або 25–50 мкг на дозу. 50% маси тіомерсалу становить ртуть, тобто доза вакцини містить від 12,5 до 25 мкг ртуті [2]. Тіомерсал було запатентовано в 1928 році під торговою назвою **мертіолят**. Виявилося, що як антибактеріальний засіб тіомерсал у 40 разів ефективніший від фенолу. У дослідженнях токсичності з'ясували, що миші, щури та кролики, яким вводили тіомерсал внутрішньовенно, майже ніяк на нього не реагували. Щоправда, за ними спостерігали лише тиждень [3].

У 1929 році в Індіанаполісі була епідемія менінгокока і з'явилася можливість випробувати препарат на людях. 22 хворих на менінгіт отримали велику дозу тіомерсалу внутрішньовенно, і це не призвело до анафілактичного шоку в жодного з них.

Дослідники зробили висновок, що тіомерсал безпечний. Згодом з'ясувалося, що всі ці 22 хворих померли [4]. Це було єдине клінічне дослідження, і відтоді дослідження безпечності тіомерсалу більше не проводили.

Ще в 1943 році було відомо, що тіомерсал не ідеальний у ролі консерванта, і мікроорганізми виживають при концентрації, яку використовують у вакцинах. У 1982 році траплялися спалахи стрептококових абсцесів, які були наслідком вакцинації АКДП. Виявилося, що стрептококи виживають у вакцині з тіомерсалом упродовж 2 тижнів. В іншому дослідженні з'ясувалося, що тіомерсал не відповідає європейським вимогам антимікробної ефективності.

У 1999 році Американська академія педіатрії (ААП) рекомендувала якомога швидше вилучити тіомерсал із вакцин, оскільки з'ясувалося, що його кількість у вакцинах перевищує норми. На початку 2000-х почало з'являтися дедалі більше вакцин без тіомерсалу, і варто було б очікувати, що діти будуть отримувати його у менших кількостях. Це, однак, не зовсім те, що відбулося. З 2002 року CDC почала рекомендувати вакцинацію проти грипу для немовлят, і єдина ліцензована для них вакцина містила тіомерсал. Також CDC почала рекомендувати щеплення проти грипу вагітним вакцинами, які теж містили тіомерсал. З 2010 року немовлята почали отримувати по 2 дози вакцини проти грипу, а потім одну дозу щороку.

Тому, хоч тіомерсал прибрали або майже прибрали з інших вакцин, кількість ртуті, що надходить із вакцин, з 2000 року залишилася приблизно такою самою для дітей, а впродовж життя подвоїлася.

Тіомерсал також залишили в одній вакцині проти менінгокока та в одній вакцині проти правця і дифтерії [5]. Майже у всьому світі тіомерсал залишився також і в дитячих вакцинах. У 2012 році ААП і ВООЗ умовили ООН не забороняти використання ртуті у вакцинах [6].

Вплив вакцинації на рівень ртуті

Після щеплення проти гепатиту В концентрація ртуті в крові у недоношених немовлят підвищується у 13 разів, а у доношених немовлят — у 56 разів. Початковий рівень ртуті в недоношених був у 10 разів вищим, ніж у доношених (немає статистичної значущості), що натякає на більш високий рівень ртуті у матерів недоношених немовлят. Хоча, згідно з нормативами американського МОЗ, нормальним рівнем ртуті у крові вважають 5–20 мкг/л, в опублікованій літературі є розбіжності щодо того, які рівні вважають токсичними, а які — нормальними. Більше того, ці дані було отримано від дорослих, які наражались на вплив ртуті на виробництві [7].

У бразильському дослідженні рівень ртуті у волоссі немовлят (які отримували вакцини з тіомерсалом) підвищився на 446 % за перші пів року. За цей же час рівень ртуті у волоссі матерів знизився на 57 % [8].

В опублікованому у 2005 році дослідженні повідомляється про новонароджених мавп, яким зробили щеплення з тіомерсалом у дозах, що відповідають людським. Інша група мавп отримала таку саму дозу метилртуті за допомогою орального зонда. Період напіввиведення ртуті з крові був значно коротший для тіомерсалу (7 днів), порівняно з метилртуттю (19 днів), і концентрація ртуті в мозку була втричі нижча у тих, хто отримав тіомерсал, порівняно з тими, хто отримав метилртуть. Однак у людей, які отримали тіомерсал, 34 % ртуті в мозку було в неорганічній формі, тоді як у тих, хто отримав метилртуть, її було тільки 7 %. **Абсолютний рівень неорганічної ртуті в мозку був удвічі вищим у тих, хто отримав тіомерсал, ніж у тих, хто отримав метилртуть.** Рівень неорганічної ртуті в нирках також був значно вищим у тих, хто отримав тіомерсал. Відомо, що неорганічна ртуть залишається в мозку роками і десятиліттями [9]. Також рівень неорганічної ртуті в мозку не змінився впродовж місяця після останньої дози, на відміну від рівня органічної ртуті. В інших експериментах також було виявлено, що рівень неорганічної ртуті в мозку не знижується.

У 2001 році Національна академія медицини США дійшла висновку, що немає достатніх доказів зв'язку між ртуттю у вакцинах і розладами розвитку в дітей. Було відзначено, однак, що такий зв'язок можливий, і рекомендовано провести подальші дослідження. Але в наступному огляді 2004 року Національна академія відмовилася від своїх рекомендацій, а також відступила від мети ААП прибрати тіомерсал з вакцин. Автори пишуть, що цей підхід важко зрозуміти, з огляду на наші обмежені знання про токсикокінетику і нейротоксичність тіомерсалу — сполуки, яка вводилася і буде вводитися мільйонам новонароджених та немовлят [10].

У хом'яків, яким зробили ін'єкції тіомерсалу в дозах, що відповідають людським, спостерігалася більш низька маса мозку і тіла, низька щільність нейронів у мозку, загибель нейронів, деміелінізація та пошкодження клітин Пуркіньє, яке характерне при аутизмі [11]. У самців полівок, яким додавали ртуть або кадмій у воду, з'явилися симптоми аутизму [12].

Етил-, метил- та неорганічна ртуть

В опублікованій у 2017 році оглядовій статті CDC аналізує дослідження етилртуті та метилртуті і робить висновок, що обидві форми однаково токсичні. З-поміж іншого, обидві призводять до порушень у ДНК і погіршують її синтез, спричиняють зміни у внутрішньоклітинному гомеостазі кальцію, порушують механізм поділу клітин, призводять до окислювального стресу, порушують гомеостаз глутамату і знижують активність глутатіону, що своєю чергою ще більше ослаблює захист проти окислювального стресу [13].

У хорватському дослідженні 2012 року новонароджених щурів поділили на дві групи. Перша отримувала ін'єкції тіомерсалу, а друга — ін'єкції неорганічної ртуті ($HgCl_2$). Після цього за ними спостерігали 6 днів.

У щурів, які отримували тіомерсал, концентрація ртуті в мозку і у крові була значно вища, ніж у тих, які одержали неорганічну ртуть [14]. В іншому дослідженні у новонароджених щурів, які отримали ін'єкції тіомерсалу, концентрація ртуті в мозку була у 1,5 раза вища, а в крові — в 23 рази вища, ніж у щурів, які отримали ін'єкції неорганічної ртуті [15].

Згідно з італійським дослідженням, етилртуть у 50 разів токсичніша для клітин, ніж метилртуть [16]. Етилртуть також легше за метилртуть проникає крізь плаценту [17].

Токсичність тіомерсалу

У польському дослідженні 2010 року новонародженим щурам вкололи тіомерсал в дозах, пропорційних до вакцинації немовлят. У них спостерігалися ішемічна дегенерація нейронів префронтальної та скроневої кори мозку, зниження синаптичних реакцій, атрофія клітин у гіпокампі і у мозочку та патологічні зміни кровоносних судин у скроневій корі [18]. В іншому дослідженні у новонароджених щурів, яким вкололи тіомерсал, почалися характерні симптоми аутизму, такі як порушення локомоції, занепокоєння та асоціальна поведінка [19]. У новонароджених мишей, яким вкололи 20-кратну дозу тіомерсалу китайського календаря щеплень (у перерахунку на вагу мишей), спостерігали затримки розвитку, дефіцит навичок соціальної взаємодії, схильність до депресії, синаптичну дисфункцію, порушення ендокринної системи й аутистичну поведінку [20].

У дослідженні, проведеному в Гарвардському університеті, вагітним і годуючим самицям щурів вкололи тіомерсал. У щурят спостерігали затримку рефлексу переляку, порушення моторних навичок і підвищений рівень окисного стресу в мозочку [21]. У дослідженні 2010 року передчасно народженим щурам вкололи тіомерсал у різних дозах. У них спостерігали порушення пам'яті, погіршення здатності до навчання і підвищений апоптоз (запрограмована загибель клітин) префронтальної кори головного мозку. Автори зробили висновок, що, можливо, вакцинація з тіомерсалом передчасно народжених дітей пов'язана з неврологічними розладами, такими як аутизм [22].

Згідно з дослідженням 2012 року, у мишей, яким вкололи тіомерсал, було виявлено високий рівень глутамату і аспартату в префронтальній корі мозку, що пов'язано із загибеллю нервових клітин. Автори підсумували, що тіомерсал у вакцинах може призвести до пошкодження мозку і неврологічних розладів і що наполегливість виробників вакцин та установ охорони здоров'я щодо продовження використання цього доведеного нейротоксину у вакцинах є свідченням їхньої зневаги до здоров'я майбутніх поколінь і стану довкілля [23].

В огляді 2011 року аналізували дослідження ефектів низьких доз тіомерсалу. Автор констатував, що у всіх дослідженнях було виявлено те, що тіомерсал токсичний для клітин мозку і що релевантні дози тіомерсалу потенційно можуть впливати на розвиток нервової системи у людей [24].

В іншій оглядовій статті німецькі дослідники повідомляють такі факти:

1. Незважаючи на те, що тіомерсал використовують 70 років, а амальгамні пломби — 170 років, досі не було проведено контрольованих і рандомізованих досліджень їх безпечності.
2. Безпечність етилртуті виправдовують зазвичай лише тим, що рівень ртуті у крові падає набагато швидше порівняно з метилртуттю. З цього, однак, не випливає, що ця ртуть швидко виводиться з організму. Вона просто набагато швидше всмоктується іншими органами. У дослідженні на кроликах, яким ввели тіомерсал з радіоактивною ртуттю, рівень ртуті в крові упав на 75 % упродовж 6 годин після ін'єкції, однак він значно підвищився в мозку, печінці та нирках.
3. Тіомерсал у дуже низьких (наномолярних) концентраціях пригнічує фагоцитоз. Фагоцитоз — це перший крок у

роботі вродженої імунної системи. Логічно, що ін'єкція тіомерсалу буде пригнічувати імунну систему новонароджених, оскільки набутого імунітету в них ще немає.

4. У схильних до цього мишей тіомерсал спричиняв аутоімунні реакції, на відміну від метилртуті.
5. Епідеміологічні дослідження не враховують фактори генетичної сприйнятливості до ртуті, тому не здатні виявити статистично значущий ефект, навіть якщо він є [25].

Акродинія і синдром Кавасакі

Синдром Кавасакі (гостре гарячкове захворювання дитячого віку, для якого характерне ураження коронарних та інших судин з можливим утворенням аневризм, тромбозів і розривів судинної стінки) вперше було описано в 1967 році у Японії. Причина виникнення цього синдрому досі невідома. У 1985–1990 роках, коли кількість тіомерсалу, одержуваного з вакцин, значно зросла, захворюваність на синдром Кавасакі збільшилася в 10 разів, а до 1997 року — в 20 разів. З 1990 року в CDC було зареєстровано 88 випадків синдрому Кавасакі впродовж декількох днів після вакцинації, з них у 19 % випадків хвороба розпочалася в той самий день. У країнах, які менше використовують тіомерсал, захворюваність значно нижча, ніж у США.

Іншою хворобою з невідомою причиною була **акродинія** (захворювання, що супроводжується змінами поведінки аж до виражених психічних порушень, змінами шкіри кінцівок, сильним свербінням і болями, гіпотонією м'язів, паралічами, парезами, нападами судом). Пік захворюваності припадав на 1880–1950 роки, коли ця хвороба вражала одного з 500 дітей у розвинених країнах. У 1953 році було встановлено, що причиною акродинії є ртуть, яку додавали в зубні порошки, присипки для немовлят, і якою просочували дитячі підгузки. У 1954 році продукти, що містили ртуть, заборонили, після чого акродинія зникла. У деяких випадках акродинія з'являлася після вакцинації.

Діагностичні критерії та клінічна картина синдрому Кавасакі та акродинії схожі. Симптоми і результати лабораторних аналізів, які трапляються при синдромі Кавасакі, були також описані при отруєнні ртуттю. Синдром Кавасакі вражає вдвічі частіше хлопчиків, ніж дівчаток. Це пояснюють дослідженнями, які показують, що **тестостерон збільшує токсичність ртуті**, тоді як естроген захищає від її токсичності.

Згідно із даними агентства з охорони довкілля США, у 8–10 % американських жінок рівень ртуті досить високий, щоб спричинити неврологічні розлади у їхніх дітей.

Іншою подібною хворобою була **хвороба Мінамати**, яка з'явилася в 1956 році в Японії внаслідок викидів ртуті у води затоки Мінамата. Тривалий час вважали, що акродинія і хвороба Мінамати були спричинені інфекцією. Причина синдрому Кавасакі невідома, але теж вважають, що його, ймовірно, спричиняє інфекція, попри те, що він незаразний [26].

Каломель (Hg2Cl2) — вид ртуті, який був відповідальним за акродинію, — у 100 разів менш токсичний для нейронів, ніж етилртуть [25].

Незважаючи на те, що використання ртуті було широко розповсюджене у першій половині XX століття, лише деякі діти хворіли на акродинію. Точно так само в наші дні лише у деяких дітей розвивається аутизм.

Автори австралійського дослідження вирішили перевірити гіпотезу, що аутизм, як і акродинія, є наслідком підвищеної чутливості до ртуті. Вони перевірили кількість нащадків з аутизмом серед онуків тих людей, що вижили після акродинії, і виявилося, що поширення аутизму серед них було в 7 разів вище, ніж у середньому по країні (1:25 проти 1:160) [27].

У статті 2003 року наведено історію 11-місячного хлопчика зі Швейцарії, у якого почалися симптоми, що нагадують аутизм. Він не сміявся, не грався, був неспокійний, майже не спав, втрачав вагу та розучився повзати і стояти. Йому зробили обширну діагностику, але діагноз поставити не змогли.

Через 3 місяці його госпіталізували, і після численних повторних перевірок, лише коли батькам поставили запитання, з'ясувалося, що за 4 тижні до початку симптомів у будинку розбився ртутний термометр. Виявилося, що у хлопчика було отруєння ртуттю (акродинія) [28].

Алюміній і ртуть

У дослідженні 2018 року повідомляється, що **алюміній** і **ртуть** токсичні для гліальних клітин ЦНС і спричиняють запальну реакцію. З'ясувалося, що вони мають синергетичний ефект і у кілька разів **підсилюють реакцію один одного**. Наприклад, у концентрації 20 нМ алюміній і ртуть підсилюють запальну реакцію в 4 і 2 рази відповідно, а разом, у тій самій концентрації — в 9 разів. У концентрації 200 нМ алюміній і ртуть підсилюють її у 21 і 5,6 раза відповідно, а разом — у 54 рази [29].

Для досягнення концентрації алюмінію 20 нМ у мозку достатньо, щоб в нього потрапило 0,04 % алюмінію лише з однієї дози вакцини АКДП або 0,2 % з однієї дози вакцини проти гепатиту В.

Нервові тики та порушення розвитку

Вакцинація з тіомерсалом пов'язана з підвищеним ризиком нервових тиків (сіпання).

Хоча нервові тики колись вважали дуже рідкісними, сьогодні їх вважають найпоширенішим руховим порушенням. У 2000 році було описано перший випадок нервових тиків унаслідок отруєння ртуттю. Згодом провели епідеміологічні дослідження, які виявили зв'язок між тіомерсалом у вакцинах і підвищеним ризиком нервових тиків [30].

Згідно з дослідженням 2014 року, кожен мікрограм ртуті у вакцинах пов'язаний з підвищенням ризику первазивних розладів розвитку на 5,4 %, ризику специфічної затримки розвитку — на 3,5, нервових тиків — на 3,4 і гіперкінетичного розладу — на 5 % [31].

Прослідковується зв'язок між вакциною проти гепатиту В з тіомерсалом та підвищенням удвічі ризику затримок розвитку. У тих, хто отримав 3 дози такої вакцини, ризик затримок розвитку був у 3 рази вищим порівняно з тими, хто отримав вакцини без тіомерсалу [32]. Ця сама вакцина пов'язана з 10-кратним збільшенням потреби в спеціальній формі навчання для хлопчиків [33].

У дітей, які отримали 100 мкг ртуті з вакцин у перші 7 місяців життя, ризик передчасного статевого дозрівання був підвищений в 5 разів. Передчасне статеве дозрівання виявилося у одного з 250 дітей у дослідженні 2010 року — це у 40 разів вище, ніж попередні оцінки [34].

Ртуть і аутизм

Згідно зі статтею 2001 року, симптоми аутизму подібні до симптомів інтоксикації ртуттю [35]. У канадському дослідженні 2009 року з'ясувалося, що тіомерсал утричі токсичніший для самців, ніж для самиць. При дозах в 38–76 мг/кг миші-самці гинуть, тоді як самиці продовжують жити [36].

У дослідженні 2001 року автори перевірили кількість ртуті у волоссі першої стрижки в 94 дітей з аутизмом і виявили, що концентрація ртуті у них у 7 разів нижча, ніж у волоссі контрольної групи. І що важчими були симптоми аутизму, то нижчою була концентрація ртуті у їхньому волоссі. Матері дітей з аутизмом зазнали впливу значно вищого рівня ртуті (через ін'єкції антирезусного імуноглобуліну і амальгамні пломби), ніж матері у контрольній групі. Концентрація ртуті у волоссі контрольної групи корелювала з кількістю амальгамних пломб у матерів, з вживанням риби під час вагітності та з кількістю отриманих доз вакцин. У групі дітей з аутизмом така кореляція була відсутня. Автори зробили висновок, що результати підтверджують гіпотезу про те, що у людей з аутизмом **ртуть утримується в тканинах** і гірше виводиться. Відсутність ртуті у волоссі, ймовірно, пов'язана з її низьким рівнем у крові, яка живить волосяні фолікули, а низький рівень у крові пов'язаний з тим, що ртуть утримується в клітинах, де і завдає найбільшої біологічної шкоди [37].

Згідно з опублікованим у 2017 році корейським дослідженням, більш високий рівень ртуті у крові матері на пізньому терміні вагітності і рівень ртуті в пуповині пов'язані з аутизмом у 5-річному віці [38]. Систематичний огляд і мета-аналіз 44 досліджень, опублікований у 2017 році, виявив, що рівень ртуті у крові та в мозку дітей із аутизмом значно вищий, ніж у нейротипових дітей, тоді як рівень ртуті у волоссі дітей з аутизмом значно нижчий, ніж у нейротипових [39].

У дослідженні 2006 року рівень ртуті в молочних зубах у дітей з аутизмом був удвічі вищий, ніж у контрольної групи, тоді як рівні свинцю та цинку були однакові в обох групах. Діти з аутизмом також отримували набагато більше антибіотиків протягом першого року життя (переважно через отити). Відомо, що антибіотики майже цілковито пригнічують виведення ртуті з організму у щурів через зміну мікробіоти кишківника. Таким чином, підвищене використання антибіотиків у дітей з аутизмом, можливо, зменшило їх здатність виводити ртуть і, отже, може частково пояснити вищий рівень цієї речовини в зубах. Використання антибіотиків у дитинстві також може частково пояснити високу частоту хронічних шлунково-кишкових захворювань у дітей з аутизмом [40].

Глутатіон — це антиоксидант, який виробляють клітини. Він відіграє певну роль у детоксикації від ртуті. Рівень глутатіону в дітей з аутизмом значно нижчий, ніж у нейротипових дітей [41].

Рівень порфіринів у сечі є непрямим біомаркером наявності важких металів у організмі. У дослідженні серед паризьких дітей було встановлено, що діти з аутизмом виділяють значно більше порфіринів у сечі, ніж контрольна група. Це, однак, не стосувалося дітей із синдромом Аспергера [42]. Згодом схожі результати було отримано в дослідженнях у США, Австралії, Кореї та Єгипті [43-45].

Згідно з американським дослідженням 2011 року, що вища у штаті концентрація ртуті в повітрі, то вищий там ризик розвитку аутизму [46]. У Техасі на кожні 1000 фунтів виділення ртуті в атмосферу в шкільному окрузі кількість дітей, які перебували на спеціальній формі навчання, зростала на 43 %, а кількість дітей із аутизмом збільшувалася на 61 %. У містах кількість дітей із аутизмом була на 437 % вищою, ніж у сільській місцевості, а в передмістях — на 255 % вища, ніж у сільській місцевості [47].

Автори дослідження 2013 року проаналізували дані VAERS і виявили, що у немовлят, які отримали вакцину АаКДП з тіомерсалом, ризик розвитку аутизму був удвічі вищим, ніж серед тих, хто отримав вакцину без тіомерсалу. В аналізі Vaccine Safety Datalink, іншої бази даних, виявилося, що вакцина проти гепатиту В з тіомерсалом пов'язана з підвищенням у 3 рази ризику розвитку аутизму [48]. В іншому дослідженні новонароджені хлопчики, щеплені проти гепатиту В, мали втричі більший ризик розвитку аутизму порівняно з нещепленими або щепленими хоча б через місяць після народження [49]. У третьому дослідженні у щеплених проти гепатиту В ризик затримки розвитку був у 9 разів вищим, ніж у нещеплених [50].

Інший бік питання

В опублікованій у 2014 році статті повідомляють, що на сьогодні понад 165 досліджень засвідчили шкоду тіомерсалу, з-поміж них 16 досліджень показали шкоду тіомерсалу безпосередньо для немовлят і дітей, у яких реєстрували акродинію, отруєння, алергію, вади розвитку, аутоімунні реакції, затримки розвитку і розлади нервової системи, зокрема тики, затримки розвитку мови, синдром дефіциту уваги з гіперактивністю (СДУГ), аутизм і смерть. Тим не менш CDC все ще наполягає, що немає жодного зв'язку між тіомерсалом у вакцинах і аутизмом. Це викликає подив, оскільки в епідеміологічному дослідженні, проведеному безпосередньо CDC, було виявлено підвищений у 7,6 раза ризик аутизму в дітей, які отримали вакцини з тіомерсалом. У тому самому дослідженні з'ясували, що ризик розладів сну неорганічної природи був підвищений у 5 разів, ризик розладу мовлення — в 2 рази, а ризик неврологічного розладу був у 1,8 раза вищим.

Позиція CDC ґрунтується на шести епідеміологічних дослідженнях, які він і фінансував. Усі ці дослідження проаналізовані у вищезгаданій статті.

1. **Madsen, 2003.** Автори проаналізували дані психіатричних клінік у Данії з 1971 до 2000 року і виявили, що після вилучення тіомерсалу з вакцин (у 1992 році) кількість людей з аутизмом зросла. Однак:

а) дані 1971–1994 років враховували тільки стаціонарних пацієнтів, тоді як починаючи з 1995, вони враховували також амбулаторних. Тобто критерії врахування значно розширилися через 2 роки після видалення тіомерсалу, що призвело до штучного завищення кількості випадків аутизму. Амбулаторних пацієнтів було в 4–6 разів більше, ніж стаціонарних. У іншому дослідженні ті самі автори, які аналізують ті самі дані, повідомляють, що амбулаторних пацієнтів було у 13 разів більше. Велику Копенгагенську клініку, в якій було зареєстровано 20 % людей з аутизмом у Данії, було долучено до дослідження тільки починаючи з 1993 року, що також штучно збільшило кількість людей з аутизмом після вилучення тіомерсалу. Автори не повідомляють цього і не коригують дані;

б) діагностичні критерії аутизму було змінено в 1994 році (при переході від ICD-8 до ICD-10). Це могло збільшити кількість аутистів у 25 разів;

в) дані 2001 року, що показали зниження рівня аутизму з 1999 року, було внесено у першу версію статті, яку відправили до журналу JAMA. JAMA не прийняв статтю, і автори відправили її до журналу *Pediatrics*. Один із рецензентів *Pediatrics* зауважив, що автори не аналізують факт зниження рівня аутизму, який може вказувати на те, що видалення тіомерсалу могло зіграти в цьому роль. У відповідь на це автори вилучили дані 2001 року зі статті, і її опублікували. Якби автори залишили ці дані, то результати дослідження збігалися би з результатами пізнішого дослідження, згідно з яким рівень аутизму в Данії після 1992 року знизився з піка в 1,5 % у 1994–1995 роках до 1 % у 2002–2004 роках.

2. **Stehr-Green, 2003.** Проведено в Каліфорнії у відповідь на дослідження, яке виявило кореляцію між тіомерсалом і аутизмом. Автори порівнюють дані із 3 країн (Данії, Швеції та штату Каліфорнія, США). Дані з Данії були ті самі, що в попередньому дослідженні. Шведські дані ґрунтувалися лише на візитах до лікарні (тобто тільки на невеликій частині всіх випадків аутизму). Частину каліфорнійських даних було видалено із остаточної версії публікації.

3. **Hviid, 2003.** Автори пишуть, що середній вік встановлення діагнозу на аутизм — 4,7 роки, але тим не менше, вони врахували в аналізі дітей віком 1 рік. До того ж, замість того, щоб рахувати кількість дітей, вони рахували кількість людино-років. Завдяки цій техніці кожну вікову групу було враховано однаково, незважаючи на те, що ймовірність діагнозу у молодших груп значно нижча.

4. **Andrews, 2004.** Ретроспективне дослідження у Великій Британії. Тут такі самі проблеми, як і у попередньому дослідженні. Автори не опублікували вихідні дані, щоб їх можна було правильно проаналізувати.

5. **Verstraeten, 2003.** У публікації було заявлено, що немає зв'язку між тіомерсалом і аутизмом, однак у першій фазі цього дослідження, яке було представлено у внутрішній презентації CDC, з'ясувалося, що у немовлят, які у місячному віці отримали більше 25 мкг ртуті з вакцинами та імуноглобулінами, ризик розвитку аутизму був у 7,6 раза вищим порівняно з тими, хто не отримав ртуть. У другій фазі дослідження з'ясувалося, що у немовлят, які до 3-місячного віку отримали 62 мкг ртуті з вакцинами, ризик аутизму був у 2,5 раза вищим порівняно з тими, хто отримав менше ніж 37 мкг. У третій фазі дослідження

автори, «погравшись» зі статистикою, знизили ризик розвитку аутизму до 1,69. Судячи з усього, на провідного автора чинили тиск, оскільки у внутрішньому листуванні CDC він писав: «Я не хочу бути прихильником антивакцинного лобі і стверджувати, що тіомерсал шкідливий, але я вважаю, що принаймні ми повинні використовувати обґрунтовані наукові аргументи і не допускати, щоб наші стандарти були продиктовані бажанням спростувати неприємну теорію».

Четверта і п'ята фази дослідження ґрунтувалися лише на часткових даних і враховували дітей віком 0–3 років, хоча середній вік встановлення діагнозу аутизм у той час становив 4,4 роки. Незважаючи на це, дослідження виявило підвищений ризик нервових тиків і затримки мовлення у щеплених із тіомерсалом.

6. **Price, 2010.** Дослідження типу «випадок-контроль» у США, де контрольна група отримувала ті самі вакцини. Таке дослідження називають *overmatching* і з нього неможливо зробити жодних висновків. Ба більше, у початковому звіті до цього дослідження виявилося, що пренатальний вплив тіомерсалу корелював із підвищенням ризику аутизму у 8 разів, але ці дані чомусь було вилучено з публікації.

5 із цих 6 досліджень безпосередньо були під контролем CDC, що, можливо, свідчить про конфлікт інтересів, оскільки просування вакцинації — це основна місія CDC [51].

Третю фазу дослідження Verstraeten було продемонстровано на секретній конференції CDC у 2000 році, присвяченій тіомерсалу (Simpsonwood meeting). З-поміж іншого, доктор Клементс з ВООЗ заявив, що це дослідження, напевно, не варто було проводити, оскільки його результати цілком можна було передбачити і це тепер ставить усіх у незручне становище.

У статті 2016 року було проаналізовано всі дослідження про можливий зв'язок між ртуттю і аутизмом, опубліковані з 1999 року. Автори знайшли 91 дослідження, і **у 74 % із них було виявлено зв'язок між ртуттю та аутизмом [52].**

Джерела

1. WHO. Thiomersal in vaccines. https://www.who.int/vaccine_safety/committee/topics/thiomersal/questions/en/
2. Drain P.K. et al. Single-dose versus multi-dose vaccine vials for immunization programmes in developing countries. *Bull World Health Organ.* 2003;81(10):726-31
3. Baker J.P. Mercury, vaccines, and autism: one controversy, three histories. *Am J Public Health.* 2008;98(2):244-53
4. Powell H. et al. Merthiolate as a germicide. *Am. J. Epidemiol.* 1931;13(1):296-310
5. Geier D.A. et al. Thimerosal: clinical, epidemiologic and biochemical studies. *Clin. Chim. Acta.* 2015;444:212-20
6. Ban on all mercury-based products would risk global immunization efforts, says AAP, WHO. AAP *News.* 2012 Jun 1
7. Stajich G.V. et al. Iatrogenic exposure to mercury after hepatitis B vaccination in preterm infants. *J. Pediatr.* 2000;136(5):679-81
8. Marques R.C. et al. Hair mercury in breast-fed infants exposed to thimerosal-preserved vaccines. *Eur. J. Pediatr.* 2007;166(9):935-41
9. Rooney J.P. The retention time of inorganic mercury in the brain — a systematic review of the evidence. *Toxicol. Appl. Pharmacol.* 2014;274(3):425-35
10. Burbacher T.M. et al. Comparison of blood and brain mercury levels in infant monkeys exposed to methylmercury or vaccines containing thimerosal. *Environ Health Perspect.* 2005;113(8):1015-21
11. Laurente J. et al. Neurotoxic effects of thimerosal at vaccine doses on the encephalon and development in 7 days-old hamsters. *An. Fac. Med. Lima.* 2007;68
12. Curtis J.T. et al. Chronic metals ingestion by prairie voles produces sex-specific deficits in social behavior: an animal model of autism. *Behav. Brain. Res.* 2010;213(1):42-9
13. Risher J.F. et al. Alkyl Mercury-Induced Toxicity: Multiple Mechanisms of Action. *Rev. Environ. Contam. Toxicol.* 2017;240:105-49
14. Blanuša M. et al. Mercury disposition in suckling rats: comparative assessment following parenteral exposure to thiomersal and mercuric chloride. *J. Biomed. Biotechnol.* 2012;2012:256965
15. Orct T. et al. Comparison of organic and inorganic mercury distribution in suckling rat. *J. Appl. Toxicol.* 2006;26(6):536-9
16. Guzzi G. et al. Effect of thimerosal, methylmercury, and mercuric chloride in Jurkat T Cell Line. *Interdiscip. Toxicol.* 2012;5(3):159-61
17. Léonard A. et al. Mutagenicity and teratogenicity of mercury compounds. *Mutat. Res.* 1983;114(1):1-18
18. Olczak M. et al. Lasting neuropathological changes in rat brain after intermittent neonatal administration of thimerosal. *Folia Neuropathol.* 2010;48(4):258-69
19. Olczak M. et al. Persistent behavioral impairments and alterations of brain dopamine system after early postnatal administration of thimerosal in rats. *Behav. Brain. Res.* 2011;223(1):107-18
20. Li X. et al. Transcriptomic analyses of neurotoxic effects in mouse brain after intermittent neonatal administration of thimerosal. *Toxicol Sci.* 2014;139(2):452-65
21. Sulkowski Z.L. et al. Maternal thimerosal exposure results in aberrant cerebellar oxidative stress, thyroid hormone metabolism, and motor behavior in rat pups; sex- and strain-dependent effects. *Cerebellum.* 2012;11(2):575-86

22. Chen Y.N. et al. Effect of thimerosal on the neurodevelopment of premature rats. *World J Pediatr*. 2013;9(4):356-60
23. Duszczyk-Budhathoki M. et al. Administration of thimerosal to infant rats increases overflow of glutamate and aspartate in the prefrontal cortex: protective role of dehydroepiandrosterone sulfate. *Neurochem Res*. 2012;37(2):436-47
24. Dórea J.G. Integrating experimental (in vitro and in vivo) neurotoxicity studies of low-dose thimerosal relevant to vaccines. *Neurochem Res*. 2011;36(6):927-38
25. Mutter J. et al. Mercury and autism: accelerating evidence? *Neuro Endocrinol Lett*. 2005;26(5):439-46
26. Mutter J. et al. Kawasaki's disease, acrodynia, and mercury. *Curr. Med. Chem*. 2008;15(28):3000-10
27. Shandley K. et al. Ancestry of pink disease (infantile acrodynia) identified as a risk factor for autism spectrum disorders. *J Toxicol Environ Health* A. 2011;74(18):1185-94
28. Chrysochoou C. et al. An 11-month-old boy with psychomotor regression and auto-aggressive behaviour. *Eur. J. Pediatr*. 2003;162(7-8):559-61
29. Alexandrov P.N. et al. Synergism in aluminum and mercury neurotoxicity. *Integ.r Food Nutr. Metab*. 2018;5(3)
30. Geier D.A. et al. Thimerosal exposure and increased risk for diagnosed tic disorder in the United States: a case-control study. *Interdiscip Toxicol*. 2015;8(2):68-76
31. Geier D.A. et al. A dose-response relationship between organic mercury exposure from thimerosal-containing vaccines and neurodevelopmental disorders. *Int. J. Environ. Res. Public. Health*. 2014;11(9):9156-70
32. Geier D.A. et al. Thimerosal-containing hepatitis B vaccination and the risk for diagnosed specific delays in development in the United States: a case-control study in the vaccine safety datalink. N. *Am. J. Med. Sci*. 2014;6(10):519-31
33. Geier D.A. et al. A Cross-Sectional Study of the Association between Infant Hepatitis B Vaccine Exposure in Boys and the Risk of Adverse Effects as Measured by Receipt of Special Education Services. *Int. J. Environ. Res. Public. Health*. 2018;15(1)
34. Geier D.A. et al. Thimerosal exposure & increasing trends of premature puberty in the vaccine safety datalink. *Indian. J. Med. Res*. 2010;131:500-7
35. Bernard S. et al. Autism: a novel form of mercury poisoning. *Med Hypotheses*. 2001;56(4):462-71
36. Branch D.R. Gender-selective toxicity of thimerosal. *Exp Toxicol Pathol*. 2009;61(2):133-6
37. Holmes A.S. et al. Reduced levels of mercury in first baby haircuts of autistic children. *Int. J. Toxicol*. 2003;22(4):277-85
38. Ryu J. et al. Associations of prenatal and early childhood mercury exposure with autistic behaviors at 5years of age. *Sci Total Environ*. 2017;605-606:251-7
39. Jafari T. et al. The association between mercury levels and autism spectrum disorders: A systematic review and meta-analysis. J. *Trace Elem. Med. Biol*. 2017;44:289-97
40. Adams J.B. et al. Mercury, lead, and zinc in baby teeth of children with autism versus controls. J. *Toxicol. Environ. Health* A. 2007;70(12):1046-51
41. James S.J. et al. Metabolic biomarkers of increased oxidative stress and impaired methylation capacity in children with autism. *Am. J. Clin. Nutr*. 2004;80(6):1611-7
42. Nataf R. et al. Porphyrinuria in childhood autistic disorder: implications for environmental toxicity. *Toxicol. Appl. Pharmacol*. 2006;214(2):99-108
43. Austin DW et al. An investigation of porphyrinuria in Australian children with autism. J Toxicol Environ Health A. 2008;71(20):1349-51

44. Youn S et al. Porphyrinuria in Korean children with autism: correlation with oxidative stress. J Toxicol Environ Health A. 2010;73(10):701-10
45. Khaled EM et al. Altered urinary porphyrins and mercury exposure as biomarkers for autism severity in Egyptian children with autism spectrum disorder. Metab Brain Dis. 2016;31(6):1419-26
46. Blanchard K.S. et al. The value of ecologic studies: mercury concentration in ambient air and the risk of autism. *Rev. Environ. Health.* 2011;26(2):111-8
47. Palmer R.F. et al. Environmental mercury release, special education rates, and autism disorder: an ecological study of Texas. *Health Place.* 2006;12(2):203-9
48. Geier D.A. et al. A two-phase study evaluating the relationship between Thimerosal-containing vaccine administration and the risk for an autism spectrum disorder diagnosis in the United States. *Transl. Neurodegener.* 2013;2(1):25
49. Gallagher C.M. et al. Hepatitis B vaccination of male neonates and autism diagnosis, NHIS 1997-2002. *J. Toxicol. Environ Health* A. 2010;73(24):1665-77
50. Gallagher C. Hepatitis B triple series vaccine and developmental disability in US children aged 1-9 years. *Toxicol. Environ. Chem.* 2008;90(5):997-1008
51. Hooker B. et al. Methodological issues and evidence of malfeasance in research purporting to show thimerosal in vaccines is safe. *Biomed. Res. Int.* 2014;2014:247218
52. Kern J.K. et al. The relationship between mercury and autism: A comprehensive review and discussion. *J. Trace. Elem. Med. Biol.* 2016;37:8-24

Розділ 25. **Аутизм**

Якщо ви помітили, що ви на боці більшості, — час зупинитись і замислитись.

Марк Твен

Починаючи з 1990-х років кількість людей з аутизмом зросла на кілька порядків. Причина аутизму досі невідома, що не заважає CDC впевнено заявляти про те, що вакцини не призводять до аутизму. Але чи дійсно це так? Оскільки більшість учених абсолютно переконана в тому, що вакцини не пов'язані з аутизмом, логічно припустити, що проводили дослідження, яке порівнювало щеплених дітей із нещепленими, серед яких було встановлено, що кількість випадків розвитку аутизму серед них не відрізняється. Але це не так. **Досліджень, які б порівнювали щеплених із нещепленими, у контексті аутизму не проводили.** У всіх дослідженнях, де було доведено, що щеплення не пов'язані з аутизмом, порівнювали одних щеплених дітей з іншими щепленими дітьми.

Насправді це не зовсім так. Одне дослідження, яке порівнює щеплених і нещеплених, все таки було опубліковано у 2017 році, і в ньому виявилося, що **у щеплених аутизм розвивається у 4 рази частіше, ніж у нещеплених.** У цього дослідження багато недоліків. Воно було ретроспективним, ґрунтувалося на анонімних опитуваннях, і в ньому брали участь лише 660 дітей на домашньому навчанні. Однак, інших подібних досліджень поки що не проводили [1].

Трохи історії

Вперше дитячий аутизм було описано в 1943 році. Автор, Лео Каннер, описує 11 випадків невідомого досі захворювання. Його супроводжують такі симптоми, як занурення в себе, прагнення до самотності, істерика, вербальні ритуали, суворе дотримання розпорядку дня, обсесія[31], недоречні висловлювання, ехолалія (неконтрольоване автоматичне повторення слів) і манія крутити круглі речі. Ці діти не звертають уваги на людей, але цікавляться предметами, особливо такими, які можна крутити. Деякі немов би випромінювали мовчазну мудрість. Інші вирізнялися гарною механістичною пам'яттю і раннім розвитком. Описують, наприклад, 18-місячного хлопчика, який за першими звуками вмів розрізняти на слух 18 симфоній. Всі були народжені в дуже інтелігентних сім'ях. Четверо батьків були психіатрами, 9 із 11 матерів закінчили коледж. Найстарша з дівчат, яких описує Каннер, народилася 1931 року. Саме в цьому році у вакцини почали додавати ртуть, а на рік пізніше — алюміній [2].

Каннер, імовірно, «запозичив» першовідкриття аутизму в Ганса Аспергера, віденського педіатра, який хоч і опублікував статтю, де він описував дітей зі схожими симптомами, через рік після Каннера, проводив лекції про них ще в 1938-му. Каннер заперечував, що він знав про роботу Аспергера, але це, найімовірніше, неправда, оскільки головний діагност із клініки Аспергера перейшов працювати до Каннера в 1938 році [3]. Однак справжнім, але майже невідомим першовідкривачем аутизму є радянський науковець Груня Сухарьова, яка описала симптоми аутизму ще в 1925 році і назвала цей синдром тим самим словом [4]. Каннер знав про роботу Сухарьової, оскільки він цитував її у своїй статті 1949 року.

Регресивний аутизм

Коли дитина розвивається нормально, а потім у віці 12-24 місяців втрачає мовленнєві й соціальні навички, — це називають **регресивним аутизмом.** Перший випадок, схожий на регресивний аутизм, було описано ще у статті Каннера в 1943 році.

[31] **Обсесія** (лат. obsessio — облога, охоплення) — нав'язливі небажані мимовільні думки, ідеї або уявлення, які виникають у людини через невизначені проміжки часу — *прим. ред*

Хлопчик був вакцинований проти віспи у 12 місяців, приблизно в той самий час у нього розпочалася ментальна регресія і він перестав наслідувати звуки. Звичайно, зі щепленням у статті його регресію не пов'язують. Проте Каннер підкреслює, що у всіх 11 випадках ознаки аутизму спостерігалися у дітей з народження. У 1976 році було описано випадок регресивного аутизму в 15-місячного хлопчика, який автори пов'язали зі щепленням проти віспи. Вони вважають, що причинно-наслідковий зв'язок між вакцинацією та аутизмом малоймовірний, але визнають, що щеплення запустило процес регресії [5].

У 1987 році у половині випадків аутизм мав регресивну форму [6]. Однак аж до середини 2000-х велися суперечки, чи існує регресивний аутизм насправді, чи просто батьки настільки ідеалізують своїх дітей, що не звертають уваги на ранні симптоми аутизму. Незважаючи на те, що відомо: батьки, незалежно від рівня освіти або батьківського досвіду, здатні точно визначити проблеми розвитку в дітей [7]. У дослідженні 2005 року автори проаналізували домашні відеокасети і зробили висновок, що регресивний аутизм дійсно існує [8]. Згідно з дослідженням 2018 року **88 % випадків аутизму мають регресивну форму.** Автори роблять висновок, що регресивний аутизм — це радше правило, ніж виняток [9]. Батьки дітей із регресивним аутизмом зазвичай вважають, що причиною аутизму в їхніх дітей є вакцини [10].

В опублікованому у 2008 році дослідженні вакцинація КПК під час хвороби була пов'язана із 17-кратним збільшенням ризику регресивного аутизму [11]. На сьогодні CDC не вважає, що легка хвороба, така як застуда або вітрянка, є протипоказанням для вакцинації. Автори вважають, що зв'язок між вакцинацією під час хвороби і аутизмом надалі необхідно досліджувати, а нормативи, можливо, переглянути. (*Якщо КПК під час легкої хвороби збільшує ризик розвитку аутизму, чи може бути так, що у деяких дітей зараження декількома вірусами одночасно призводить до занадто сильного запалення і що КПК або КПКВ, які містять 3–4 віруси, самі по собі теж можуть збільшувати ризик аутизму порівняно з одновалентною вакциною або природним захворюванням? — Відповіді на ці запитання наука ще не надала).*

Поширення аутизму

DSM-5[32] об'єднало інфантильний (каннерівський) аутизм, первазивний розлад розвитку без додаткових уточнень (ПРР-БДУ) і синдром Аспергера в один діагноз під назвою розлад аутистичного спектру (РАС). DSM-5 повинно було привести до зниження кількості випадків аутизму на 30 % [12]. На 2012 рік 46 % випадків РАС припадало на інфантильний аутизм, 44 % — на ПРР-БДУ і 10 % — на синдром Аспергера [13]. Далі під терміном аутизм мається на увазі РАС.

У 1970 році у США аутизм траплявся в 1 з 10 000 дітей. У 1987-му — в 1 з 3000. У 2007-му — в 1 з 91. У 2012-му — в 1 з 68. У 2014-му — в 1 з 45 [13–17]. **На 2016-й рік 2,76 % дітей від 3 до 17 років у США мають розлади аутистичного спектру (1 із 36).** У 7 % наявні порушення розвитку [18]. У 10,2 % дітей діагностують СДУГ (синдром дефіциту уваги із гіперактивністю) порівняно з 6 % у 1998-му [19]. Як і аутизм, СДУГ трапляється втричі частіше у хлопчиків, ніж у дівчаток [20]. Згідно з іншим дослідженням, на 2008 рік порушення розвитку спостерігали у 1 з 6 дітей у США. До цих розладів належать РАС, СДУГ, ДЦП, розлади навчання тощо [21].

Серед народжених у 1931 році в Каліфорнії аутизм траплявся в 1 зі 100 000. Серед народжених у 2012-му — в 1 з 85. Захворюваність почала поступово зростати в 1940-х і різко збільшувалася для народжених у 1980, 1990 і 2007 роках [22].

---

[32] Діагностичне і статистичне керівництво із психічних розладів (Diagnostic and Statistical Manual of mental disorders, DSM) — багатоосьова нозологічна система, розроблена у США Американською психіатричною асоціацією (American Psychiatric Association, APA). DSM-5 — п'яте видання, опубліковане у 2013 році — *прим.ред.*

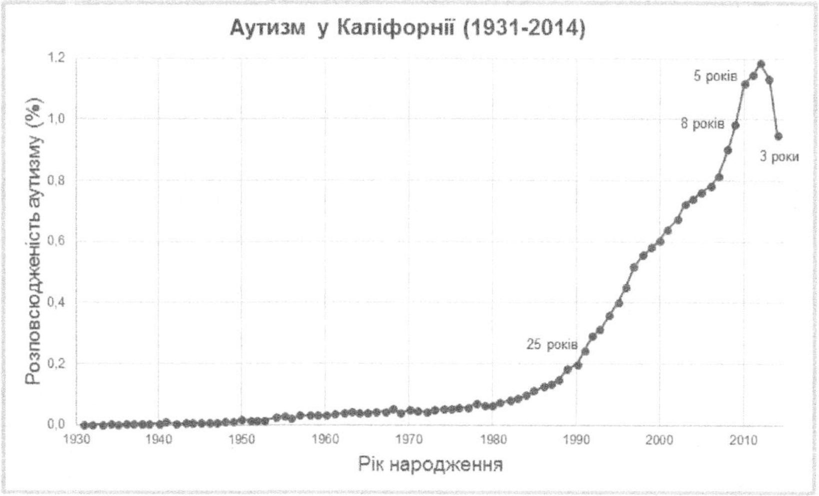

То чи існує епідемія?

Деякі науковці вважають, що ніякої епідемії аутизму немає, змінилися тільки критерії діагностики. Людей з аутизмом насправді завжди було так багато, просто ніхто цього не помічав [23]. Однак їхні розрахунки зазвичай помилкові, що вони самі згодом визнають [24].

Згідно з опублікованим у 2014 році дослідженням 75–80 % збільшення рівня аутизму є наслідком не зміни критеріїв діагностики, а реальним збільшенням захворюваності.

Серед підозрілих токсинів із аутизмом корелюють полібромові дифенілові етери (вогнезахисні матеріали, якими наповнюють майже всі м'які меблі), алюмінієві ад'юванти і гліфосат (гербіцид) [25].

Інші вважають, що епідемію аутизму можна пояснити заміною діагнозу з розумової відсталості на аутизм. Але і це не так.

Кількість випадків розумової відсталості залишається приблизно однаковою, тоді як кількість людей з РАС експоненціально зростає [26]. Існують також інші дослідження, які свідчать про те, що епідемія аутизму реальна, а не є наслідком зміни критеріїв [27, 28].

Останнім часом у ЗМІ є тенденція нормалізації аутизму. Дитяча передача «Вулиця Сезам» додає ляльку з аутизмом, виходять фільми і серіали, в яких людей із РАС зображують звичайними людьми, які лише трохи асоціальні, але натомість перевершують звичайних людей у інших навичках. Аутизм, як нам повідомляють, потрібно «вітати», адже люди з аутизмом — не хворі, а звичайні люди, просто трохи інші. У 28 % випадків аутисти демонструють самоагресивну поведінку [29]. 50 % людей із аутизмом невербальні, 80 % розумово відсталі, а 30 % хворі на епілепсію. Ризик супутніх захворювань, таких як отити, астма, алергії, шлунково-кишкові розлади тощо, у людей із аутизмом значно вищий [30]. Утримання людини з РАС у Великій Британії та США обходиться в середньому у понад $ 2 мільйони впродовж її життя, якщо аутизм супроводжує розумова відсталість, і в $ 1,4 мільйона, якщо не супроводжує [31]. Лише невеликий відсоток аутистів є такими, якими їх змальовують у ЗМІ, — обдарованими з високим інтелектом або художніми та творчими здібностями.

Алюміній

За даними єгипетського дослідження 2015 року рівень алюмінію у волоссі дітей з аутизмом був у 5 разів вищий, ніж у контрольній групі [32]. Схожі результати було отримано в дослідженнях у Японії та Саудівській Аравії [33, 34].

Згідно з опублікованим у 2018 році дослідженням, новонароджені миші, яким вкололи алюміній гідроксид в кількості, еквівалентній тій, що отримують діти з вакцинами, демонстрували згодом знижений соціальний інтерес. Ці миші також гірше набирали вагу, що було продемонстровано і в інших дослідженнях. Автори зауважують, що період напіввиведення ентерального алюмінію відносно короткий (приблизно 24 години). Алюміній з ад'ювантів, однак, виводиться набагато повільніше через його високу афінність (силу тяжіння) до різних антигенів [35].

В огляді 2017 року повідомляють, що є вагомі свідчення того, що вакцинація може прискорити перехід субклінічних (безсимптомних) аутоімунних станів у клінічні впродовж 30 днів після щеплення [36]. Вплив алюмінію пов'язують з утворенням прозапальних цитокінів, з розвитком мітохондріальної дисфункції та з активацією або дисфункцією мікроглії (клітин імунної системи в ЦНС). Ці зміни своєю чергою пов'язані з РАС.

Автори дослідження 2011 року проаналізували дані декількох країн і зробили такий висновок: що більше в країні роблять щеплень із алюмінієм, то більше в ній людей із аутизмом. У США зростання чисельності людей з аутизмом корелює зі збільшенням використання алюмінієвих ад'ювантів. Автори використовують критерії причинності Хілла і доходять висновку, що зв'язок між алюмінієм у вакцинах і аутизмом, ймовірно, причинно-наслідковий [37].

У ході дослідження 2018 року в людей із аутизмом було виявлено дуже високий рівень алюмінію в мозку. Судячи з місця виявлення алюмінію, він потрапляє в мозок за допомогою лімфатичної системи. У дослідженні була відсутня контрольна група, оскільки не знайшлося придатних зразків мозку. Тому автори порівнюють рівень алюмінію з виявленим у інших дослідженнях. Рівень алюмінію в мозку молодих людей із аутизмом був вищим, ніж у мозку літніх людей із хворобою Альцгеймера [38].

Автор дослідження 2011 року проаналізувала охоплення щепленнями у всіх штатах США у період від 2001 до 2007 року і з'ясувала, що підвищення охоплення вакцинацією на 1% пов'язане з підвищенням рівня аутизму і розладів мовлення на 1,7 % [39].

Запалення та імунна активація

У вагітних жінок, яких вакцинували проти грипу, був значно підвищений рівень **С-реактивного білка** (маркер запалення) упродовж як мінімум 2 днів після вакцинації. Запалення під час вагітності підвищує ризик прееклампсії та передчасних пологів [40]. Підвищений рівень С-реактивного білка під час вагітності пов'язаний з аутизмом у дітей [41].

Згідно з опублікованим у 2018 році дослідженням, щеплення проти черевного тифу спричиняє системне запалення низької інтенсивності. Рівень **цитокіну IL-6** (прозапальні цитокіни, що виділяються клітинами Th2) піднімається на 400 %, але без підвищення температури і будь-яких симптомів хвороби. Це системне запалення значно знижує здатність інтерпретувати психічний стан інших людей. Автори роблять висновок, що системне запалення може сприяти соціально-когнітивному дефіциту. В інших дослідженнях також було виявлено, що **людям із запаленням соціальні взаємодії даються складніше.** У цьому дослідженні рівень IL-6 підвищувався тільки у 5 разів. У дослідженнях, які використовували ендотоксин, рівень IL-6 підвищувався у 100–1000 разів [42].

У дослідженні 2007 року вагітним самицям щурів вкололи цитокін IL-6, і у щурят були наявні симптоми аутизму [43]. Згідно з дослідженням 2014 року, активація імунної системи самиць макак під час вагітності призводила до симптомів аутизму в їхніх дитинчат [44]. У 2018 році було виявлено, що імунна активація у мишей через кілька днів після народження призводила до симптомів, подібних до аутизму, і до інших нейропсихічних захворювань [45]. У іншому дослідженні автори проаналізували тканини мозку людей із аутизмом та виявили в них активні нейрозапальні процеси (ці люди померли не від інфекції, а від інфарктів та інших причин) [46]. Підвищені запальні процеси в мозку (*мікрогліева активація*) було зафіксовано також у живих людей з аутизмом. Автори зробили висновок, що **причиною аутизму є аномалії імунної системи** [47]. Згідно з іншим дослідженням у людей з аутизмом спостерігають підвищений рівень цитокіну IL-6 у мозку. Підвищений рівень IL-6 у мозку мишей спричиняє у них аутистичну поведінку [48].

Згідно з дослідженням 2013 року, алюміній підвищує рівень IL-6 у щурів [49]. Щеплення проти гепатиту B, зроблене новонародженим щурятам, теж підвищує рівень IL-6 у гіпокампі, тоді як БЦЖ його знижує. Рівень IL-6 був підвищений не відразу, а в дорослому віці [50]. В іншому дослідженні тієї самої групи йдеться про те, що у щеплених у дитинстві проти гепатиту B мишей у зрілому віці було зафіксовано нейроповедінкові розлади через прозапальні процеси в гіпокампі, індуковані зміщенням імунної системи в бік Th2 [51]. **Алюміній призводить до запалення клітин мозку в наномолярних концентраціях. Тобто достатньо, щоб 0,01 % алюмінію з вакцин потрапило в мозок, щоб спричинити запалення [52].**

Підсумовуючи ці та інші дослідження, група незалежних науковців, які керують сайтом *VaccinePapers.org*, стверджує: алюміній із вакцин потрапляє в мозок через лімфатичну систему, де він зумовлює підвищення рівня цитокіну IL-6 і хронічну імунну активацію, що своєю чергою призводить до аутизму та інших неврологічних розладів.

Але чому симптоми аутизму часто виникають відразу після КПК, хоча ця вакцина не містить алюмінію? Одне з можливих пояснень полягає в тому, що КПК, будучи першою живою вакциною, яку отримує дитина, спричиняє сильну імунну реакцію і збільшує рівень **цитокіну MCP-1** (*macrophage chemoattractant protein*) [53]. Цей цитокін, як можна зрозуміти з його назви, притягує макрофаги. Запалення, навіть якщо воно не в мозку, підвищує рівень MCP-1 [54]. Це призводить до того, що макрофаги з усього організму прямують до мозку, навіть якщо запалення відбувається не в мозку, а в інших органах. Ці макрофаги несуть у собі алюміній з попередніх вакцин. Так КПК допомагає алюмінію проникнути в мозок, що своєю чергою зумовлює підвищення рівня цитокіну IL-6 і до аутизму. З дослідження 2017 року відомо, що рівень цитокіну MCP-1 підвищений у людей із аутизмом [55]. Також у новонароджених, у яких згодом розвинувся аутизм, рівень MCP-1 відразу після народження був підвищений [56].

Мітохондріальна дисфункція

Випадок Хани Полінг було описано у 2006 році. 19-місячній дівчинці зробили серію щеплень. Через 48 годин у неї піднялася температура, почався безперервний крик, з'явилися дратівливість та млявість. Вона почала часто прокидатися вночі і перестала нормально підніматися сходами. Наступні 3 місяці вона була дратівливою, поступово втрачала навички мовлення, і у неї почали з'являтися симптоми аутизму, такі як обертання навколо своєї осі, уникання погляду, порушення циклу сну і бадьорості та зацикленість на певних телевізійних програмах. Упродовж пів року в неї була діарея, слабкий апетит, і вона не набирала вагу. У 23 місяці у неї виявили атопічний дерматит, уповільнений ріст волосся, вона почала ходити на пальчиках, і їй поставили діагноз аутизм. Із 30-місячного віку вона приймала вітаміни, і її симптоми покращилися. У неї було діагностовано **мітохондріальну дисфункцію.** Незрозуміло, чи є мітохондріальна дисфункція результатом первинної генетичної аномалії, атипового розвитку основних метаболічних шляхів, чи існують інші чинники. **Автори зробили висновок, що у дітей із мітохондріальною дисфункцією інфекції або щеплення можуть призвести до регресивного аутизму [57].**

У цьому випадку немає нічого особливого, крім того, що батько цієї дівчинки, Джон Полінг — невролог, який задокументував усі аналізи, які він зробив доньці. Ба більше, Полінг працював з Ендрю Ціммерманом, одним із видатних неврологів США, який виступав у ролі експерта у вакцинних судах, де стверджував, що немає зв'язку між КПК і аутизмом. Ціммерман був співавтором вищезгаданої статті й у своєму експертному висновку заявив, що у випадку Хани Полінг зв'язок між вакцинацією та аутизмом є.

Хана Полінг була спочатку однією з декількох учасників групового позову про зв'язок вакцинації з аутизмом, який об'єднував 5500 дітей. МОЗ США вилучив цей випадок із колективного позову і виплатив родині, яка підписала угоду про нерозголошення, 20 мільйонів доларів. Колективний позов, однак, було відхилено. Про те, що Ціммерман у процесі змінив свою думку і дав різні експертні висновки для колективного позову і для випадку Хани Полінг, на той час було невідомо, оскільки випадок Хани Полінг було засекречено, і про нього дізналися лише, коли адвокат злив інформацію журналісту. Після висновку стосовно Хани Полінг Ціммермана перестали запрошувати до вакцинного суду в ролі експерта, але використовували його експертну думку, написану до того, як він її змінив, у ролі аргументу для відхилення колективного позову.

Мітохондріальна дисфункція — це не щось рідкісне. Згідно з дослідженням 2012 року, вона трапляється у 5 % людей із аутизмом, а згідно з дослідженням 2018 року — у 16 % людей із аутизмом [58, 59].

У дослідженні 2011 року автори проаналізували 1300 розглянутих у суді випадків компенсації ПВУ і виявили, що, незважаючи на те, що офіційно вакцини не спричиняють аутизм і колективний позов було відхилено, щонайменше у 83 випадках компенсацію людям із аутизмом було виплачено. Більшість судових справ із виплатами компенсацій засекречено, тому для виявлення цих випадків було створено групу, яка обдзвонювала людей, що звернулися до вакцинного суду [60]. Також відомо, що батьки, які у своєму позові до вакциного суду використовували слово «енцефалопатія», — вигравали і отримували компенсацію. Ті, які зверталися до суду через схожі симптоми, але використовували слово «аутизм», — програвали, і їх позов було відхилено [61].

Генетика

Порівняно з генетичними дослідженнями природи аутизму, дослідження екологічних факторів ризику перебувають в зародковому стані і мають значні методологічні обмеження [62]. На дослідження генетичних чинників аутизму витрачають у 10–20 разів більше коштів, ніж на дослідження екологічних чинників [63]. Майже всі генетичні чинники ризику аутизму можна виявити у населення загалом. Із цього випливає, що без екологічного чинника генетичний ризик залишається лише ризиком і аутизм не розвивається [64].

Згідно з дослідженням 2004 року, у дітей, вихідців з Ефіопії, народжених в Ізраїлі, ризик первазивних розладів розвитку був трохи нижчим, ніж у дітей не ефіопів. Але серед ізраїльських дітей, народжених у Ефіопії, не було жодного випадку первазивних розладів розвитку (з 11 800 дітей). Автори роблять висновок, що пологи в Ізраїлі, індустріальній країні, є маркером екологічного ризику аутизму [65].

Автори дослідження 2017 року висунули гіпотезу, що стовбурові клітини, які містяться в пуповинній крові, можуть пригнітити запалення, яке відбувається у мозку аутистів. Вони вкололи внутрішньовенно дітям із аутизмом їхню власну пуповинну кров, збережену під час народження. У дітей спостерігалося істотне покращення симптомів [66]. Якщо власні стовбурові клітини людей із аутизмом, які містяться в їхній крові при народженні, можуть послабити симптоми аутизму, це, можливо, свідчить про те, що аутизм — це не вроджене і не генетичне захворювання.

Акродинія та аутизм

Оскільки не існує досліджень, у яких би порівнювали щеплених і нещеплених у контексті аутизму (точніше, є одне, яке допомагає зрозуміти, що вони пов'язані), **твердження, що вакцини не спричиняють аутизм, — не відповідає дійсності.** Всі інші дослідження, по-перше, були лише епідеміологічними, а по-друге, зосереджувалися тільки на одній вакцині (КПК) і на одному складнику вакцин (тіомерсал). Не існує жодного дослідження, яке перевіряє можливу роль у епідемії аутизму будь-якої іншої вакцини, крім КПК. Тому, якщо і можна зробити якийсь висновок із наявних досліджень, це тільки що КПК не спричиняє аутизму і що тіомерсал не спричиняє аутизму. Дослідження про тіомерсал проаналізовано в попередньому розділі, тут я наведу кілька досліджень, які нібито доводять, що КПК не пов'язана з аутизмом.

Але для початку, щоб зрозуміти, чому епідеміологічні дослідження в принципі можуть не виявити зв'язку між вакцинами і аутизмом, навіть якщо він є, повернемося до акродинії. Акродинію спричиняла ртуть у зубних порошках, підгузках і різних ліках, вона вражала у першій половині XX століття одного з 500 дітей. Оглядова стаття, опублікована в 1950 році, аналізує можливі причини акродинії. Серед них називають інфекцію, дефіцит якогось вітаміну, алергію, отруєння грибком або миш'яком. Згадують також можливе отруєння ртуттю (вперше цю гіпотезу було висловлено в 1846 році). Однак, на думку автора статті, акродинія — це форма енцефалопатії, яку спричиняють психологічні та емоційні чинники [67].

Тільки в 1953 році було встановлено, що причиною акродинії є ртуть, і це було зроблено на підставі дослідження серії випадків 28 дітей, тобто на підставі точно такого самого дослідження, яке провів Ендрю Вейкфілд, пов'язавши КПК та аутизм. Автори пояснюють, що деякі ліки, які більшість переносить нормально, можуть все-таки бути небезпечними для певної категорії людей. Вони згадують ртутні діуретики, тисячі доз яких кололи пацієнтам без будь-яких видимих побічних ефектів, проте іноді чергова ін'єкція призводила до раптової смерті [68].

У статті 1966 року, присвяченій зниклій вже акродинії, повідомляють, що ця хвороба була захоплюючою загадкою для цілого покоління педіатрів. Теорію про ртуть як про причину акродинії прийняли повільно, після опору, вагань і навіть глузувань. Лише після заборони ртуті акродинія зникла, «без фанфар і урочистих подій». Наприкінці статті автор, який встановив зв'язок між ртуттю і акродинією за 16 років до цього, задумується над таким питанням: «Чи дійсно існує науковий доказ правдивості цієї теорії? Ми, ті, хто вірив у цю теорію вже давно, збирали клаптики доказів, а потім передбачили, що хвороба зникне, коли ртуть перестануть використовувати в ролі звичайного домашнього засобу та медичної панацеї. І акродинія зникла. Але чи є це науковим доказом? Адже стільки всього змінилося з 1950-х років, що, можливо, ми віддаємо належне неправильному заходу. Ті, хто вірить у вірусну теорію акродинії, можуть заперечити: епідемії виникають і минають, і тепер ми перебуваємо в періоді природного згасання хвороби. Вірусологи іноді використовують цю аргументацію у своїх обговореннях. Потрібно багато років, щоб спростувати цю теорію, і немає вірусологів, які бажають досліджувати мертву хворобу. Таким чином, антимеркуріалісти перемогли поза вибором, і ми залишаємося із питанням: що являє собою науковий доказ? Чи можливо коли-небудь його досягнути у медицині?» [69].

Акродинія вражала лише сприйнятливих до ртуті дітей, і таких було тільки 0,2 %. Аутизм теж уражає лише сприйнятливих дітей, і таких на сьогодні менше 3 %. Навіть якщо припустити, що вакцини можуть спричиняти аутизм, епідеміологічні дослідження, які не беруть до уваги цю сприйнятливість, можуть не виявити зв'язку. Ба більше, оскільки всі наявні епідеміологічні дослідження зосереджені тільки на КПК або на тіомерсалі, вони навіть теоретично не здатні виявити зв'язок, якщо припустити, що інші складники та інші вакцини також можуть спричиняти аутизм.

> *Припущення, що тільки* КПК *може спричинити аутизм, а інші вакцини – ні, аналогічне припущенню, що тільки «Мальборо» може спричинити рак легень, а інші марки сигарет – ні.*

Епідеміологічні дослідження акродинії, найімовірніше, не здатні були б виявити цю хворобу, по-перше, через низьку сприйнятливість до цієї хвороби, а по-друге, тому, що ртуть у ті часи була широко розповсюджена. Але подібні дослідження абсолютно точно не могли б виявити зв'язку, якби науковці припустили, що акродинію спричиняють лише зубні порошки, і не розглядали б також ймовірність акродинії від підгузків, ртутних глистогінних шоколадок або розбитих термометрів. Якби подібна до акродинії хвороба з'явилася сьогодні, то на підставі наявних до 1953 року даних ртуть ніхто б не забороняв, а доведення, засноване на серії випадків серед 28 дітей та інших анекдотичних випадках, було б розцінено науковим співтовариством як сміховинне, і ртуть ще багато десятиліть потому вбивала би сприйнятливих до неї дітей, тоді як наукове співтовариство витрачало б мільярди доларів на перевірку генетичних причин акродинії (і, зрозуміло, знаходило б їх) і проводило б великі епідеміологічні дослідження, дизайн яких в принципі не здатний виявити ртуть як причину схожої хвороби. Це саме те, що відбувається починаючи з 90-х років з аутизмом. На сьогодні є набагато більше наукових свідчень щодо зв'язку між вакцинацією і аутизмом, ніж було в 1953 році про зв'язок між ртуттю і акродинією.

Інший бік питання

Дослідження, які цитують найчастіше як доказ того, що вакцини не спричиняють аутизм.

1. **Madsen, 2002.** Данське дослідження, згідно з яким у щеплених КПК ризик аутизму був на 17 % нижчим, ніж у нещеплених. Тобто вакцина мала захисний ефект проти аутизму [70]. У своїй статті 2003 року професор епідеміології підраховує, що коли припустити, що лише 10 % сприйнятливі до регресивного аутизму, то при такому дизайні дослідження з'ясується, що КПК пов'язана з чотирикратним ризиком регресивного аутизму. Але якщо при такому самому дизайні проаналізувати всі види аутизму разом, то цей зв'язок пропаде і буде виявлено навіть захисний ефект [71].

Також у цьому дослідженні аналізують не випадки, а «людино-роки», що нелогічно в разі хронічної хвороби. Це призводить до того, що випадки, діагностовані в ранньому віці (а їх меншість), мають більшу вагу порівняно з діагнозами у старшому віці. До того ж у групі «нещеплених» середній вік був 5 років, а у групі щеплених — 3,7 року. Тобто апріорі ймовірність діагнозу в групі щеплених була значно нижчою. До того ж, діагноз аутизму в Данії у середньому встановлювали у 5 років, тобто близько половини дітей були занадто малі, щоб його отримати.

Пол Торсен, директор центру аутизму і один із авторів цього та інших данських досліджень, звинувачений у крадіжці понад мільйона доларів у CDC і чекає з 2011 року екстрадиції до США. Щоправда, заарештовувати його чомусь ніхто не поспішає, хоча він не ховається і його роботи продовжують публікувати.

2. **Taylor, 1999.** Британське дослідження, згідно з яким захворюваність на аутизм різко не збільшилася після впровадження КПК у 1988-му, а зростала поступово [72]. Це дослідження не враховує того, що старші діти отримали КПК під час «кампанії наздоганяння вакцинації». Тому автори помилково роблять висновок: оскільки у дітей, народжених до 1988 року, теж трапляється аутизм, то КПК не має до цього відношення. Незважаючи на все це, автори виявили кластеризацію діагнозів аутизму впродовж 6 місяців після вакцинації. Вони доходять висновку, що батьки, якщо не пам'ятають віку, коли у дитини виникли перші симптоми, просто навмання називають «18 місяців». Тому вони відкидають усі випадки початку симптомів у 18 місяців, аналізують заново, і статистична значущість зникає.

3. **DeStefano, 2004.** Дослідження типу «випадок-контроль» у Атланті. Автори виявили, що до 3-річного віку серед дітей із аутизмом більше було щеплених КПК, ніж у контрольній групі. Серед дітей віком 3–5 років цей зв'язок був значно помітнішим. Однак автори зробили висновок, що діти з аутизмом, ймовірно, були щеплені в більш ранньому віці через те, що для зарахування на програми раннього втручання для корекції аутизму потрібна вакцинація [73].

Тобто два попередні дослідження насправді виявили можливий зв'язок між КПК і аутизмом, проте їх часто цитують як доказ відсутності зв'язку.

4. **Jain, 2015.** У цьому дослідженні з'ясувалося, що серед дітей, чиї старші брат або сестра мають РАС, щеплення КПК було пов'язане з аутизмом [74].

Це дослідження (як і всі інші) не враховує «ефект здорового працівника», хоча і згадує його. Тобто маючи вже одну дитину з аутизмом, батьки цих дітей, у яких ризик аутизму апріорі вищий, значно частіше відмовляються від щеплення, побоюючись наслідків вакцинації. Ще раз підкреслю, що в цьому і в усіх інших дослідженнях під «нещепленими» мають на увазі тільки нещеплених КПК, які могли бути щеплені будь-якими іншими вакцинами. До того ж у авторів всіх цих досліджень є конфлікти інтересів. Нагадаю також, що Кокрейн у своєму систематичному огляді зазначає, що клінічні та постклінічні дослідження безпечності КПК значною мірою неадекватні [75].

У 2004 році CDC опублікувало згадане вище дослідження (DeStefano), яке не виявило зв'язку між КПК і аутизмом. **Вільям Томпсон, один із авторів, зізнався згодом, що він і його колеги виявили, що у афроамериканців, які отримали КПК до 36-місячного віку, був підвищений ризик аутизму, але докази знищили і не опублікували ці дані [76].** Бріан Хукер, якому Томпсон у цьому зізнався, проаналізував повні дані і виявив, що серед афроамериканців КПК, зроблене до 2 років, було пов'язане з підвищеним на 340 % ризиком аутизму порівняно зі щепленими після 2-річного віку. Ця стаття пройшла процес реферування і була опублікована, але відкликана «через незадекларований конфлікт інтересів» через кілька годин після того, як CNN опублікувала цю історію [77].

Однак статтю, автор якої зізнався в маніпуляції даними, чомусь не відкликали і дотепер використовують як аргумент на користь того, що вакцини не спричиняють аутизм.

Висновки

Незважаючи на те, що ЗМІ та органи охорони здоров'я стверджують, що вакцини не пов'язані з аутизмом, наукові дані не підтримують це твердження. Єдине дослідження, у якому щеплених порівнювали з повністю нещепленими, виявило чотирикратний ризик аутизму у щеплених.

Проведені епідеміологічні дослідження зосереджувалися лише на одній вакцині (КПК) і на одному складнику вакцин (тіомерсалі). У всіх цих дослідженнях автори припустилися грубих методологічних помилок, проте частина з них все одно виявила підвищений ризик аутизму у щеплених. Ба більше, епідеміологічні дослідження, які не беруть до уваги генетичну сприйнятливість до захворювання (як у випадку з акродинією), можуть не виявити зв'язок, навіть якщо він є.

Існує набагато більше доказів того, що вакцинація може призвести до аутизму (за допомогою імунної активації), ніж доказів протилежного.

Джерела

1. Mawson A.R. Pilot comparative study on the health of vaccinated and unvaccinated 6- to 12- year old U.S. children. *J. Transl. Sci.* 2017:10.15761/JTS.1000186
2. Kanner L. Autistic disturbances of affective contact. *Nervous Child*. 1943;2:217-50
3. Baron-Cohen S. Leo Kanner, Hans Asperger, and the discovery of autism. *Lancet*. 2015;386(10001):1329-30
4. Manouilenko I. et al. Sukhareva — Prior to Asperger and Kanner. *Nord J. Psychiatry*. 2015;69(6):479-82
5. Eggers C. Autistic syndrome (Kanner) and vaccination against smallpox. *Klin. Padiatr.* 1976;188(2):172-80
6. Hoshino Y. et al. Clinical features of autistic children with setback course in their infancy. *Jpn. J. Psychiatry Neurol.* 1987;41(2):237-45
7. Glascoe F.P. Using parents' concerns to detect and address developmental and behavioral problems. *J. Soc. Pediatr. Nurs.* 1999;4(1):24-35
8. Werner E. et al. Validation of the phenomenon of autistic regression using home videotapes. *Arch. Gen. Psychiatry*. 2005;62(8):889-95
9. Ozonoff S. et al. Onset patterns in autism: Variation across informants, methods, and timing. *Autism. Res.* 2018;11(5):788-97
10. Goin-Kochel R.P. et al. Emergence of autism spectrum disorder in children from simplex families: relations to parental perceptions of etiology. *J. Autism. Dev. Disord.* 2015;45(5):1451-63

11. Schultz S.T. et al. Acetaminophen (paracetamol) use, measles-mumps-rubella vaccination, and autistic disorder: the results of a parent survey. *Autism*. 2008;12(3):293-307
12. Kulage K.M. et al. How will DSM-5 affect autism diagnosis? A systematic literature review and meta-analysis. *J. Autism. Dev. Disord.* 2014;44(8):1918-32
13. Christensen Dea. Prevalence and characteristics of autism spectrum disorder among children aged 8 years — autism and developmental disabilities monitoring network, 11 sites, United States, 2012. *MMWR Surveill Summ.* 2018;65(13):1-23
14. Treffert D.A. Epidemiology of infantile autism. *Arch Gen Psychiatry*. 1970;22(5):431-8
15. Burd L. A prevalence study of pervasive developmental disorders in North Dakota. *J. Am. Acad. Child. Adolesc. Psychiatry*. 1987;26(5):700-3
16. Kogan M.D. et al. Prevalence of parent-reported diagnosis of autism spectrum disorder among children in the US, 2007. *Pediatrics*. 2009;124(5):1395-403
17. Zablotsky B. et al. Estimated prevalence of autism and other developmental disabilities following questionnaire changes in the 2014 national health interview survey. *Natl. Health Stat. Report*. 2015(87):1-20
18. Zablotsky B. et al. Estimated prevalence of children with diagnosed developmental disabilities in the United States, 2014-2016. *NCHS Data Brief*. 2017(291):1-8
19. Xu G. Twenty-year trends in diagnosed attention-deficit/hyperactivity disorder among US children and adolescents, 1997-2016. *JAMA Netw Open*. 2018;1(4):e181471
20. Skogli E.W. et al. ADHD in girls and boys — gender differences in co-existing symptoms and executive function measures. *BMC Psychiatry*. 2013;13:298
21. Boyle C.A. et al. Trends in the prevalence of developmental disabilities in US children, 1997-2008. *Pediatrics*. 2011;127(6):1034-42
22. Nevison C. et al. California autism prevalence trends from 1931 to 2014 and comparison to national ASD data from IDEA and ADDM. *J. Autism. Dev. Disord.* 2018;48(12):4103-17
23. Croen L.A. et al. The changing prevalence of autism in California. *J. Autism. Dev. Disord.* 2002;32(3):207-15
24. Croen LA. Response: A Response to Blaxill, Baskin, and Spitzer on Croen et al. (2002), "The Changing Prevalence of Autism in California". *J Autism Dev Disord*. 2003;33(2):227–9
25. Nevison C.D. A comparison of temporal trends in United States autism prevalence to trends in suspected environmental factors. *Environ Health*. 2014;13:73
26. Nevison C.D. et al. Diagnostic substitution for intellectual disability: a flawed explanation for the rise in autism. *J. Autism. Dev. Disord.* 2017;47(9):2733-42
27. Hertz-Picciotto I. et al. The rise in autism and the role of age at diagnosis. *Epidemiology*. 2009;20(1):84-90
28. Gurney J.G. et al. Analysis of prevalence trends of autism spectrum disorder in Minnesota. *Arch. Pediatr. Adolesc. Med.* 2003;157(7):622-7
29. Soke G.N. et al. Brief Report: Prevalence of Self-injurious Behaviors among Children with Autism Spectrum Disorder-A Population-Based Study. *J. Autism. Dev. Disord.* 2016;46(11):3607-14
30. Long B. Autism Basics, *Central California Diagnostic Center*
31. Buescher AV et al. Costs of autism spectrum disorders in the United Kingdom and the United States. *JAMA Pediatr*. 2014;168(8):721-8
32. Mohamed F.E. et al. Assessment of hair aluminum, lead, and mercury in a sample of autistic egyptian children: environmental risk factors of heavy metals in autism. *Behav Neurol*. 2015;2015:545674
33. Yasuda H et al. Assessment of infantile mineral imbalances in autism spectrum disorders (ASDs). Int J Environ Res Public Health. 2013;10(11):6027-43

34. Al-Ayadhi L. Heavy metals and trace elements in hair samples of autistic children in Central Saudi Arabia. Neurosciences (Riyadh). 2005;10(3):213-8
35. Sheth S.K. et al. Is exposure to aluminium adjuvants associated with social impairments in mice? A pilot study. *J. Inorg Biochem*. 2018;181:96-103
36. Morris G. et al. The putative role of environmental aluminium in the development of chronic neuropathology in adults and children. How strong is the evidence and what could be the mechanisms involved? *Metab. Brain Dis*. 2017;32(5):1335-55
37. Tomljenovic L. et al. Do aluminum vaccine adjuvants contribute to the rising prevalence of autism? *J. Inorg. Biochem*. 2011;105(11):1489-99
38. Mold M. et al. Aluminium in brain tissue in autism. *J. Trace Elem. Med. Biol*. 2018;46:76-82
39. Delong G. A positive association found between autism prevalence and childhood vaccination uptake across the U.S. population. *J. Toxicol. Environ. Health A*. 2011;74(14):903-16
40. Christian LM et al. Inflammatory responses to trivalent influenza virus vaccine among pregnant women. *Vaccine*. 2011;29(48):8982-7
41. Brown AS et al. Elevated maternal C-reactive protein and autism in a national birth cohort. *Mol Psychiatry*. 2014;19(2):259-64
42. Balter L.J. et al. Low-grade inflammation decreases emotion recognition – Evidence from the vaccination model of inflammation. *Brain Behav Immun*. 2018;73:216-21
43. Smith S.E. et al. Maternal immune activation alters fetal brain development through interleukin-6. *J. Neurosci*. 2007;27(40):10695-702
44. Bauman M.D. et al. Activation of the maternal immune system during pregnancy alters behavioral development of rhesus monkey offspring. *Biol. Psychiatry*. 2014;75(4):332-41
45. Missig G. et al. Perinatal immune activation produces persistent sleep alterations and epileptiform activity in male mice. *Neuropsychopharmacology*. 2018;43(3):482-91
46. Vargas D.L. et al. Neuroglial activation and neuroinflammation in the brain of patients with autism. *Ann Neurol*. 2005;57(1):67-81
47. Suzuki K et al. Microglial activation in young adults with autism spectrum disorder. *JAMA Psychiatry*. 2013;70(1):49-58
48. Wei H et al. Brain IL-6 elevation causes neuronal circuitry imbalances and mediates autism-like behaviors. *Biochim. Biophys. Acta*. 2012;1822(6):831-42
49. Viezeliene D. Selective induction of IL-6 by aluminum-induced oxidative stress can be prevented by selenium. *J. Trace Elem. Med Biol*. 2013;27(3):226-9
50. Li Q. et al. Neonatal vaccination with bacillus Calmette-Guérin and hepatitis B vaccines modulates hippocampal synaptic plasticity in rats. *J. Neuroimmunol*. 2015;288:1-12
51. Yang J. et al. Neonatal hepatitis B vaccination impaired the behavior and neurogenesis of mice transiently in early adulthood. *Psychoneuroendocrinology*. 2016;73:166-76
52. Lukiw W.J. et al. Nanomolar aluminum induces pro-inflammatory and pro-apoptotic gene expression in human brain cells in primary culture. *J Inorg Biochem*. 2005;99(9):1895-8
53. Jensen K.J. et al. A randomized trial of an early measles vaccine at 4½ months of age in Guinea-Bissau: sex-differential immunological effects. *PloS One*. 2014;9(5):e97536
54. D'Mello C. et al. Cerebral microglia recruit monocytes into the brain in response to tumor necrosis factoralpha signaling during peripheral organ inflammation. *J. Neurosci*. 2009;29(7):2089-102
55. Han Y.M. et al. Distinct Cytokine and Chemokine Profiles in Autism Spectrum Disorders. *Front Immunol*. 2017;8:11
56. Zerbo O. et al. Neonatal cytokines and chemokines and risk of Autism Spectrum Disorder: the Early Markers for Autism (EMA) study: a case-control study. *J Neuroinflammation*. 2014;11:113

57. Poling J.S. et al. Developmental regression and mitochondrial dysfunction in a child with autism. *J Child Neurol.* 2006;21(2):170-2
58. Rossignol D.A. et al. Mitochondrial dysfunction in autism spectrum disorders: a systematic review and meta-analysis. *Mol. Psychiatry.* 2012;17(3):290-314
59. Varga NÁ et al. Mitochondrial dysfunction and autism: comprehensive genetic analyses of children with autism and mtDNA deletion. *Behav. Brain. Funct.* 2018;14(1):4
60. Holland M. et al. Unanswered Questions from the Vaccine Injury Compensation Program: A Review of Compensated Cases of Vaccine-Induced Brain Injury. *Pace Envtl L Rev.* 2011;28(480)
61. Attkisson S. Vaccines, Autism and Brain Damage: What's in a Name? CBS NEWS. 2010 Sep 14
62. Modabbernia A et al. Environmental risk factors for autism: an evidence-based review of systematic reviews and meta-analyses. Mol Autism. 2017;8:13
63. UC Davis M.I.N.D. Institute study shows California's autism increase not due to better counting, diagnosis. 2009 Feb 18
64. Robinson E.B. et al. Genetic risk for autism spectrum disorders and neuropsychiatric variation in the general population. Nat. Genet. 2016;48(5):552-5
65. Kamer A. et al. A prevalence estimate of pervasive developmental disorder among immigrants to Israel and Israeli natives- a file review study. Soc. Psychiatry. Psychiatr. Epidemiol. 2004;39(2):141-5
66. Dawson G. et al. Autologous Cord Blood Infusions Are Safe and Feasible in Young Children with Autism Spectrum Disorder. Stem Cells Transl Med. 2017;6(5):1332-9
67. Leys D. A review of infantile acrodynia ('pink disease'). Arch. Dis. Child. 1950;25(123):302-10
67. Warkany J. et al. Acrodynia and mercury. J. Pediatr. 1953;42(3):365-86
68. Warkany J. Acrodynia - Postmortem of a Disease. Am. J. Dis. Child. 1966;112(2):146-56
70. Madsen K.M. et al. A population-based study of measles, mumps, and rubella vaccination and autism. NEJM. 2002;347(19):1477-82
71. Spitzer W.O. Measles, mumps, and rubella vaccination and autism. NEJM. 2003;348(10):951-4
72. Taylor B. et al. Autism and measles, mumps, and rubella vaccine: no epidemiological evidence for a causal association. Lancet. 1999;353(9169):2026-9
73. DeStefano F. et al. Age at first measles-mumps-rubella vaccination in children with autism and school-matched control subjects: a population-based study in metropolitan atlanta. Pediatrics. 2004;113(2):259-66
74. Jain A. et al. Autism occurrence by MMR vaccine status among US children with older siblings with and without autism. JAMA. 2015;313(15):1534-40
75. Demicheli V. et al. Vaccines for measles, mumps and rubella in children. *Cochrane Database Syst. Rev.* 2012(2):CD004407
76. Chhawchharia R et al. Commentary — Controversies surrounding mercury in vaccines: autism denial as impediment to universal immunisation. *Indian. J. Med. Ethics.* 2014;11(4):218-22
77. Hooker B.S. Measles-mumps-rubella vaccination timing and autism among young African American boys: a reanalysis of CDC data. *Trans.l Neurodegener.* 2014;3:16

Епілог

Єдине, що необхідно для тріумфу зла,
це щоб хороші люди нічого не робили.

Едмунд Берк

У 1938 році Чарльз Сіріл Океллл, провідний експерт у галузі інфекційних захворювань, написав у своїй статті в журналі *Lancet*:

«Коли Дженнер і Пастер розробили ідею штучної вакцинації, вони зробили дещо більше, ніж наукове відкриття; вони заснували віру, і, як це часто трапляється з вірою, до неї приплелись забобони і шахрайство. Жоден із цих великих новаторів не підійшов до цього питання як абсолютно неупереджений і байдужий спостерігач. Вони прагнули бути не лише науковцями, а й місіонерами.

Імунізацію мас провели з майже релігійним запалом. Ентузіаст рідко замислювався, чим це закінчиться і чи буде виконано надмірні обіцянки, які дали громадськості у вигляді «пропаганди». Без пропаганди, звісно, не може бути масової вакцинації, але змішувати пропаганду з науковими фактами — небезпечно. Якби ми відверто сказали всю правду, громадськість навряд чи погодилась би на вакцинацію.

Загалом імунізація проти дифтерії виявилась досить безпечною, але припустімо, що ми додали б у нашу пропаганду відвертий звіт про різноманітні нещасні випадки, які супроводжували цю процедуру. Жоден метод, зокрема і парентеральна ін'єкція, не позбавлений значного ризику. Роблячи здоровій людині будь-яку ін'єкцію, ми завжди ковзаємо тонкою кригою. Хворі люди здебільшого цілковито готові ризикнути, випробувавши ліки, але здорові хочуть передусім зберегти свій статус-кво. Якщо ви нокаутуєте їх, намагаючись захистити від хвороб, із якими вони, можливо, ніколи не стикнуться, це погано закінчиться. Нещасні випадки і помилки неминуче повинні траплятися, але коли вони трапляються, те, що могло б стати досить повчальним уроком, зазвичай замовчують або спотворюють до невпізнання. Ті, кому потрібно було ознайомитися з трагедіями імунізації останніх років, знають, що для того, щоб дізнатися правду, що насправді пішло не так, зазвичай необхідні такі ресурси, як секретна служба...

Примусова вакцинація, яку колись схвалювала громадськість, тепер заледве може заручитись серйозною підтримкою. Нам соромно цілковито відмовитися від цієї ідеї... Ми воліємо, щоб примусова вакцинація померла природною смертю, і ми радіємо з того, що широка публіка не настільки допитлива, щоб вимагати розслідування» [1].

За 80 років, що минули з часу написання цих рядків, майже нічого не змінилось. Широка пропаганда все ще так само підтримує вакцинацію, і майже всі випадки смерті або серйозних побічних проявів унаслідок щеплень замовчуються. Єдине, що змінилось, — це ставлення до примусової вакцинації. Якщо 80 років тому більшість розвинутих країн відмовились від примусової вакцинації, то зараз ми спостерігаємо зворотній процес. Із року в рік дедалі більше й більше країн приймають закони, що зобов'язують батьків щепити дітей або обмежують нещепленим дітям відвідування дитячих садків та шкіл, і суспільство ставиться до цих законів дуже схвально.

Людям складно не повірити у велику брехню, оскільки самі вони переважно на такий обман не здатні і просто не можуть собі уявити, що хоч хтось може брехати настільки нахабно і безсоромно. Ще складніше уявити собі, що на таку брехню здатен не хтось один, а величезна група людей. Тому, що грандіозніший обман, то складніше повірити, що в ньому немає ані краплини істини, і логічні аргументи поступаються інтуїтивному «такого просто не може бути».

Сьогодні, коли календар щеплень стає все насиченішим, чимало батьків починає сумніватися, що всі ці щеплення потрібні їхнім дітям. Вони думають, що є щеплення досить важливі, а є, можливо, такі, від яких краще відмовитися. Свого часу я думав точно так само, але, не знайшовши простої відповіді на це питання, я сам почав вивчати наукові дослідження. Проаналізувавши статистику і наукову інформацію про кожне щеплення в календарі, я не знайшов вакцини, потенційна користь якої перевищувала б її ризик. Попри те я дуже довго не міг повірити в те, що вакцинація є «великою брехнею». Мене не полишало відчуття, що такого просто не може бути і що напевно є якісь дослідження, про які я ще не знаю. Тільки коли я вивчив близько тисячі досліджень, вакцинація остаточно стала для мене «великою брехнею».

Якщо пропаганда змогла переконати батьків, що робити ін'єкції токсичних субстанцій своїм здоровим немовлятам — це добре і від цього вони стануть тільки здоровішими, то з цього випливає, що людей можна переконати в чому завгодно, без винятків. Усвідомивши це, кожна розсудлива людина повинна запитати себе, чи є щось ще, що вона сприймає як незаперечний факт, не заглибившись у тему досить глибоко.

Чи можуть, наприклад, інші сфери медицини бути такою самою брехнею? Марша Енджел, яка протягом 20 років працювала редакторкою і головною редакторкою найпрестижнішого медичного журналу *The New England Journal of Medicine*, у 2009 році писала: «Неможливо й надалі вірити в більшість опублікованих клінічних досліджень або покладатися на судження перевірених лікарів чи авторитетні медичні рекомендації. Мене не тішить цей висновок, до якого я повільно і неохоче прийшла за 20 років роботи на посаді редактора журналу. Фармацевтична промисловість отримала величезний контроль над тим, як лікарі оцінюють і використовують її препарати. Її численні зв'язки з лікарями, особливо зі старшим викладацьким складом у престижних медичних школах, впливають на результати досліджень, медичні практики і навіть на визначення того, що є захворюванням» [2].

Дещо схоже пише Річард Гортон, головний редактор другого найпрестижнішого медичного журналу *The Lancet*, у статті 2015 року: «Значна частина наукової літератури, можливо половина, може просто не відповідати дійсності. Переповнена дослідженнями з малими обсягами вибірки, мізерними ефектами, недостовірними методами аналізу і кричущими конфліктами інтересів, у поєднанні з одержимістю слідувати модним тенденціям сумнівної значущості, наука повернула в бік пітьми» [3].

Головні редактори найвпливовіших медичних журналів — це, можна сказати, найголовніші люди в області медицини у світі. Це ті, хто практично вирішує, що буде чи не буде частиною медичної науки. І вони відверто кажуть, що не вірять ані клінічним дослідженням, які вони публікують, ані в саму науку, яка є результатом цих клінічних досліджень, і вважають медицину цілковито корумпованою. Проте ці статті пройшли практично непоміченими і про них швидко забули. ЗМІ та органи охорони здоров'я не будуть вам про них нагадувати.

У цій книзі наведено чимало досліджень. Але те, що є головним у темі вакцинації, це не дослідження, які *існують*, а дослідження, яких *не існує*. У календарі немає щеплень, дослідження безпечності яких порівнювали б щеплених дітей із дітьми, які отримали інертне плацебо. (Це не означає, що таких досліджень не існує взагалі. Деякі клінічні дослідження використовують фізрозчин як плацебо, але не дослідження щеплень з календаря.) Також не існує досліджень, які б порівнювали здоров'я щеплених і повністю нещеплених дітей. Обидва ці види досліджень можна легко провести, але фармацевтичні компанії та органи охорони здоров'я всіляко цьому опираються.

Сьогодні, на жаль, здоров'я суспільства не є пріоритетною метою органів охорони здоров'я, і відповідальність за здоров'я ваших дітей лежить лише на вас. Іти всупереч рекомендаціям органів охорони здоров'я — це сміливий крок, який не завжди легко зробити. Але тільки коли значна частина батьків буде захищати право своїх дітей на здоров'я, щось, можливо, почне змінюватися.

Джерела

1. Okell C. From a bacteriological back-number. *Lancet*. 1938;231(5966):48-9
2. Angell M. Drug companies & doctors: a story of corruption. *nybooks.com*. 2009 Jan 15
3. Horton R. What is medicine's 5 sigma? *Lancet*. 2015;385(9976):1380

Про автора

Антон Амантоніо – інженер з електроніки (M.Sc, MBA), живе в Ізраїлі. Після народження доньки почав цікавитися питанням вакцинації, глибоко вивчати дослідження щодо дитячих щеплень та інших розповсюджених медичних втручань і ділитися висновками в своєму блозі, на який на момент виходу цієї книги підписано більше 340 000 читачів.

«За останні три роки, ставши батьком, я витратив тисячі годин на дослідження теми щеплень. Я повністю прочитав понад дві тисячі наукових досліджень і зараз можу з цілковитою відповідальністю заявити: якщо ви цілеспрямовано не розбиралися з цією темою, то практично все, що вам відомо про щеплення, – це брехня, пропаганда й фальшиві новини, і все це не має жодного стосунку ні до науки, ні до реальності. Якщо ви абсолютно впевнені, що щеплення важливі, безпечні та ефективні, і хочете залишатися при своїй думці, ця книга не для вас. Навіть хоч трохи розібравшись із темою, ви вже ніяк не зможете зберегти цю впевненість.»

https://instagram.com/aman_tonio
https://amantonio.livejournal.com
https://www.scibook.org

НАУКОВО-ПОПУЛЯРНА ЛІТЕРАТУРА

А. АМАНТОНІО

ЩЕПИТИСЬ чи НЕ ЩЕПИТИСЬ?
Міфи про вакцинацію

Переклад: Юлія Горбенко
Редактор: Сергій Дунаєвський

Формат 60x80/16
Гарнітура Lora. Папір офсетний
Ум. друк. аркушів 20,68
Наклад 1000 прим. Зам № ...
Підписано до друку ...

Видавництво ТОВ «505»
Свідоцтво про внесення до Державного реєстру суб'єктів видавничої діяльності № від р.

Printed in Great Britain
by Amazon

36546928R00195